普通外科图像解剖与诊断丛书

RADIOLOGCIAL ANATOMY AND DIAGNOSIS
ATLAS OF GENERAL SURGERY

# 普通外科
# 放射解剖与诊断图谱

名誉主编 王深明　丛书主编 王天宝　本册主编 高振华　杨建勇

广东省出版集团 广东科技出版社
· 广 州 ·

图书在版编目（CIP）数据

普通外科放射解剖与诊断图谱 / 高振华，杨建勇主编. —广州：广东科技出版社，2013. 11

（普通外科图像解剖与诊断丛书）

ISBN 978-7-5359-6313-0

Ⅰ. ①普…　Ⅱ. ①高…　②杨…　Ⅲ. ①外科学—放射诊断—图谱

Ⅳ. ①R604-64

中国版本图书馆CIP数据核字（2013）第185859号

责任编辑：周　良　曾　冲
封面设计：林少娟
责任校对：陈　静　陈素华
责任印制：罗华之
出版发行：广东科技出版社
　　　　　（广州市环市东路水荫路11号　邮政编码：510075）
http://www.gdstp.com.cn
E-mail：gdkjyxb@gdstp.com.cn（营销中心）
E-mail：gdkjzbb@gdstp.com.cn（总编办）
经　　销：广东新华发行集团股份有限公司
排　　版：广州市友间文化传播有限公司
印　　刷：广州市岭美彩印有限公司
　　　　　（广州市荔湾区花地大道南海南工商贸易区A幢　邮政编码：510385）
规　　格：889mm×1 194mm　1/16　印张22.25　字数520千
版　　次：2013年11月第1版
　　　　　2013年11月第1次印刷
定　　价：230.00元

# 主 编 简 介

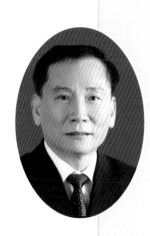

**名誉主编 王深明**，医学博士、二级教授、一级主任医师、博士生导师，享受国务院政府特殊津贴。现任中山大学附属第一医院院长，血管甲状腺、乳腺外科学科带头人和首席专家、中华医学会外科学分会血管外科学组副组长、中国医师协会外科医师分会副会长、广东省医学会副会长、广东省医学会血管外科学分会主任委员、广东省医师协会外科医师分会主任委员、广东省抗癌协会乳腺癌专业委员会主任委员、国际外科学会委员、国际脉管学会委员、国际内分泌外科学会委员、亚洲血管外科学会委员、亚洲内分泌外科学会委员，美国外科医师学院委员。兼任《中华普通外科学文献》和《中国血管外科杂志》编，《中华医学杂志》和《中华实验外科杂志》副总编辑，《中华普通外科杂志》、《中国实用外科杂志》、《中华外科杂志》等多个核心期刊副主编、常务编委。近年来在国内外核心期刊上发表论文200多篇，SCI 收录60余篇（第一作者或通信作者40余篇），主持国家"863"重大项目2项，国家自然科学基金项目9项，省部级科研项目19项。主编、主译专著9部，参编专著30部，参编或主编2007年全国统编本科教材和研究生教材，获教育部奖、中华医学奖等省部级以上科技成果奖多项和发明专利5项。

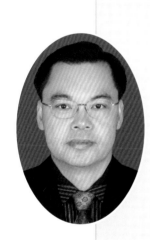

**丛书主编 王天宝**，山东省人，中山大学附属第一医院外科副教授，副主任医师，外科学医学博士，博士后研究员，硕士研究生导师。1994年7月获青岛医学院医学学士学位；1999年7月获青岛大学外科学硕士学位，师从青岛大学陈咸增教授；2002年7月获山东大学医学博士学位，得到山东大学李兆亭教授悉心指导；2002年9月至2004年10月，于中山大学附属第一医院胃肠外科从事博士后研究工作，从师于中山大学汪建平教授。现为中华医学会肠内与肠外营养专业委员会青年委员，中国抗癌协会肿瘤营养与支持治疗专业委员会委员兼秘书，广东省抗癌协会肿瘤营养专业委员会委员，广东省医学会肠内与肠外营养学会委员、代谢外科学组组长，广东省康复医学会性功能障碍康复专业委员会常务委员，广东省科技厅科技咨询专家，《中华肿瘤防治杂志》及《中华结直肠疾病电子杂志》编委。主要研究胃肠及腹膜后恶性肿瘤的诊治，擅长胃癌、结肠癌、直肠癌及腹膜后肿瘤根治性切除术。现主持教育部、卫生部及省级课题6项。以第一作者发表SCI论文7篇，《中华医学杂志》等杂志论文50余篇，主编《实用胃肠恶性肿瘤诊疗学》、《盆腔外科手术与图谱》及《实用代谢疾病诊断与治疗》，参编《直肠癌保肛手术》、《普通外科营养学》及《围手术期病理生理与临床》。

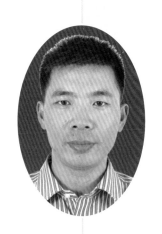

**本书主编 高振华**，山东临沂人，中山大学附属第一医院放射诊断科讲师、资深主治医师，影像医学与核医学博士。2000年7月本科毕业于青岛大学医学院，获医学影像学学士学位和"山东省优秀毕业生"称号，后留校师从青岛大学医学院附属医院知名放射学专家徐爱德和刘吉华教授攻读医学影像学硕士学位；2003年9月考入中山大学附属第一医院，师从知名放射学专家孟悛非教授攻读博士学位，从事临床医学影像诊断与研究。目前担任影像核心期刊《临床放射学杂志》特约编辑，《中国骨肿瘤骨病杂志》通讯编辑，《影像诊断与介入放射学》杂志审稿人，广州市医学影像质量控制中心委员，协助科室指导培养影像学硕士研究生多名。2011年参加首批国家医疗队赴西藏支援医疗工作。现主持和参与省厅级课题项目4项，近年来在国内外核心专业期刊上发表论文50余篇，其中第一作者论文30余篇，主编专著1部，副主编专著1部，参编专著6部，获省级科学技术进步奖三等奖1项。

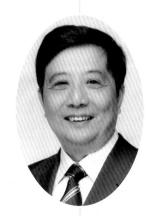

**本书主编 杨建勇**，湖北武汉人，国家二级教授，博士生导师，1995年在德国海德堡大学医学院获医学博士学位。现任中山大学附属第一医院医学影像科主任，兼任中华医学会放射学分会委员、广东省医学会放射学分会副主任委员、广东省医院管理协会放射学分会主任委员、《中华放射学杂志》编委、《影像诊断与介入放射学杂志》主编等职。

长期从事医学影像学的临床、科研及教学工作。曾作为第一作者主持肾动脉内支架成形术的欧洲多中心临床研究，首创经颈静脉和肝段下腔静脉第二肝门重建的介入学方法，对门脉高压症并发症的介入治疗有系统的研究。所领导的课题组主持与肝硬化相关的国家自然科学基金资助面上项目8项（其本人主持4项，目前在研2项）。主编专著4部，主编教材1部，参编专著4部，SCI收录的论著（含通信作者）15篇。

# 《普通外科图像解剖与诊断丛书》编委会

**名誉主编**　王深明

**丛书主编**　王天宝

**丛书编委**　（以姓氏笔画排序）

王　劲　中山大学附属第三医院

王天宝　中山大学附属第一医院

任　杰　中山大学附属第三医院

张水兴　广东省人民医院

李玉军　青岛大学医学院附属医院

苏中振　中山大学附属第三医院

杨建勇　中山大学附属第一医院

赵　鹏　青岛大学医学院附属医院

高振华　中山大学附属第一医院

尉秀清　中山大学附属第三医院

樊　卫　中山大学肿瘤防治中心

# 《普通外科放射解剖与诊断图谱》编委会

主　编　高振华　杨建勇

编　委　（以姓氏笔画排序）

于华龙　山东省青岛大学附属医院放射科

王文尚　广东省茂名市人民医院放射科

王霁朏　中山大学附属第一医院放射科

卢伟光　广东省兴宁市人民医院放射科

孙美丽　中山大学附属肿瘤医院放射科

张小玲　中山大学附属第一医院放射科

杨建勇　中山大学附属第一医院放射科

高振华　中山大学附属第一医院放射科

高忠博　广东省怀集县人民医院放射科

黄祥辉　广东省鹤山市人民医院放射科

彭永军　广东省阳江市中医医院放射科

鞠志国　浙江大学附属邵逸夫医院放射科

# 序

　　王天宝医生是我的博士研究生，在山东大学齐鲁医院学习3年，认真、勤奋、务实，是一位很有培养前途的外科医生。我在查房时，多次对年轻医生讲，要多看书，遇见不清楚的问题，赶快记下来，查资料弄明白，日积月累，能学到很多东西。就我所知，王天宝医生在此方面做得很好，不断学习，充实自己，是令我欣慰的学生之一。王天宝医生曾写过一本《实用胃肠恶性肿瘤诊疗学》，内容覆盖从基础到临床的各个方面，主要是外科治疗讲得很详细，实用性很强，作为老师，我很是高兴。

　　普通外科学是临床医生必不可少的基础知识，这是因为普通外科疾病几乎在每个专科都可见到，因此，普通外科的会诊医生总是医院内最忙碌的，不停穿梭于院内各个科室。普通外科疾病包括甲状腺、乳腺、肝、胆、胰、脾、胃、十二指肠、小肠、阑尾、结肠、直肠、肛门、肠系膜、腹膜、腹主动脉、下腔静脉、门静脉系统及下肢大隐静脉等器官的良性和恶性病变，病种繁、变化快、鉴别难、误诊多。"工欲善其事，必先利其器"，正确诊断是有效治疗疾病的前提。病理检查是临床诊断的金标准；MRI以软组织分辨率高和重建管道系统而占据一席之地；超声简便易行；放射则是目前临床应用最多的辅助检查；内镜在消化道疾病诊治方面则具有不可替代的地位。然而，尺有所短，寸有所长，各种检查手段互相补充，难以彼此替代。上述诊断方法经多年实践，日积月累，保留了大量弥足珍贵的图像资料，应将其梳理成册，以提高临床医生的诊治水平，这是一件繁重而有意义的工作。另外，已有的各种专著对人体的正常解剖涉及少，然而，不知正常，焉识异常。基于此，广东科技出版社策划出版一套"普通外科图像解剖与诊断丛书"，委托王天宝医生组织有关专家撰写，王劲、任杰、李玉军、苏中振、张水兴、赵鹏、高振华、杨建勇及尉秀清等中青年专家们欣然应邀，不辞劳苦，合著此丛书，以飨读者，实在是一件大好事。本丛书涵盖面广，丰富翔实，注重实用，通俗易懂，图文并茂，是一套难得的案头工具书，对临床医生和研究生更新知识、开阔视野、提高技能颇有裨益。

　　值"普通外科图像解剖与诊断丛书"即将付梓之际，向付出辛勤汗水的作者们表示由衷的祝贺；同时，我也高兴地向广大的中青年内、外科医生和研究生推荐此书。

　　是为序！

李兆亭 于山东大学
2013年1月

# 前　言

本书作为"普通外科图像解剖与诊断丛书"的放射学分册，是以图谱形式来阐述普外科常见疾病的X线和CT表现及其临床影像诊断要点，尽量覆盖每种疾病不同分类、分型或分期的放射学表现，达到让读者"识图判病"的美好愿望，我们认为这是本书的亮点之一。我们精心筛选出经临床随访和（或）病理证实的有代表性的或有借鉴意义的病例资料呈现给读者，以影像图片展示为主，本册书中插图1600余幅，略掉繁冗的文字，力图让读者开动脑筋自己去观察、挖掘图片中传递的信息，以激发读者的阅片兴趣，加深对所见病影像学表现的印象，这也是与教科书和一般临床参考书不同之处。

本书编写人员均历经系统的医学影像学正规理论学习，是从事一线临床影像诊断工作的中青年业务骨干，具有较为系统的理论知识、较丰富的临床经验和高度的医学使命感。本书编委们精诚团结、尽职尽心尽力地努力写好此书，希冀对普外科和放射科中初级医生提高普外科疾病的放射诊断水平有所帮助。

借此机会，我们要感谢丛书总主编王天宝副教授对我们编写此书的热情相邀！感谢各位编委对本书付出的辛苦努力和聪明才智！感谢广东科技出版社周良副社长对我们的信任和鼓励！最后还要感谢中山大学附属第一医院放射科首席专家孟悛非教授在写作方面给予的宝贵指导！

限于编写人员的知识和写作水平，书中不足或错误在所难免，敬请业界前辈和读者朋友不吝赐教。

高振华　杨建勇　于中山大学

2013年1月

# 目　　录

# 第一章
# 颈部疾病放射诊断

## 第一节　颈部放射学检查方法及正常表现

### 一、颈部放射学检查方法

1. X线平片　颈部平片常采用正位和侧位投照，主要用于颈椎骨质及椎间盘病变的观察，对颈部软组织外科疾病诊断价值不大，可显示颈部软组织内的钙化或骨化，以及气道有无受压移位或管腔变窄（如：甲状腺肿大引起的气管压迫）（图1-1）。

2. X线造影

（1）窦道或瘘管造影：常用于了解窦道或瘘管（如：先天性颈瘘或术后颈瘘）的走行与周围毗邻结构的关系。

（2）钡餐X线造影：通常用于口咽、下咽和食管及其邻近结构病变的显示。

3. CT　作为颈部常规影像学检查方法，包括CT平扫和常规增强两种方法，用于颈部软组织疾病的诊断与鉴别诊断。对于淋巴结的显示则需行CT增强，将淋巴结与血管断面影清晰地加以区别，并显示淋巴结内部密度变化。

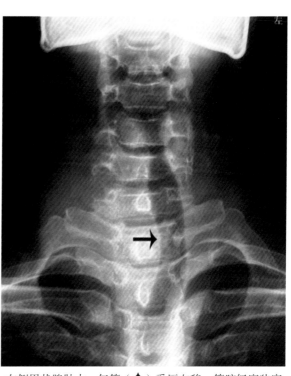

右侧甲状腺肿大，气管（↑）受压左移，管腔轻度狭窄

**图1-1　颈部X线平片**

### 二、颈部正常放射学表现

1. 颈部软组织分区　了解颈部正常解剖结构，尤其是颈部间隙的分区，是病变定位和定性诊断的基础。颈部软组织常可分为颈前区、颈外侧区和颈后区（图1-2、图1-3）。

2. 正常甲状腺位于喉与气管的前外侧，分为左叶、右叶和峡部。CT平扫呈均匀高密度，增强后均匀明显强化，边界清楚。

3. 正常甲状旁腺常为4个，分别位于甲状腺左右叶上下两极的后方，也可以异位于其他处，一般最大径仅5mm，常规CT厚层扫描常难以显示，气管食管沟作为寻找甲状旁腺的重要解剖标志。甲状旁腺CT平扫表现为软组织密度影,增强后轻中度强化。

4. 颈部淋巴结分区　熟悉颈部淋巴结的分区,有利于颈部淋巴结病变的定位和定性,指导临床制订治疗方案。不同的颈部原发肿瘤有不同的淋巴结好发转移部位,了解头颈部肿瘤淋巴结好发转移的区域可协助寻找原发肿瘤灶。

5. 颈部淋巴结正常CT表现　短径一般<10mm,长径与短径之比接近于2,形态呈椭圆形或肾形,边缘光滑清楚,密度均匀,CT增强后轻中度均匀强化。

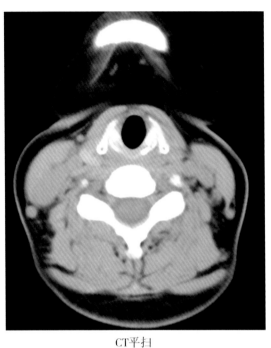
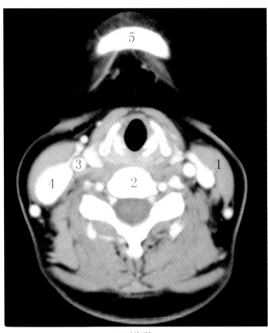

CT平扫　　　　　　　　　　　　　　　　　CT增强

CT平扫肌肉和血管呈等密度,CT增强后肌肉轻度强化,血管明显强化。1-胸锁乳突肌;2-颈椎椎体;3-颈总动脉;4-颈内静脉;5-下颌骨

图1-2　颈部同一层面的CT平扫和增强正常表现

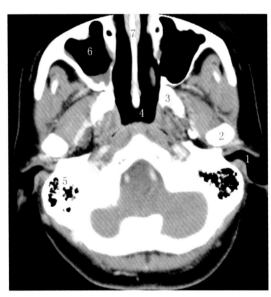
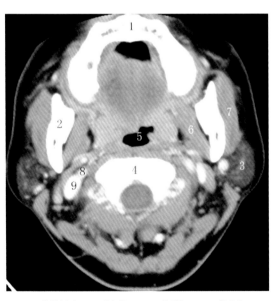

外耳道层面CT增强:1-外耳道;2-下颌颈;3-翼突;4-咽腔;5-乳突;6-上颌窦;7-鼻中隔　　　　上颌骨层面CT增强:1-上颌骨;2-下颌支;3-腮腺;4-枢椎;5-咽腔;6-翼内肌;7-咬肌;8-颈内动脉;9-颈内静脉

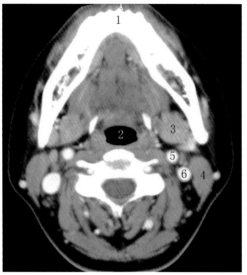

下颌骨层面CT增强：1-下颌骨；2-口咽腔；3-下颌下腺；4-胸锁乳突肌；5-颈内动脉；6-颈内静脉

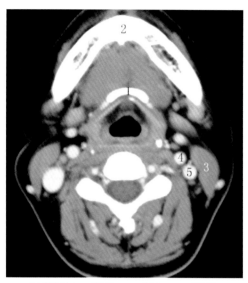

舌骨层面CT增强：1-舌骨；2-下颌骨；3-胸锁乳突肌；4-颈内动脉；5-颈内静脉

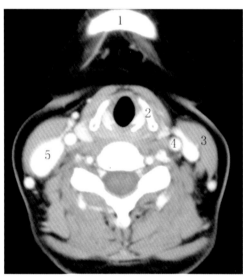

甲状软骨层面CT增强：1-下颌骨；2-甲状软骨；3-胸锁乳突肌；4-颈内动脉；5-颈内静脉

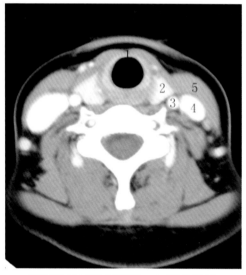

环状软骨层面CT增强：1-环状软骨；2-甲状腺；3-颈总动脉；4-颈内静脉；5-胸锁乳突肌

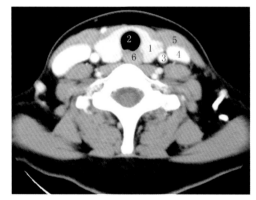

甲状腺峡部层面CT增强：1-甲状腺；2-气管；3-颈总动脉；4-颈内静脉；5-胸锁乳突肌；6-食管

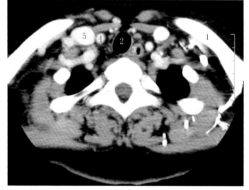

锁骨层面CT增强：1-锁骨；2-气管；3-食管；4-颈总动脉；5-颈内静脉

图1-3　颈部自上而下不同层面的CT增强正常表现

# 第二节　颈部先天性疾病

## 一、甲状舌管囊肿

【概论】　甲状舌管囊肿（thyroglossal duct cyst）是残余甲状舌骨导管上皮因受到沿甲状舌骨导管的淋巴样组织的炎性刺激而形成的先天性颈部囊肿，发生于颈正中线自舌盲孔至胸骨切迹任何部位，但以舌骨上下区最为常见，多见于儿童或青少年。临床表现为颈中线区质软肿物，就诊时常合并感染，极少发生恶变。

CT平扫表现为形态较规则的液性低密度影，增强后囊腔不强化，囊壁菲薄与周围软组织难以区分（图1-4）。囊肿合并感染时，囊壁增厚且较明显强化（图1-5）。

【典型病例】

病例1　男，16岁，舌骨水平颈部正中质软肿物6个月（图1-4）。

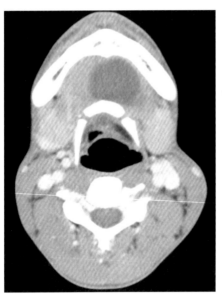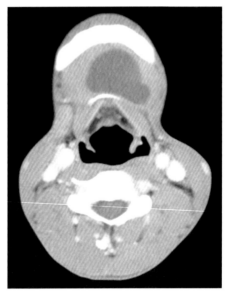

CT增强

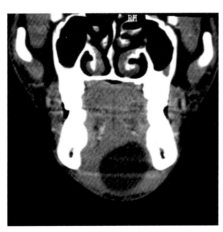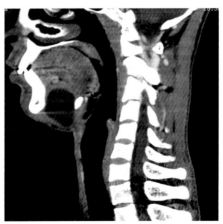

CT增强冠状位　　　　　　　　　　　　　　　　　CT增强矢状位

CT增强示下颌骨与舌骨间近正中区类圆形囊性病灶，边界清楚且光滑，密度均匀，CT值约12HU，壁菲薄难以显示

图1-4　甲状舌管囊肿

病例2　男，45岁，颈前正中部可触及质软肿物21年，逐渐增大7个月（图1-5）。

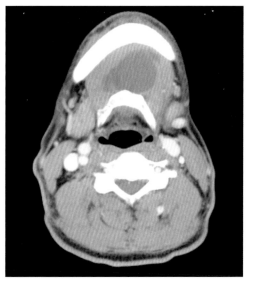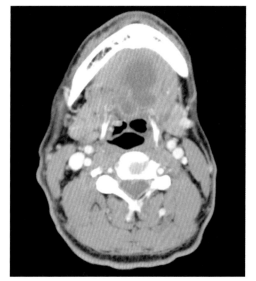

CT增强

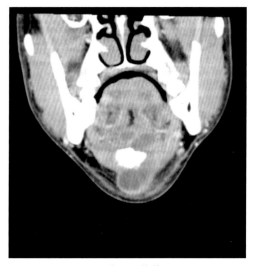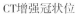

CT增强冠状位

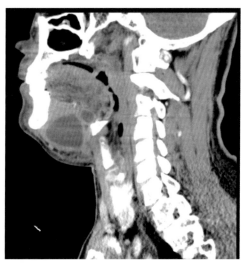

CT增强矢状位

CT增强示舌骨上下区多发类圆形囊状低密度灶，密度均匀，CT值约23HU，囊壁较厚且明显强化

**图1-5　甲状舌管囊肿合并感染**

【临床影像诊断要点】

1. 临床表现为舌骨上下水平的颈前正中区的囊性肿物。

2. CT诊断要点在于舌骨-甲状软骨间中线区单发或多发囊性病灶，增强扫描不强化。囊肿合并感染时，囊壁增厚且较明显强化。

## 二、鳃裂囊肿

【概论】　鳃裂囊肿（branchial cleft cyst）是由胚胎发育中未完全退化的鳃裂组织发育形成的先天性颈部囊肿，内含黏液，以第2鳃裂囊肿最多见，其次为第1鳃裂囊肿，第3、4鳃裂囊肿罕见。不同次序的鳃裂囊肿有不同的发生位置，但均多见于儿童和青少年，临床表现为颈外侧区的质软肿物。第1鳃裂囊肿位于耳郭下方且与腮腺关系密切（图1-6）。第2鳃裂囊肿位于颈外侧区的颈动脉间隙外侧，胸锁乳突肌的前缘中部（图1-7）。第3鳃裂囊肿多位于胸锁乳突肌的前缘下部（图1-8）。

各部位鳃裂囊肿的共同CT表现为形态较规则的单囊液性密度影，CT值近似于水，增强后囊腔不强化，囊壁较薄呈轻度强化。囊肿合并感染时边界不清，囊壁增厚且较明显强化，囊腔密度增高。

【典型病例】

病例1　男，50岁，右腮腺区无痛性肿物4个月（图1-6）。

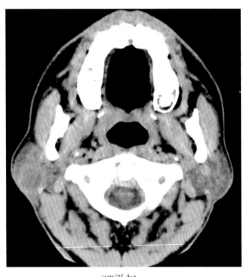
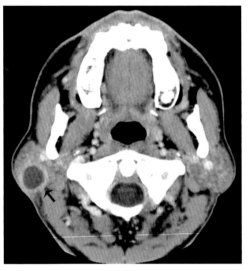

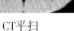

CT平扫　　　　　　　　　　　　　　　　　　CT增强

CT平扫示右侧腮腺内类圆形囊性肿物，大小约18mm×16mm，其内CT值约27HU；CT增强病变中央不强化（↑），周边明显环形强化，边缘模糊

**图1-6　第1鳃裂囊肿合并感染**

病例2　男，25岁，右颈部质软肿物2个月（图1-7）。

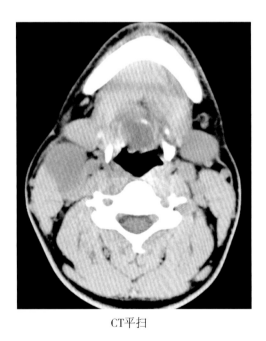
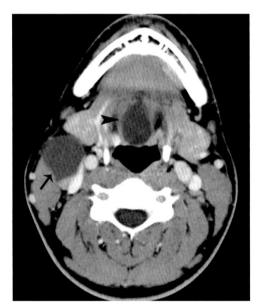

CT平扫　　　　　　　　　　　　　　　　　　CT增强

CT平扫示第2鳃裂囊肿为右颈部于胸锁乳突肌内前方、颈动脉鞘前外方类圆形囊性肿块影（↑），边缘清楚。甲状舌管囊肿表现为舌根-会厌前间隙中央区类圆形囊性肿物（▲），边缘光滑，密度均匀。上述两个病灶CT增强后未见强化

**图1-7　第2鳃裂囊肿伴甲状舌管囊肿**

病例3　男，1岁，左颈部肿物6天（图1-8）。

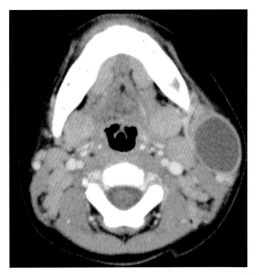 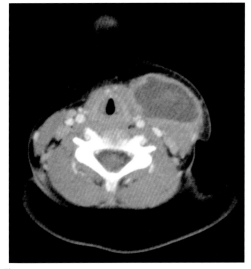

CT增强

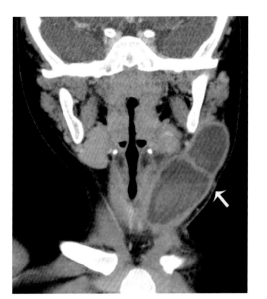

CT增强冠状位

CT增强示左颈部于胸锁乳突肌中下部前方多个囊状病灶（↑），囊壁轻度强化且厚薄均匀，边界清楚

图1-8　第2、3鳃裂囊肿

**【临床影像诊断要点】**

1. 颈部不同鳃裂囊肿具有各自的好发区，临床表现为无痛性囊性肿物。

2. CT诊断要点在于特定部位的单发囊性病灶，增强扫描不强化。囊肿合并感染时，囊壁增厚且较明显强化。

## 三、鳃裂瘘

**【概论】**　鳃裂瘘（branchial fistula）为胚胎期鳃囊、鳃沟相通或鳃沟不消失而形成的颈部先天性异常管道，根据鳃裂瘘的胚胎发育来源不同可分为以下四种类型：①第1鳃裂瘘外瘘口多位于下颌角后下方，靠近胸锁乳突肌上端的前缘、舌骨以上平面的颈侧皮肤，内瘘口多位于外耳道软骨部、耳郭前后方或乳突处（图1-9）；②第2鳃裂瘘较为常见，其外瘘口多位于胸锁乳突肌前缘中下1/3交界处，内瘘口位于腭扁桃体窝内；③第3鳃裂瘘外瘘口多位于胸锁乳突肌前缘的下端，内瘘口位于梨状窝（图1-10）；④第4鳃裂瘘外瘘口与第2、第3鳃裂瘘相似，内瘘口在食管上段。临床上常因合并感染就诊，表现为颈部红热肿痛的肿物。

经瘘口X线造影或CT造影检查既可明确诊断，又可观察瘘管的走行与周围结构的关系，协助鳃裂瘘的临床分型，指导临床治疗。

【典型病例】

病例1  男，32岁，右耳后反复流脓8年（图1-9）。

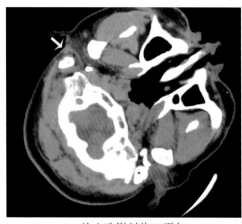 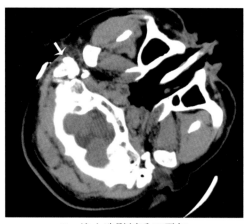

A．注入造影剂前CT平扫　　　　　　　　　　B．注入造影剂后CT平扫

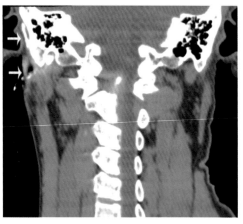 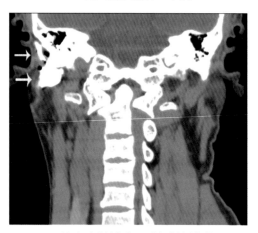

C．注入造影剂后CT平扫斜冠状位　　　　　　D．注入造影剂后CT平扫斜冠状位

CT平扫（图A）示右耳后约于寰椎水平软组织内见条片状水样密度灶，内见点状气体密度影（↑），周围脂肪间隙密度增高。经皮肤外瘘口注入造影剂后CT平扫（图B至图D）见瘘道自右耳郭下部后方至外耳道上壁皮下处（↑）

图1-9　第1鳃裂瘘合并感染

病例2  男，27岁，咽部疼痛3天，左颈部红肿1天（图1-10）。

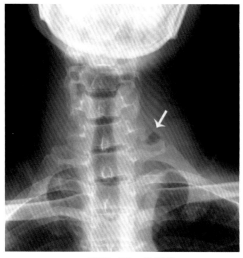 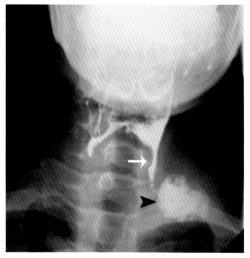

A．颈部正位X线平片　　　　　　　　　　　　B．口服碘对比剂后X线透视下点片

X线平片（图A）示左侧颈根部见局部少量气体样透亮影（↑）。口服碘对比剂后X线透视下点片（图B）示左侧梨状窝底经一条迂曲瘘管（↑）与左侧颈根部对比剂填充的窦腔（▲）相通

图1-10　第3鳃裂瘘合并感染

【临床影像诊断要点】

1. 颈部不同类型的鳃裂瘘（内）外口具有各自的好发区，临床常因鳃裂瘘合并感染而就诊。

2. 经瘘口X线造影或CT造影检查可明确诊断此病，并进行临床分型。

## 四、囊状水瘤

【概论】 囊状水瘤（cystic hygroma）是淋巴管瘤最常见的一种病理组织类型，是常见于儿童的先天性淋巴管扩张，内含淋巴液，亦称囊性淋巴管瘤，可分为单囊型（图1-11）和多囊型（图1-12），沿肌间隙呈匍匐性生长，常以颈外侧区无痛性软包块就诊。

CT表现为单囊或多囊的不规则形液体样密度影，囊内分隔和囊壁较薄，增强后囊腔不强化，囊内分隔可强化，囊壁菲薄与周围软组织常难以区分。合并感染时，囊壁或囊内分隔增厚且较明显强化，邻近脂肪间隙模糊不清（图1-13）。

【典型病例】

病例1 男，19岁，右侧颈根部触及质软包块2个月（图1-11）。

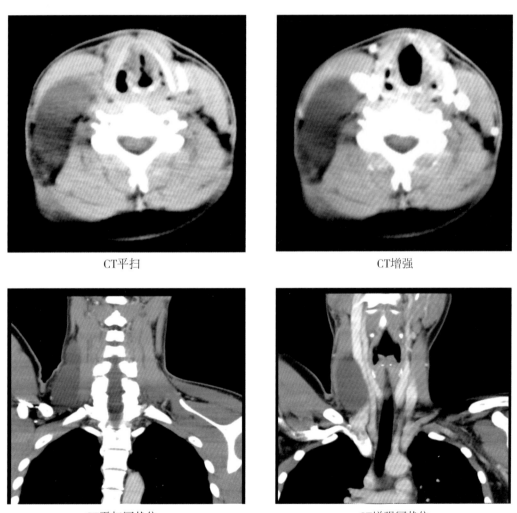

CT平扫　　　　　　　　　　　　　　　CT增强

CT平扫冠状位　　　　　　　　　　　　CT增强冠状位

CT平扫示右侧颈动脉鞘外后方不规则形囊状病灶，密度均匀，CT值约27HU，边界清晰，CT增强后未见强化

**图1-11　颈部单囊型囊状水瘤**

病例2　女，4岁，左颈部质软肿物6个月（图1-12）。

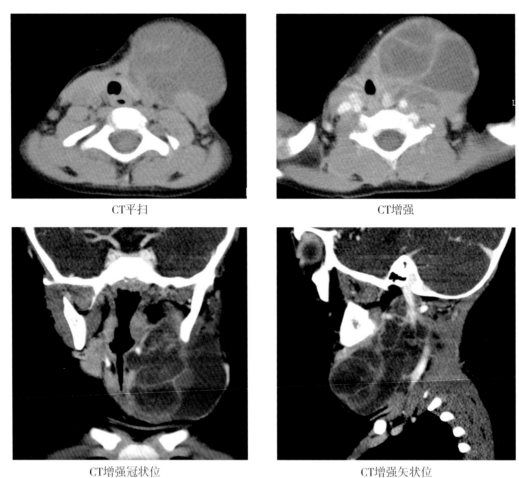

CT平扫　　　　　　　　　　　　　　CT增强

CT增强冠状位　　　　　　　　　　CT增强矢状位

左侧颈部见不规则形液性密度肿块，平扫CT值约17HU，密度均匀，内部见条状分隔影；CT增强后病灶边缘及分隔强化，中央部分未见强化

**图1-12　颈部多囊型囊状水瘤**

病例3　男，10个月，左颈部质中肿物2个多月，时大时小，有低热，当地抗炎治疗后肿物变小（图1-13）。

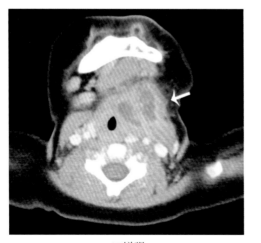
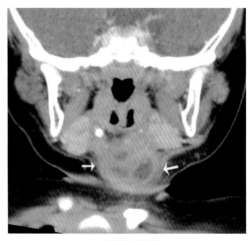

CT增强　　　　　　　　　　　　　CT增强冠状位

CT增强示左颈中下部软组织内多发环形强化影（↑），强化环较厚，边界欠清，邻近皮下脂肪间隙模糊

**图1-13　颈部多囊型囊状水瘤合并感染**

【临床影像诊断要点】

1. 临床上常表现为颈外侧区的囊性肿物，沿肌间隙蔓延生长。

2. CT表现为形态不规则的单囊或多囊的囊性病灶，囊内分隔较细；增强后囊腔不强化，囊内分隔强化。合并感染时，囊壁或囊内分隔增厚且较明显强化，边界不清。

# 第三节　甲状腺肿

## 一、单纯性甲状腺肿

【概论】　单纯性甲状腺肿（simple goiter）是甲状腺激素合成不足所致垂体促甲状腺素增多，从而刺激甲状腺滤泡肥大且滤泡上皮增生，引起甲状腺弥漫性肿大。若甲状腺肿因地方性长期饮食缺碘所致时，则称为地方性甲状腺肿。

CT平扫表现为甲状腺弥漫性肿大，密度较均匀，边界清楚；增强扫描较均匀强化，内无明显的结节形成（图1-14）。气管和食管可受压推移，管腔变窄。颈部淋巴结无肿大。

【典型病例】

病例1　女，20岁，颈部甲状腺区肿大2年，无压痛（图1-14）。

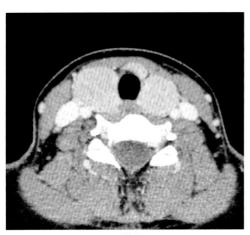 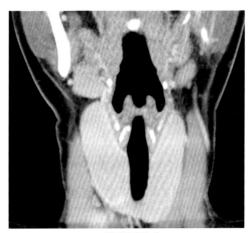

CT增强　　　　　　　　　　　　　　　　　　　CT增强冠状位

CT增强示甲状腺弥漫性肿大，均匀强化，边缘光整，与邻近组织分界清楚，其内未见结节或肿块

**图1-14　单纯性甲状腺肿**

【临床影像诊断要点】

1. 临床表现为甲状腺区无痛性肿物。

2. CT表现为甲状腺弥漫性肿大，密度较均匀，增强后较均匀强化，内无明显结节形成。

## 二、结节性甲状腺肿

【概论】　结节性甲状腺肿（nodular goiter）亦是由于甲状腺滤泡上皮增生，滤泡肥大引起的甲状腺肿大，不同于单纯性甲状腺肿的是在甲状腺一侧或双侧肿大的基础上伴有多个由滤泡上皮增生形成的腺瘤样结节。

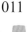

CT表现为甲状腺不同程度增大，内见散在多个边界较清楚的低密度结节（图1-15），少数结节也可呈高密度影（图1-16）；增强后结节可有不同程度强化。颈部淋巴结无肿大。少数结节内可见钙化灶（图1-17）或发生癌变（图1-18）。癌变的结节边界不清，密度不均匀，增强后不均匀强化，并可伴有淋巴结转移性肿大。

【典型病例】

病例1　女，35岁，甲状腺肿物1个月（图1-15）。

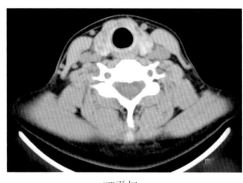 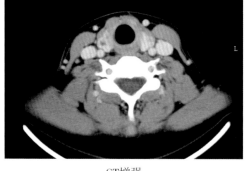

CT平扫　　　　　　　　　　　　　　CT增强

甲状腺稍增大，左右叶内均见散在多发小片状稍低密度影，边缘欠清

**图1-15　结节性甲状腺肿**

病例2　女，66岁，甲状腺肿大5年（图1-16）。

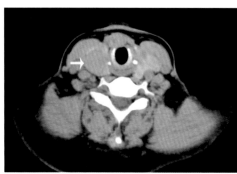 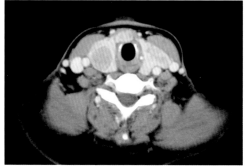

A．CT平扫　　　　　　　　　　　B．与图A同一层面CT增强

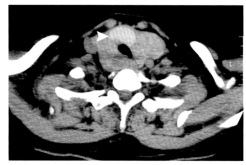 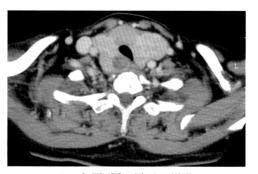

C．CT平扫　　　　　　　　　　　D．与图C同一层面CT增强

CT平扫示甲状腺明显增大，内见散在多发类圆形低密度结节（↑）和高密度结节（△）；CT增强结节强化密度低于正常甲状腺实质，边缘清楚。气管受压，管腔变窄

**图1-16　结节性甲状腺肿**

病例3　女，50岁，甲状腺肿物2年（图1-17）。

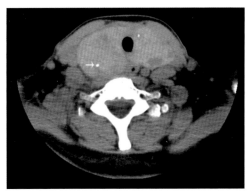

CT平扫

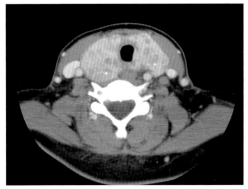

CT增强

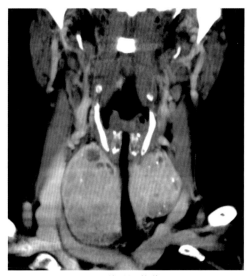

CT增强冠状位

CT平扫示双侧甲状腺弥漫性肿大，密度不均，内见多个大小不等的低密度结节影，边界欠清，亦见多个点状钙化（↑）；CT增强后结节强化不明显

**图1-17　结节性甲状腺肿伴钙化**

病例4　女，53岁，既往有结节性甲状腺肿病史3年（图1-18）。

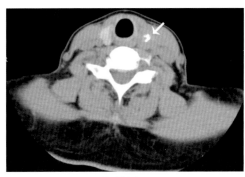

CT平扫

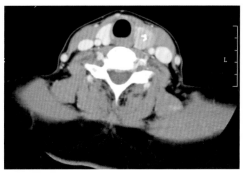

CT增强

CT平扫示甲状腺左叶增大，内见一类圆形低密度结节（↑），边界不清，结节内可见沙砾状钙化灶；CT增强结节明显不均匀强化。另外，甲状腺内见多个小斑片状低密度灶，最大径约3mm

**图1-18　结节性甲状腺肿伴左叶结节癌变**

【临床影像诊断要点】

1. 临床表现为甲状腺区无痛性肿物。

2. CT表现为单侧或双侧甲状腺弥漫性肿大，同时伴有多发边界清楚的低或高密度结节。

3. 甲状腺结节恶变时，结节边界不清，密度不均，并可伴有颈部淋巴结转移性肿大。

## 三、原发性甲状腺功能亢进

【概论】　原发性甲状腺功能亢进（primary hyperthyroidism）亦称Grave病，指甲状腺单纯性或结节性肿大的同时伴有甲状腺激素（血清$T_3$和$T_4$）分泌过多所引起甲状腺功能亢进的临床表现，多见于

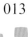

年轻女性。

原发性甲状腺功能亢进CT表现为甲状腺弥漫性肿大，密度均匀（图1-19）或甲状腺内伴有大小不等的低密度结节（图1-20），边界清楚。

患者出现突眼症状时，称为Grave眼病或甲状腺相关性眼病（图1-20），表现为眼外肌肌腹梭形增粗，眼外肌受累的顺序常为上睑提肌、下直肌，其次为内直肌，再次为上直肌，最后为外直肌。

【典型病例】

病例1　女，16岁，甲状腺功能亢进症状4个月（图1-19）。

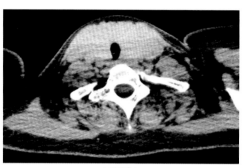

CT平扫

甲状腺左右叶体积对称增大，密度均匀，内未见结节影

**图1-19　原发性甲状腺功能亢进**

病例2　女，53岁，甲状腺肿大，眼球突出、复视，多食善饥4个月余（图1-20）。

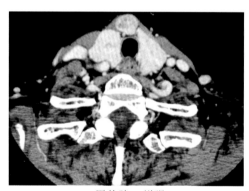

A. 甲状腺CT增强

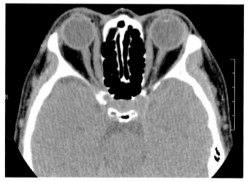

B. 眼眶CT平扫

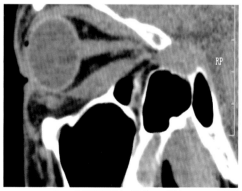

C. 左眼眶斜矢状位CT平扫

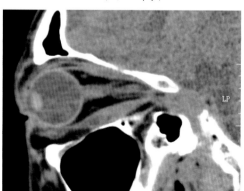

D. 右眼眶斜矢状位CT平扫

图A示甲状腺弥漫性肿大，内见多发边界清楚的低密度小结节影。图B至图D示双侧眼球稍突出，双侧内直肌和下直肌肌腹增粗明显，呈梭形外观，肌腱附着处增粗不明显，外直肌无增粗

**图1-20　甲状腺相关性眼病**

**【临床影像诊断要点】**

1. 临床上具有甲状腺功能亢进表现，血清化验检查血清甲状腺激素升高。
2. CT示甲状腺弥漫性肿大，内可见增生性结节，边界清楚。
3. Grave病突眼患者常伴有眼外肌肌腹的增粗。

# 第四节 甲 状 腺 炎

## 一、亚急性甲状腺炎

**【概论】** 亚急性甲状腺炎（subacute thyroiditis）常于上呼吸道感染1～2周后出现甲状腺肿大、疼痛和发热等炎症表现，可能与病毒感染有关，故又称病毒性甲状腺炎。血清化验检查$T_3$和$T_4$早期升高而后期减低。

CT表现为甲状腺弥漫性肿大，密度普遍性减低，增强后较均匀强化，无明显结节形成（图1-21）。甲状腺核素显像表现为甲状腺肿大，腺体内放射性分布较均匀，核素摄取减低（图1-22）。

**【典型病例】**

病例1　女，52岁，颈部疼痛2周，甲状腺肿大，血清$T_3$、$T_4$减低查因（图1-21）。

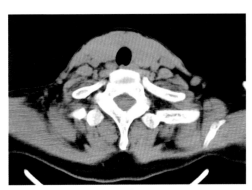
CT平扫

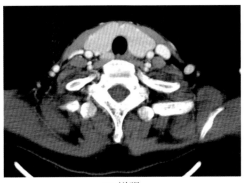
CT增强

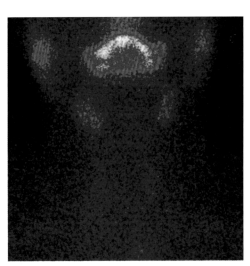
甲状腺核素显像

CT平扫示甲状腺增大，密度普遍性减低，密度均匀；CT增强甲状腺强化均匀，强化程度低于正常甲状腺。甲状腺核素显像示甲状腺影像淡，腺体内放射性摄取极低

**图1-21　亚急性甲状腺炎**

病例2　女，56岁，反复发热1个月，颈部肿大5天（图1-22）。

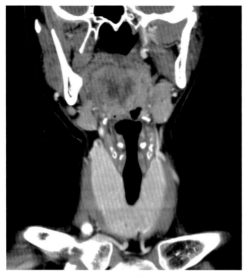

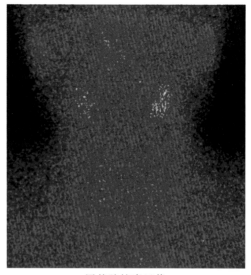

CT增强冠状位　　　　　　　　　　　　　　甲状腺核素显像

CT增强示甲状腺弥漫性肿大，密度较均匀。甲状腺核素显像示甲状腺影增大，腺体内放射性分布均匀、放射性摄取降低

**图1-22　亚急性甲状腺炎**

【临床影像诊断要点】

1. 临床上具有甲状腺炎性表现。
2. CT表现为甲状腺弥漫性肿大，密度普遍性减低，增强后强化程度减低。
3. 甲状腺核素显像呈弥漫性放射性核素摄取减低。

## 二、桥本甲状腺炎

【概论】　桥本甲状腺炎（Hashimoto thyroiditis）为最常见的甲状腺炎，被认为是自身免疫性疾病，甲状腺间质内广泛淋巴细胞和浆细胞浸润，亦称为慢性淋巴细胞性甲状腺炎，多见于40岁以上的女性。血清化验检查抗甲状腺过氧化物酶抗体（TPOAb）和抗甲状腺球蛋白抗体（TGAb）滴度升高，血清$T_3$和$T_4$早期正常而后期减低。

CT表现为甲状腺弥漫性肿大，密度常低于正常甲状腺密度，内见散在分布斑片状低密度影（图1-23）。甲状腺核素显像呈均匀或不均匀放射性核素摄取减低。

【典型病例】

病例1　女，31岁，甲状腺肿大3个月，血清TPOAb和TGAb滴度升高（图1-23）。

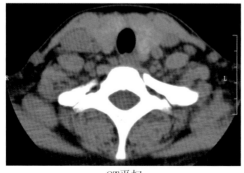
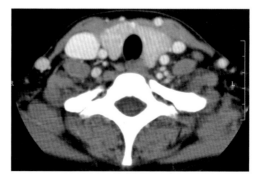

CT平扫　　　　　　　　　　　　　　　　CT增强

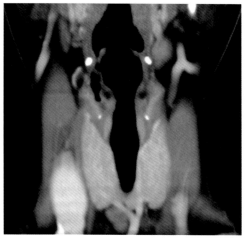

CT增强冠状位
CT平扫示甲状腺弥漫性增大，密度减低；
CT增强后病灶不均匀强化，内见散在分布斑片
状低密度影

**图1-23　桥本甲状腺炎**

【临床影像诊断要点】

1. CT表现类似亚急性甲状腺炎征象，即甲状腺弥漫性肿大，密度普遍性减低。
2. 血清甲状腺自身抗体滴度升高具有一定的诊断提示意义。
3. 甲状腺核素扫描示甲状腺弥漫性放射性核素摄取减低。

# 第五节　甲状腺肿瘤和肿瘤样病变

## 一、甲状腺腺瘤

【概论】　甲状腺腺瘤（thyroid adenoma）是起源于甲状腺滤泡上皮的良性肿瘤，常为单发病灶，病理上分为滤泡状腺瘤和乳头状囊腺瘤。

CT平扫表现为类圆形实性或囊实性结节，边缘清楚，可伴有囊变、出血或钙化；CT增强后有不同程度的强化，强化密度较均匀（图1-24）。颈部淋巴结无肿大。

【典型病例】

病例1　女，44岁，甲状腺肿物5个月（图1-24）。

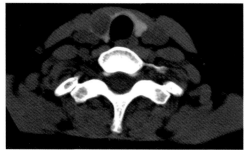

CT平扫

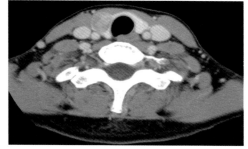

CT增强

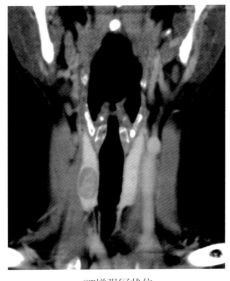

CT增强冠状位

CT平扫示甲状腺右叶体积增大，内见一类圆形低密度影，边缘清楚，密度不均匀；CT增强后病灶不均匀强化，强化程度低于周围甲状腺实质

图1-24 甲状腺腺瘤

【临床影像诊断要点】

1. CT平扫表现为甲状腺内低密度结节，边界光滑清楚，增强后有不同程度的强化。

2. 临床上常触及颈部包块。


## 二、甲状腺癌

【概论】 甲状腺癌（thyroid carcinoma）是成年人甲状腺最常见的恶性肿瘤，包括原发性甲状腺癌和继发于甲状腺腺瘤或结节性甲状腺肿的恶变。

CT平扫常表现为甲状腺内单发结节（图1-25、图1-26）或肿块（图1-27），密度不均，边界不清，增强后常不均匀强化。少数甲状腺癌亦可呈弥漫浸润性生长（图1-28），边界不清。颈部相应引流区域的淋巴结常发生肿瘤转移性肿大，以颈静脉链周围的淋巴结转移常见。血行远处转移亦不少见。

【典型病例】

病例1 女，38岁，超声体检发现甲状腺结节（图1-25）。

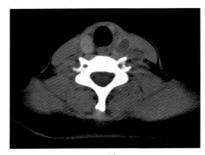

CT平扫

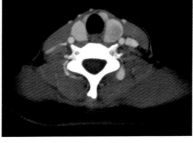

CT增强

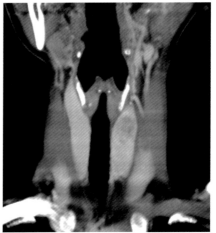

CT增强冠状位

CT平扫示甲状腺左叶内类圆形低密度结节，边界不清；CT增强后不均匀强化，强化密度低于正常甲状腺实质，边界仍不清楚

图1-25 甲状腺癌（结节型）

病例2　男，67岁，左颈部包块3个月，增大6天（图1-26）。

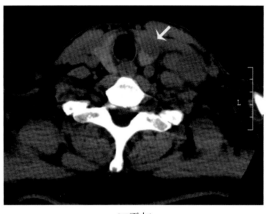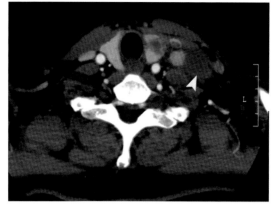

CT平扫　　　　　　　　　　　　　　　　　CT增强

　　CT平扫示左甲状腺上极一大小约10mm×18mm的低密度结节（↑），密度不均匀，边界欠清；CT增强结节呈不均匀强化，强化密度低于周围甲状腺，边界仍不清楚。左颈部见肿大淋巴结（△），增强后密度不均匀

**图1-26　甲状腺癌（结节型）并颈部淋巴结转移**

病例3　女，49岁，甲状腺肿物6个月（图1-27）。

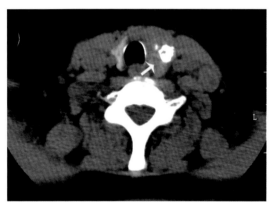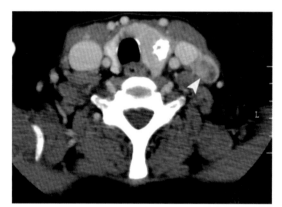

CT平扫　　　　　　　　　　　　　　　　　CT增强

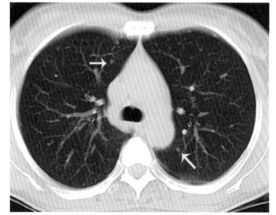

胸部CT平扫肺窗

　　CT平扫示甲状腺左叶及峡部增大，内见不规则低密度肿块（↑），肿块内见沙粒状及不规则致密钙化；CT增强肿块不均匀强化，强化程度低于正常甲状腺。左颈部见多发肿大淋巴结（△），增强后不均匀强化。胸部CT平扫示双肺散在多发小结节（↑），边界清楚

**图1-27　甲状腺癌（肿块型）并颈部淋巴结转移、肺转移**

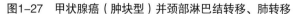

病例4　男，48岁，颈部肿大3年（图1-28）。

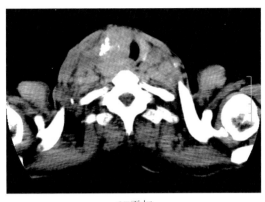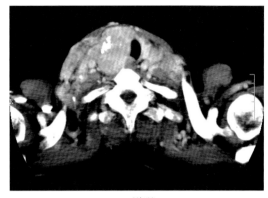

CT平扫　　　　　　　　　　　　　　　　　　　　CT增强

CT平扫示甲状腺左、右叶广泛性不均匀低密度影，边界不清，内见散在斑片状钙化，CT增强甲状腺不均匀强化。双侧颈部多发肿大淋巴结，增强后不均匀强化

图1-28　甲状腺癌（弥漫浸润型）并颈部多发淋巴结转移

【临床影像诊断要点】

1. 临床上常触及颈部软组织包块。

2. CT平扫表现为甲状腺内结节、肿块和弥漫性低密度病变，边缘不规则，边界不清，CT增强常不均匀强化。

3. 常合并颈部相应引流区域的淋巴结转移。

## 三、甲状腺囊肿

【概论】　甲状腺囊肿（thyroid cyst）是甲状腺内良性囊性病变，囊内液体可为黏液、浆液、坏死陈旧性血液成分，囊壁较薄，若囊肿合并感染时囊壁增厚。临床上，单纯性甲状腺囊肿并不多见，以结节性甲状腺肿继发囊变多见。

CT表现为甲状腺内形态较规则的液性密度影，边界光滑清楚，CT增强后囊腔不强化，囊壁较薄且强化不明显（图1-29、图1-30）。

【典型病例】

病例1　男，39岁，超声体检发现右侧甲状腺囊肿10天（图1-29）。

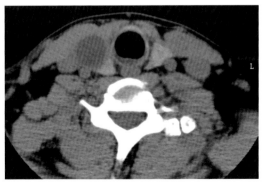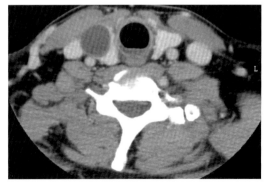

CT平扫　　　　　　　　　　　　　　　　　　　　CT增强

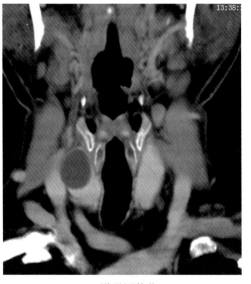

CT平扫示甲状腺右叶体积稍增大，内见一囊性低密度影，边界清楚，平扫CT值约20HU；CT增强病灶无强化，边缘光滑

**图1-29 甲状腺囊肿**

CT增强冠状位

病例2 男，69岁，超声发现右侧甲状腺囊肿3天（图1-30）。

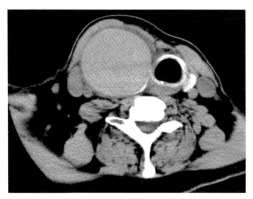
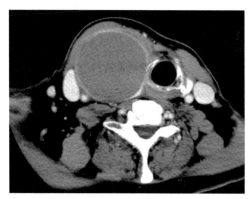

CT平扫                                        CT增强

CT平扫示甲状腺右叶一圆形肿块，CT值约64HU；CT增强肿块未见强化，CT值约70HU，密度均匀，边缘光整

**图1-30 甲状腺黏液囊肿**

【临床影像诊断要点】

1. CT平扫示甲状腺内形态较规则的液性密度影，边界光滑，增强后不强化。

2. 囊肿合并感染时，囊壁增厚且较明显强化。

3. 病灶较大时，临床可触及甲状腺质软肿物。

# 第六节　原发性甲状旁腺功能亢进症

## 一、甲状旁腺瘤

【概论】　甲状旁腺瘤（parathyroid adenoma）因常分泌甲状旁腺素而引起甲状旁腺功能亢进的临床表现，包括泌尿系结石、广泛性骨质疏松、骨质吸收、骨质软化和高血钙症等。患者常以全身骨痛或病理性骨折就诊。大多数甲状旁腺瘤单发于下旁腺（位于甲状腺下极），少数位于上旁腺（位于甲状腺上极）、甲状腺内或远离甲状腺部位。

甲状旁腺瘤CT常表现为甲状腺后方、气管-食管沟内的软组织密度结节或肿块，边界清楚；CT增强后肿瘤明显强化但低于正常甲状腺密度，强化较均匀（图1-31）。

甲状旁腺核素显像（静脉注射$^{99m}$Tc-MIBI后15min和120min分别进行甲状腺部位显像）对有分泌功能性的甲状旁腺瘤具有诊断特异性，表现为局限性的放射性浓聚，对于远离甲状腺的异位甲状旁腺瘤诊断尤为重要（图1-32）。

X线平片或CT表现为全身骨骼普遍性骨质疏松，骨皮质变薄，并可见骨质吸收形成的骨质破坏，部分骨质破坏区内出血形成棕色瘤。手指骨干桡侧骨膜下骨质吸收是较为特征性的X线表现（图1-33）。

【典型病例】

病例1　女，49岁，全身骨痛不适3个月，血钙升高（图1-31）。

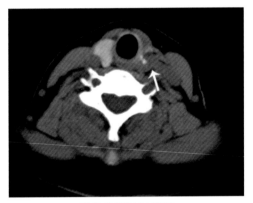 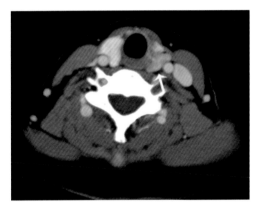

甲状旁腺区CT平扫　　　　　　　　　　　　　甲状旁腺区CT增强

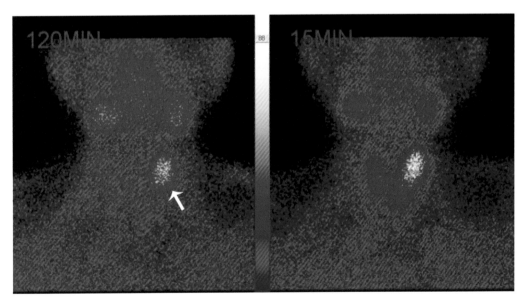

甲状旁腺核素显像

CT平扫示甲状腺左叶上极后方类圆形低密度影（↑），边界清楚；CT增强后较明显强化但强化程度低于正常甲状腺。甲状旁腺核素显像示甲状腺左叶上极甲状旁腺区异常放射性聚集灶（↑）

图1-31　甲状旁腺瘤

病例2　男，39岁，全身骨痛伴尿路结石，血钙升高（图1-32）。

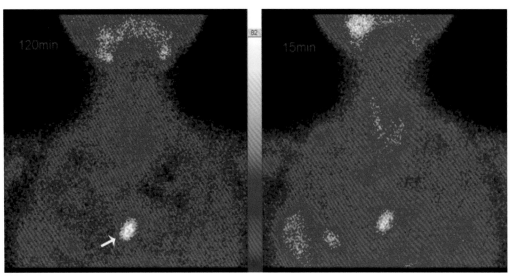

甲状旁腺核素显像

甲状旁腺核素15min显像示甲状腺两叶形态规整，放射性分布均匀。甲状腺床下方约20mm（相当于胸骨后方）见一类圆形异常放射性浓聚灶（↑）。120min显像示甲状腺影消退，但胸骨区所示病灶较15min显像明显

**图1-32　胸骨后甲状旁腺瘤**

病例3　男，26岁，全身骨痛不适2年，右肋骨撞伤后骨折3天，血清甲状旁腺素1 890pg/mL（正常参考值11～55 pg/mL）（图1-33）。

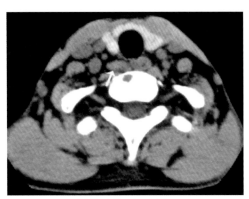
甲状旁腺区CT平扫

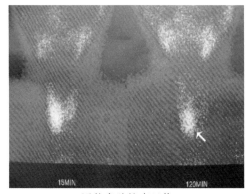
甲状旁腺核素显像

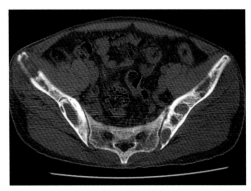
骨盆CT平扫骨窗

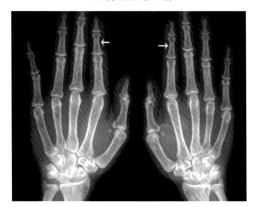
双手正位X线平片

CT平扫示右甲状腺后下方于气管–食管沟内一类椭圆形软组织肿块（↑），边界清楚。甲状旁腺核素15min显像示甲状腺两叶形态较规整，左叶区隐约显影，右叶区放射性摄取明显增高；120min显像示左甲状腺影消退，右甲状腺区放射性未见明显减退（↑）。骨盆CT示骨盆多发骨质吸收破坏区，无骨膜新生骨。双手X线平片示双手普遍性骨质疏松，多个指骨干桡侧骨膜下骨质吸收，边缘毛糙（↑）

**图1-33　甲状旁腺瘤**

【临床影像诊断要点】

1. 骨骼异常放射学改变和血清甲状旁腺素升高是诊断甲状旁腺瘤的线索。

2. CT示甲状腺后方、气管-食管沟内的软组织密度结节或肿块，边界清楚；增强后肿瘤明显强化但低于正常甲状腺密度。

3. 甲状旁腺核素显像可作为诊断甲状旁腺瘤，尤其是少见部位甲状旁腺瘤的有力手段。

## 二、甲状旁腺癌

【概论】 甲状旁腺癌（parathyroid carcinoma）极少见，CT表现类似甲状旁腺瘤，但病灶内部密度多不均匀，可见坏死，并可伴有颈部淋巴结转移性肿大（图1-34）。部分甲状旁腺癌亦可因过多分泌甲状旁腺素而引起甲状旁腺功能亢进的临床表现，及其甲状旁腺功能亢进相关性骨病变的X线或CT表现（图1-35）。

【典型病例】

病例1　男，26岁，右颈部触及包块2个月（图1-34）。

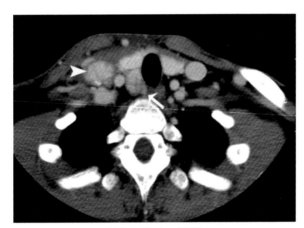 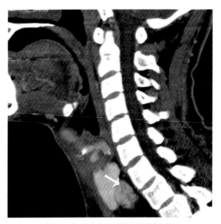

甲状旁腺区CT增强　　　　　　　　　甲状旁腺区CT增强矢状位

CT增强示甲状腺右叶下后方不均匀强化的结节（↑），强化程度低于甲状腺实质，部分边界不清。右颈部见强化不均匀的肿大淋巴结（△）

**图1-34　甲状旁腺癌伴颈部淋巴结转移**

病例2　女，47岁，全身骨痛不适1年，右髋部疼痛加重1个月（图1-35）。

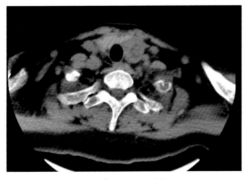 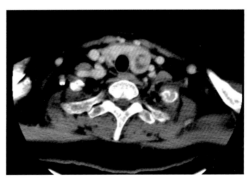

甲状旁腺区CT平扫　　　　　　　　　甲状旁腺区CT增强

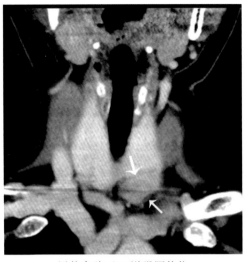

甲状旁腺区CT增强冠状位

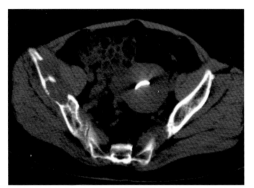

骨盆CT平扫

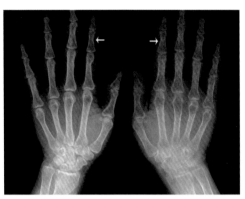

双手正位X线平片

　　CT平扫示甲状腺左叶下极后方梭形软组织肿块，密度不均匀，CT增强后肿块强化程度低于甲状腺（↑），内坏死区未见强化。骨盆CT平扫示骨盆多发骨质吸收破坏区，无骨膜新生骨。双手X线平片示双手普遍性骨质疏松，多个指骨干桡侧骨膜下骨质吸收、毛糙（↑）

**图1-35　甲状旁腺癌**

**【临床影像诊断要点】**

　　1. 骨骼异常放射学改变和血清甲状旁腺素升高是诊断有功能甲状旁腺癌的线索。

　　2. CT表现为甲状腺后方、气管-食管沟内的软组织密度结节或肿块，边界多不清楚，密度不均匀；增强后肿瘤较明显不均匀强化但低于正常甲状腺强化密度。

　　3. 颈部淋巴结可转移性肿大。

# 第七节　颈部其他肿瘤

## 一、颈部血管瘤

　　**【概论】**　颈部血管瘤（cervical hemangioma）多为海绵状血管瘤，发生于颈部肌肉、肌间或皮下软组织内，部分血管瘤内血栓发生圆点状钙化而形成静脉石。

　　CT平扫表现为颈部软组织内形态规则或不规则的软组织肿块，与肌肉密度相仿，内可见圆点状静脉石（图1-36、图1-37）。CT增强早期强化不明显或强化范围较小，晚期强化非常明显、强化范围增大，呈结节或条状强化，肿块周围血管增多、增粗。

　　**【典型病例】**

　　病例1　女，21岁，左颈后外部局部肿胀2年（图1-36）。

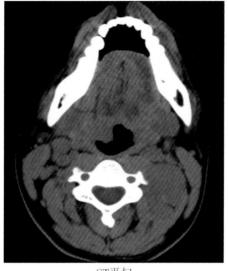

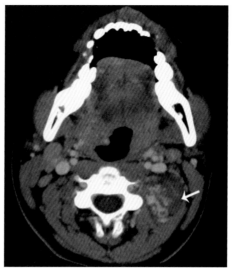

CT平扫 　　　　　　　　　　　　CT增强

CT平扫示左颈后肌群密度减低，肌间脂肪间隙模糊；CT增强见多发斑片状、小结节状明显强化影（↑）

图1-36　颈部血管瘤

病例2　女，61岁，左颈外部肿物逐渐增大10年余（图1-37）。

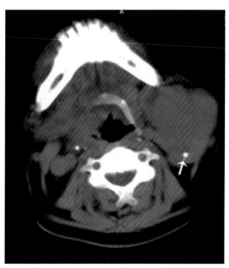
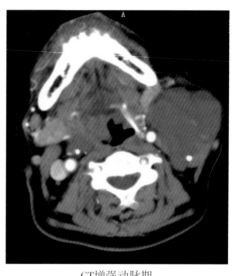

CT平扫 　　　　　　　　　　　　CT增强动脉期

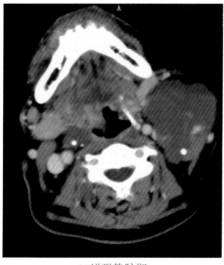

CT增强静脉期

CT平扫示左侧胸锁乳突肌前外侧间隙内不规则形软组织肿块，边界清晰，内见散在斑点状钙化（静脉石↑）；CT增强动脉期肿块内多发斑片状、小结节状强化影，静脉期持续强化且范围扩大

图1-37　颈部血管瘤

【临床影像诊断要点】

1. 临床好发于儿童和青少年，常以出生后发现无痛性质软包块就诊。

2. CT的诊断要点在于CT平扫软组织肿块内可见圆点状静脉石，动态CT增强显示肿块强化范围逐渐增大。

## 二、颈部神经源性肿瘤

【概论】 颈部神经源性肿瘤（cervical neurogenic tumors）分为起源于周围神经鞘的良性神经源性肿瘤（包括神经鞘瘤和神经纤维瘤）和恶性神经源性肿瘤（即恶性神经鞘瘤），以及起源于副神经节组织的副神经节瘤（包括颈动脉体瘤、颈静脉球瘤等）。临床多见于成年人，常以颈部无痛性肿块就诊。

CT可明确肿瘤的部位及其与邻近结构的关系。神经鞘瘤和神经纤维瘤CT表现相似，因含有较多的黏液基质而在CT平扫上表现为低密度，CT增强后轻、中度强化（图1-38、图1-39），肿瘤较大时常出现囊变。恶性神经鞘瘤边界不清，增强后不均匀强化，可见无强化的坏死、囊变区。

【典型病例】

病例1　男，35岁，右颈外侧可触及包块3个月（图1-38）。

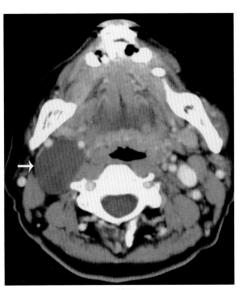 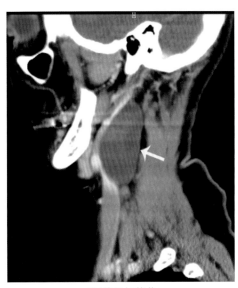

CT增强　　　　　　　　　　　　　　　　CT增强矢状位

CT增强示右颈动脉鞘后方纵椭圆形软组织肿块（↑），强化密度较均匀，CT值约40HU，强化程度低于肌肉密度，边界清晰，右颈动、静脉受推压前移

**图1-38　颈部神经鞘瘤**

病例2　男，54岁，右面部肿物4年（图1-39）。

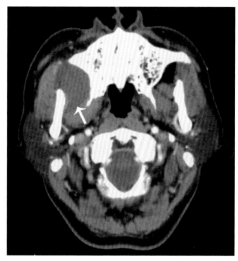 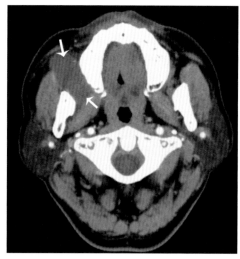

CT增强

CT增强示右侧颞下窝内不规则软组织肿块（↑），强化密度比肌肉密度稍低，边界清晰

图1-39　头颈部神经纤维瘤

【临床影像诊断要点】

1. 神经鞘瘤和神经纤维瘤CT表现为颈部肌间隙内的低密度软组织肿块，边界清楚，肿瘤体积小时增强后均匀强化，肿瘤体积大时增强后不均匀强化，可见无强化的囊变区。

2. 恶性神经鞘瘤CT表现为颈部肌间隙内的边界不清的软组织肿块，密度不均匀；增强后不均匀强化，可伴有颈部淋巴结转移性肿大。

## 三、颈部脂肪瘤

【概论】　　颈部脂肪瘤（cervical lipoma）由均匀的脂肪成分或夹杂少许其他成熟的间叶组织成分组成，患者常以颈部无痛性质软包块就诊，常发生于皮下或肌间隙内。

CT平扫为颈部软组织内形态较规则的低密度肿块，类似与皮下脂肪密度，内部密度较均匀，边界清楚；CT增强后肿块不强化（图1-40）。少数脂肪瘤内可见钙化灶或纤细的纤维间隔（图1-41）。

【典型病例】

病例1　男，51岁。左颈前外侧触及质软肿物3个月（图1-40）。

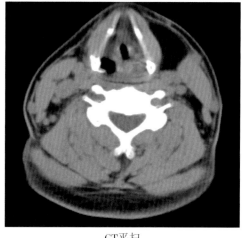 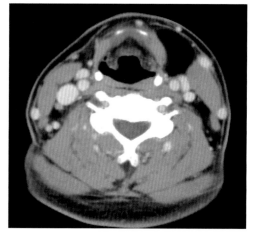

CT平扫　　　　　　　　　　　　　　　　　　CT增强

CT平扫示左侧甲状软骨外侧、胸锁乳突肌中段前方皮下组织内不规则异常密度影，CT值约-117HU，与皮下脂肪密度相仿，CT增强后无强化

图1-40　颈部脂肪瘤

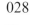

病例2 女，36岁，颈后部质软肿物6个月（图1-41）。

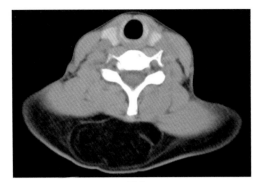

CT平扫

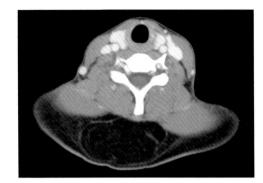

CT增强

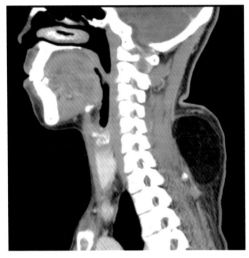

CT增强矢状位

CT平扫示颈后部皮下类圆形脂肪密度影，内见线条状分隔，周围绕线状完整包膜，CT增强后未见强化

图1-41 颈部脂肪瘤

【临床影像诊断要点】

1. 临床表现为颈部无痛性质软包块。

2. CT上肿块呈现均匀的脂肪密度而具有诊断特征性，内部纤维间隔纤细，非脂肪性软组织成分较少。

## 四、颈部恶性淋巴瘤

【概论】 颈部恶性淋巴瘤（cervical malignant lymphoma）为第2位头颈部恶性肿瘤，是发生于淋巴结或结外淋巴组织的非霍奇金淋巴瘤（图1-42）和霍奇金病（图1-43），以非霍奇金淋巴瘤最常见，多见于青壮年，临床通常表现为颈部无痛性包块。

CT表现为颈部多区域的多发淋巴结肿大，密度均匀，较少出现坏死，边界清楚，并可相互融合成较大肿块，增强后密度较均匀且强化不明显。若临床干预治疗后，肿大淋巴结常出现坏死。

【典型病例】

病例1 男，40岁，咽部不适2个月（图1-42）。

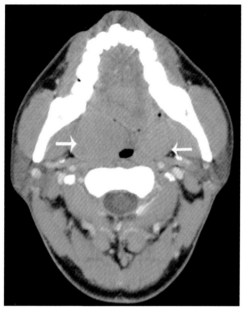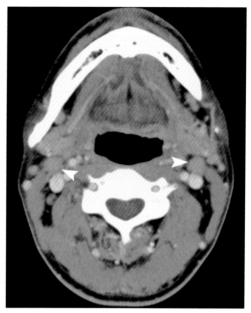

CT增强

　　CT增强示双侧腭扁桃体增大（↑），强化密度均匀，轮廓光整，相应咽腔明显变窄。双侧颈上部多发淋巴结肿大（△），强化密度均匀

**图1-42　颈部非霍奇金淋巴瘤**

病例2　男，18岁，颈部进行性肿大1年（图1-43）。

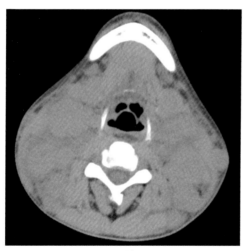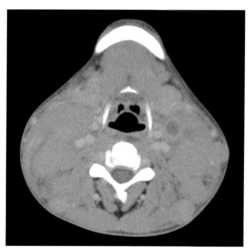

CT平扫　　　　　　　　　　　　　　　　　　CT增强

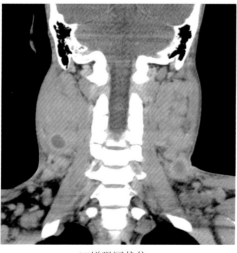

　　CT平扫示双侧颈部、双侧锁骨上、下区及双侧腋窝多发大小不等的肿大淋巴结，部分相互融合呈团块状，密度均匀；CT增强病变多呈均匀强化，少部分呈环形强化

**图1-43　颈部霍奇金病**

CT增强冠状位

**【临床影像诊断要点】**

1. 临床通常表现为颈部无痛性包块。

2. CT平扫表现为颈部单侧或双侧多发淋巴结增大并可融合成肿块，密度均匀，边界清楚，CT增强后均匀轻度强化。

## 五、颈部淋巴结转移瘤

**【概论】** 颈部淋巴结转移瘤（cervical lymphnode metastasis）常来自头颈部的鼻咽、口咽和喉等处的原发恶性肿瘤，多见于中老年人。值得注意的是，鼻咽癌引流转移的首站淋巴结常为咽后区淋巴结。

CT平扫表现为颈部单侧或双侧多发淋巴结增大，并可融合成肿块，密度不均匀，常伴有坏死，边界多不清；CT增强淋巴结不均匀较明显强化，中央坏死者呈环形强化（图1-44至图1-46）。

**【典型病例】**

病例1　男，62岁，进行性声嘶11个月（图1-44）。

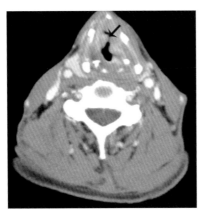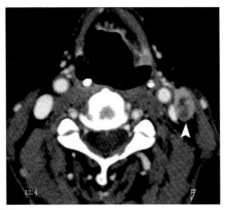

CT增强

CT增强示双侧声带明显增厚（↑），累及前联合，病灶不均匀强化。左侧胸锁乳突肌深面多个淋巴结肿大（△），CT增强呈环形强化

**图1-44　喉癌并淋巴结转移**

病例2　男，47岁，疑鼻咽癌就诊（图1-45）。

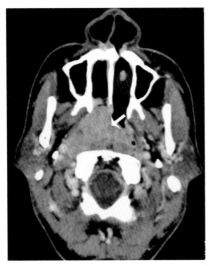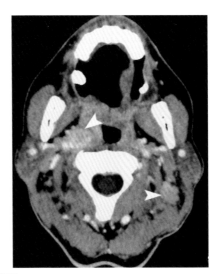

CT增强

CT增强示鼻咽腔形态失常，明显变窄、变形，双侧咽隐窝消失，局部软组织肿块形成（↑）。右侧咽后及左侧颈部多发肿大淋巴结（△），CT增强呈中度强化

**图1-45　鼻咽癌并淋巴结转移**

病例3　男，48岁，右颞部皮肤溃烂不愈合4个月（图1-46）。

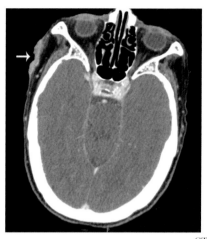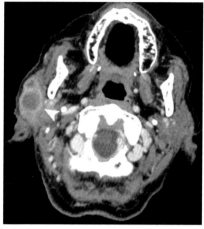

CT增强

CT增强示右颞部皮肤局部增厚（↑），病灶与皮下脂肪分界不清。右侧腮腺区及右侧颈动脉鞘区见多个环形强化的淋巴结（△），部分融合

**图1-46　右颞部皮肤鳞癌并颈淋巴结转移**

【临床影像诊断要点】

1. 多数患者头颈部有原发恶性肿瘤灶，此为诊断颈部淋巴结转移瘤的关键线索。

2. CT平扫为颈部单侧或双侧多发淋巴结增大，并可融合成肿块，边界不清；增强后不均匀较明显强化，中央坏死者呈环形强化。

## 六、颈动脉体瘤

【概论】　颈动脉体瘤（carotid body tumor）是发生于颈总动脉分叉处的化学感受器（颈动脉体）的富血供良性肿瘤。颈动脉体位于颈总动脉分叉处后方，借结缔组织连于动脉壁，为人体内最大的副神经节，平均径线约4mm。患者主要表现为颈部颈动脉三角区缓慢生长的无痛性肿物。

CT平扫表现为舌骨水平的颈总动脉分叉处软组织肿块，形态较规则，颈动脉和颈内静脉常受推压或包绕；CT增强后明显强化，肿块周围亦见较多的供血动脉和引流静脉。CT血管成像（CTA）示颈动脉分叉受肿瘤推压扩大，左颈内、外动脉分开呈"高脚杯征"。

Shamblin依据颈动脉体瘤体与颈动脉关系而分为三型：Ⅰ型位于颈总动脉分叉处外膜，未包绕颈动脉（图1-47）；Ⅱ型瘤体部分包绕颈动脉（图1-48）；Ⅲ型瘤体完全包绕颈动脉。

【典型病例】

病例1　女，39岁，发现右颈部肿物10个月（图1-47）。

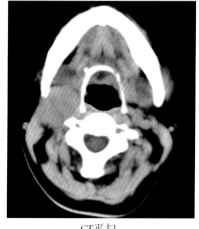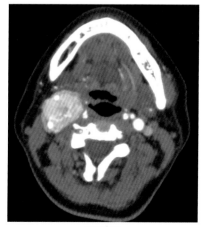

CT平扫　　　　　　　　　　　　　CT增强

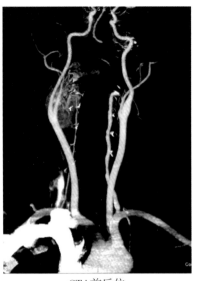
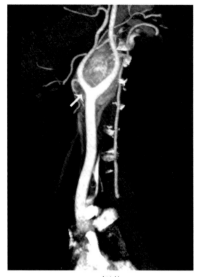

| CTA前后位 | CTA侧位 |

　　右侧颈总动脉分叉处类圆形软组织密度肿块影，边界清楚，CT平扫呈稍低密度影，密度均匀，CT值约48HU；CT增强后呈明显不均匀强化，肿块内及邻近见多发迂曲血管影。颈内、外动脉受推压间距明显增宽，分别向前后移位。CTA侧位示颈总动脉与分开的颈内、外动脉三者构成"高脚杯"征（↑）

**图1-47　颈动脉体瘤（Ⅰ型）**

　　病例2　男，37岁，左侧颈部肿物4个月，1年前曾行右颈动脉体瘤切除术（图1-48）。

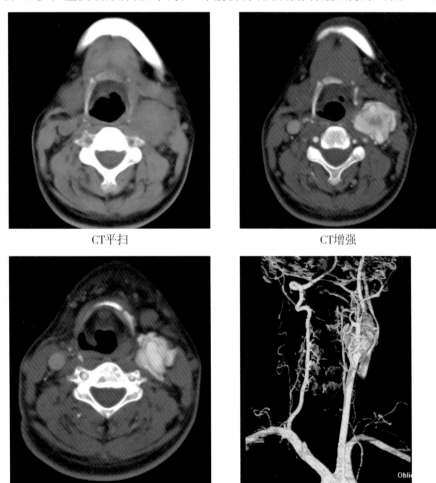

| CT平扫 | CT增强 |
| CT增强 | CTA增强斜位 |

　　左侧颈总动脉分叉处类圆形软组织肿块，边界清晰，CT平扫呈均匀等密度，CT增强后不均匀明显强化。肿块部分包绕颈总动脉末端，周围见多发血管影。颈内、外动脉距离加宽，颈静脉向外侧移位。CTA示肿块周围见较多的血管影

**图1-48　颈动脉体瘤（Ⅱ型）**

【临床影像诊断要点】

1. 临床主要表现为颈部颈动脉三角区缓慢生长的无痛性包块。

2. 颈总动脉分叉处的明显强化肿块，肿块内和（或）肿块周围增粗迂曲血管影，以及颈内外动脉被肿块分开呈"高脚杯征"是CT诊断的特征性表现。

# 第八节　颈部淋巴结感染

## 一、颈部淋巴结炎症

【概论】　颈部淋巴结炎症（cervical lymph node inflammation）常合并头颈部的咽、喉和扁桃体炎。急性淋巴结炎的炎症表现较明显，局部具有红肿热痛；慢性淋巴结炎症状轻微。

CT平扫表现为颈部单侧或双侧（以单侧多见）多个淋巴结增大，边界模糊不清。肿大淋巴结液化坏死形成脓腔时，中央区密度稍低于边缘区。CT增强后肿大淋巴结不同程度强化，形成脓腔者周围脓肿壁呈边缘环形强化，脓腔不强化（图1-49）。

【典型病例】

病例1　男，57岁，右颈部包块伴疼痛15天（图1-49）。

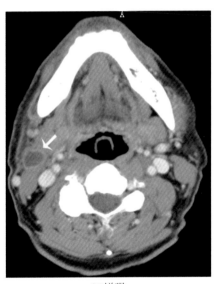 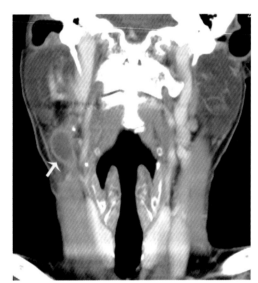

CT增强　　　　　　　　　　　　　　　　CT增强冠状位

CT增强示右侧胸锁乳突肌前外侧颌下腺后方类圆形环状强化影（↑），壁厚薄均匀，中央呈低密度，周围脂肪间隙密度增高

图1-49　颈部淋巴结炎症

【临床影像诊断要点】

1. 患者常表现为颈部疼痛性包块。

2. CT表现为淋巴结肿大，边界不清，液化坏死后形成脓腔。

3. 邻近头颈部器官炎症的存在有助于淋巴结炎的诊断。

## 二、颈部淋巴结结核

【概论】 颈部淋巴结结核（cervical lymph node tuberculosis）是常见的肺外结核感染部位，多见于儿童或青年。淋巴结结核在病理上表现为炎性渗出、增生和干酪样坏死，就诊时大多数淋巴结都伴有干酪样坏死。

CT平扫表现为颈部单侧或双侧（以单侧多见）多个淋巴结增大，边界多模糊不清，肿大淋巴结中央区密度稍低于边缘但高于液体密度，有时可见斑点状钙化灶。CT增强后多呈边缘性环形强化，中央区干酪样坏死不强化（图1-50、图1-51）。

【典型病例】

病例1　男，24岁，左颈部肿物2个月（图1-50）。

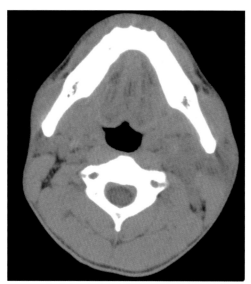
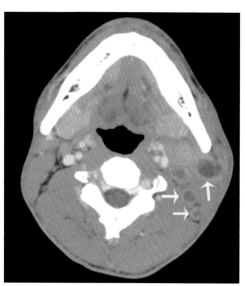

CT平扫　　　　　　　　　　　　　　　　　　CT增强

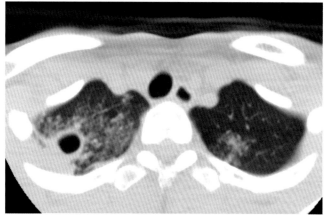

胸部CT平扫肺窗

CT平扫示左颈深部多发淋巴结肿大，密度不均匀，CT增强后呈边缘性环形强化（↑）。胸部CT平扫示左上肺片状模糊影，右上肺空洞性病变，空洞壁光滑，洞周斑片状模糊影

**图1-50　肺结核并颈部淋巴结结核**

病例2　女，73岁，发现右颈部肿物10天（图1-51）。

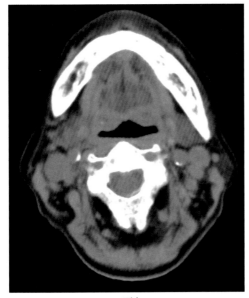

CT平扫

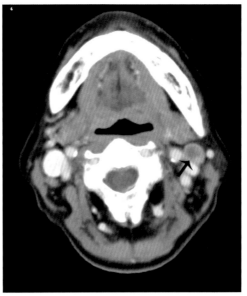
CT增强

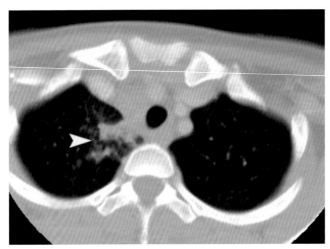
胸部CT平扫肺窗

　　CT平扫示右侧颈根部多发结节状低密度影，内见斑点状钙化影；CT增强呈边缘性强化，部分病灶融合，边缘不清楚。左侧颈动脉鞘外侧见一肿大淋巴结（↑），CT增强后环形强化。胸部CT平扫示右上肺片状高密度影（△），边界不清

图1-51　肺结核并颈部淋巴结结核

【临床影像诊断要点】

　　1. CT诊断要点在于颈部肿大淋巴结，边界多模糊不清，增强后呈边缘性环形强化，中央区干酪样坏死不强化。

　　2. 临床患者常伴有肺结核病史。

（高振华）

# 第二章
# 乳腺疾病放射诊断

## 第一节　乳腺放射学检查方法及正常表现

### 一、乳腺放射学检查方法

1. 乳腺X线摄影　乳腺X线摄影是检出早期乳腺癌及微小乳腺癌的最佳手段，乳腺X线摄影可以检出临床不能触及的乳腺癌。乳腺X线摄影检查常采用双侧乳腺同时摄片以利于对照观察，常规X线摄影投照体位包括乳腺内外斜位（mediolateral oblique，MLO）摄影及头尾位（craniocaudal，CC）摄影。当常规体位投照摄影发现可疑病灶时，可进行附加体位投照（内外侧位、外内侧位和腋尾位等），以及放大摄影和针对病灶的点压迫放大摄影来协助诊断。乳腺X线摄影检查需对乳房进行适度的压迫，这可能会加重月经期前及月经期乳房疼痛患者的痛苦程度，所以建议绝经期前的女性在月经结束后14天内进行乳腺X线摄影检查。随着乳腺X线摄影设备及技术的发展，乳腺断层摄影及乳腺三维摄影也将应用于临床。

2. 乳腺导管X线造影　在无菌条件下采用注射针将有机碘对比剂经溢液的乳孔注入乳腺导管内，封堵乳孔后对乳房进行X线摄影。常规摄影体位是乳腺侧位和头尾位。乳腺导管造影适应于所有分泌性溢液患者，包括血性、浆液性、黄色和清水样等溢液。急性炎症、哺乳期及碘造影剂过敏是乳腺导管造影的禁忌症。此外，乳腺导管造影过程中可同时将抽吸出的液体涂片进行细胞学检查。

### 二、乳腺正常放射学表现

1. 正常乳腺X线摄影表现　不同年龄阶段的正常女性乳腺X线摄影表现有所不同（图2-1至图2-5）。

例1　女，18岁（图2-1）。

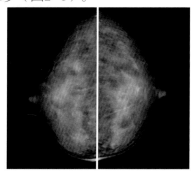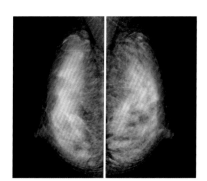

右乳CC　　　　左乳CC　　　　右乳MLO　　　　左乳MLO

双侧乳房致密而丰满，乳房内几乎完全是腺体，缺乏层次，皮下脂肪很薄，皮下脂肪呈弧线透亮带，乳晕密度比周围乳房皮肤密度高

图2-1　青春期正常乳腺

037

例2 女，17岁（图2-2）。

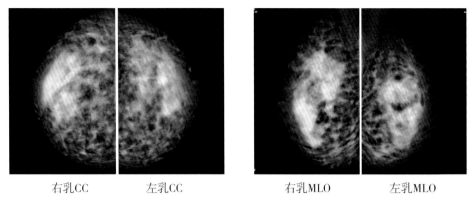

右乳CC　　　左乳CC　　　　　右乳MLO　　　左乳MLO

双侧乳房内几乎完全是腺体，缺乏层次，皮下脂肪很薄，皮下脂肪呈弧线透亮带，乳晕密度比周围乳房皮肤密度高，双侧乳腺不对称

**图2-2　青春期正常乳腺**

例3 女，30岁，哺乳期（图2-3）。

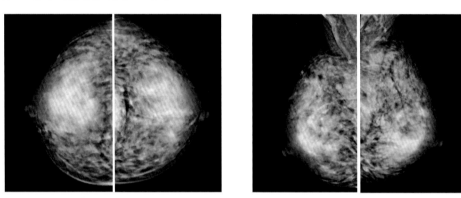

右乳CC　　　左乳CC　　　　　右乳MLO　　　左乳MLO

双侧乳腺小叶增生呈乳头状和团块状致密结节，Cooper韧带增粗，乳晕增厚致密

**图2-3　哺乳期正常乳腺**

例4 女，22岁，哺乳期（图2-4）。

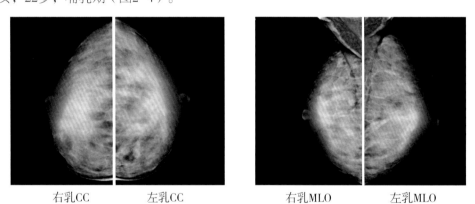

右乳CC　　　左乳CC　　　　　右乳MLO　　　左乳MLO　　　　左乳MLO

双侧乳腺小叶外形变模糊，X线呈磨玻璃状改变。乳腺腺体向外膨大，前缘波浪式凹凸不平，小叶增生呈乳头状和团块状致密结节，Cooper韧带增粗，乳晕增厚致密。（哺乳期8个月以后，泌乳量开始减少，小叶收缩，乳腺间质开始增多，至哺乳完全终止数月后，小叶和导管逐渐收缩，恢复正常状态）

**图2-4　哺乳期正常乳腺**

例5  女，63岁（图2-5）。

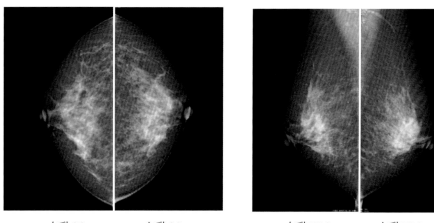

右乳CC        左乳CC            右乳MLO        左乳MLO

双侧乳房纤维腺体少，密度低，可见纤维腺体呈小梁条索结构，血管结构清晰

**图2-5  退化期正常乳腺**

成熟期乳腺内纤维腺体与脂肪构成比不同，ACR BI-RADS（美国放射学院乳腺影像报告与数据系统）将成熟期乳腺构成分为4型：①脂肪型（Ⅰ型）：乳腺内几乎全部为脂肪组织，纤维腺体组织比例＜25％（图2-6）；②散在腺体型（Ⅱ型）：乳腺内散在的纤维腺体组织占26％～50％（图2-7）；③不均匀致密型（Ⅲ型）：纤维腺体组织占51％～75％，乳腺内小的肿块可能被遮盖而不被发现（图2-8）；④高度致密型（Ⅳ型）：纤维腺体组织比例＞75％，乳腺X线摄影呈致密影（图2-9），使乳腺X线摄影显示病变的敏感性明显下降。

例6  女，80岁（图2-6）。

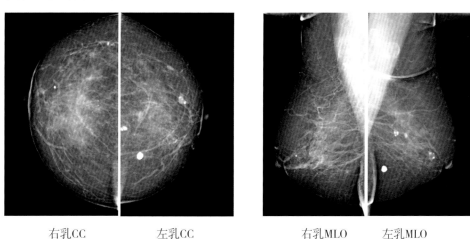

右乳CC        左乳CC            右乳MLO        左乳MLO

双侧脂肪型乳腺内纤维腺体＜25％，乳腺内见多发钙化灶

**图2-6  脂肪型乳腺**

例7  女，75岁（图2-7）。

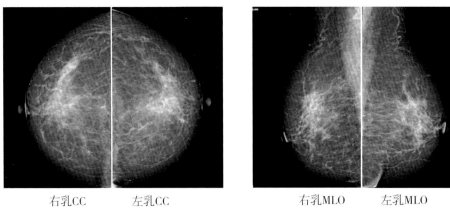

右乳CC　　　左乳CC　　　　　　右乳MLO　　　左乳MLO

双侧散在腺体型乳腺内纤维腺体占26%~50%

**图2-7　散在腺体型乳腺**

例8　女，21岁（图2-8）。

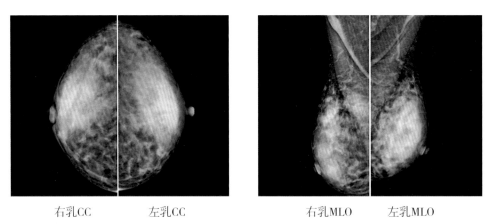

右乳CC　　　左乳CC　　　　　　右乳MLO　　　左乳MLO

双侧不均匀致密型乳腺内纤维腺体占51%~75%

**图2-8　不均匀致密型乳腺**

例9　女，34岁（图2-9）。

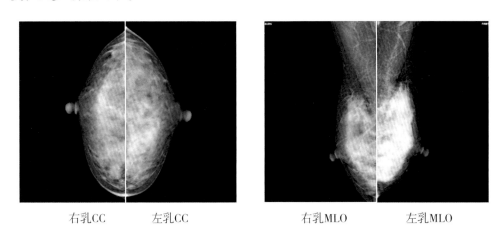

右乳CC　　　左乳CC　　　　　　右乳MLO　　　左乳MLO

双侧高度致密型乳腺内纤维腺体＞75%

**图2-9　高度致密型乳腺**

2. 正常乳腺导管X线造影表现 每侧乳腺大致有15～20支导管，正常导管每支主导管有3～4支分支导管和若干小分支导管与终末导管。导管管径由2～3mm逐渐变细，直至终末导管和小叶。导管萎缩后可能只显示分支导管或只显示主导管，所以导管X线造影可分为三型：①干型：主导管显影；②支干型：主导管和分支导管显影；③支叶型：主导管、分支导管、小分支导管和终末小叶腺泡全部显影（图2-10）。

例10 女，58岁（图2-10）。

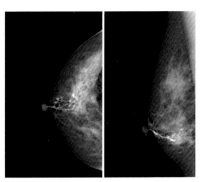

右乳CC　　　右乳侧位

右侧乳腺导管X线造影示本例为支叶型，主导管、分支导管、小分支导管和终末小叶腺泡全部显影

图2-10 正常乳腺导管X线造影

# 第二节 副乳腺病

【概论】 胚胎期在腋窝至腹股沟连线上形成6～8对乳房始基，出生时胸前一对发育成乳房，其余均退化，如未退化或退化不全即为副乳腺（mamma accessoria）。成年妇女的副乳腺在月经期、妊娠或哺乳期可胀痛，甚至分泌乳液。正常妇女中副乳腺肥大约占5%，有乳头和乳晕痕迹的不超过1%，好发于双侧腋下，少数在乳房下和后背。绝大多数副乳腺无泌乳功能，副乳腺X线摄影表现类似乳腺表现。

副乳腺可发生纤维囊性增生、纤维腺瘤、炎症和腺癌等疾病（图2-11至图2-15），以单纯性副乳腺脂肪增多常见，副乳腺癌较少见。副乳腺疾病与乳腺同种疾病的乳腺X线摄影表现相似。

【典型病例】

病例1 女，44岁，右侧腋窝肿胀疼痛（图2-11）。

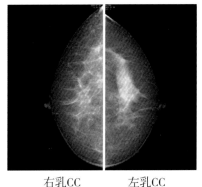 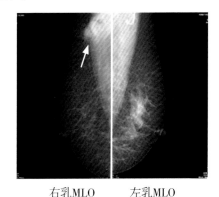

右乳CC　　　左乳CC　　　　　　右乳MLO　　　左乳MLO

右侧腋窝见致密团块影，边界不清楚（↑）。双乳散在分布少量腺体，内未见异常

图2-11 右副乳腺炎症

病例2 女，71岁，右侧腋窝肿块，活动度好（图2-12）。

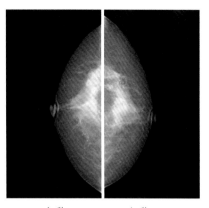

右乳CC　　　　左乳CC　　　　　右乳MLO　　　左乳MLO

右侧腋窝见圆形致密肿块影（↑），边缘光滑。双乳散在少量腺体，内未见异常

**图2-12　右副乳腺导管上皮乳头状增生**

病例3 女，49岁，体检（图2-13）。

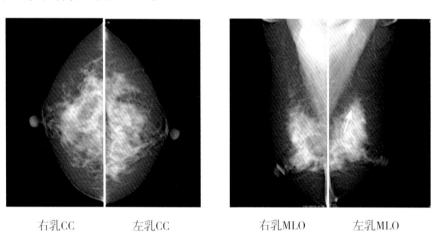

右乳CC　　　　左乳CC　　　　　右乳MLO　　　左乳MLO

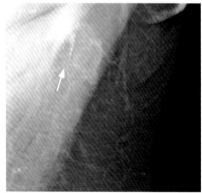

左乳副乳腺病变局部图像放大

左腋窝区副乳腺内多发细线样钙化（↑）。双乳不均匀致密型腺体，内未见异常

**图2-13　左副乳腺导管原位癌**

病例4 女，48岁，右侧腋窝包块、胀痛（图2-14）。

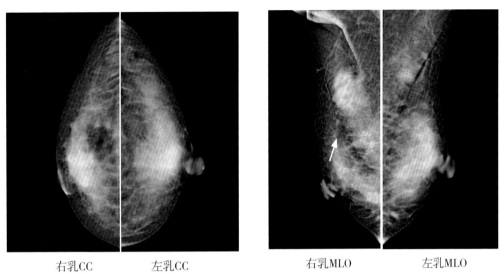

右乳CC　　　　左乳CC　　　　　　右乳MLO　　　　左乳MLO

右腋窝区副乳腺呈团块状致密影（↑），其密度和结构与乳腺组织相似。双乳不均匀致密型腺体，内未见异常

**图2-14　右副乳腺纤维囊性增生**

病例5　女，36岁，左侧腋窝小结节，活动好（图2-15）。

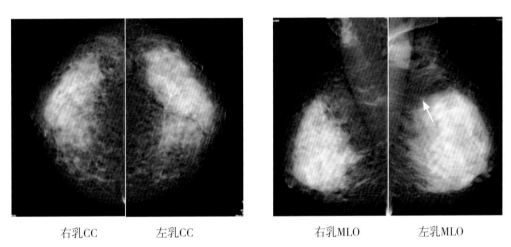

右乳CC　　　　左乳CC　　　　　　右乳MLO　　　　左乳MLO

　　左腋窝区肿块影（↑），呈分叶状，部分边界清楚，周围可见条索状乳腺组织。双乳不均匀致密型腺体，内未见异常

**图2-15　左副乳腺纤维腺瘤**

**【临床影像诊断要点】**

1. 腋窝区是副乳腺最常见的部位，副乳腺疾病的乳腺X线摄影表现与乳腺内病变相似。
2. 副乳腺病变的临床症状可与乳腺内病变相似。

# 第三节　急性乳腺炎和乳腺脓肿

　　**【概论】**　　急性乳腺炎（acute mastitis）是乳汁淤积和细菌侵入所致的乳腺急性化脓性感染，多见于产后哺乳妇女，尤多见于初产妇，常发生在产后3～4周。一般起初为蜂窝织炎，数天后可形成单房或多房性脓肿。急性乳腺炎患者大多有明确的感染史和临床症状。乳腺X线摄影、乳腺超声及乳腺MRI对急性乳腺炎及乳腺脓肿都具有诊断价值，以后两者诊断价值更高且易被患者接受。乳腺X线摄影由于需要压迫乳腺，多数急性乳腺炎患者因疼痛而较难配合。

急性乳腺炎X线摄影主要表现包括：①蜂窝织炎期：乳腺内液体及炎性细胞渗出，呈片状致密影或整个乳房的结构不清（图2-16）；②脓肿期：脓肿表现为乳房内圆形、椭圆形或花瓣形的肿块，多伴有清楚的包膜（图2-17）；③脓液被吸收后，可形成"气化"的空洞，X线表现为周边致密、中心透亮的圆形或椭圆形肿块，也可因广泛和多发透亮区而形成蜂窝状表现。另外，X线摄影还可见皮下水肿所致的皮肤增厚和皮下静脉扩张迂曲。

【典型病例】

病例1 女，29岁，双侧乳房多个结节并疼痛（图2-16）。

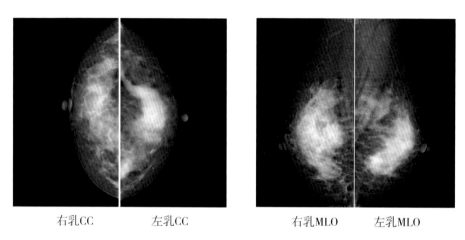

右乳CC　左乳CC　右乳MLO　左乳MLO

双乳结构欠清楚，呈毛玻璃状密度和边界不清的结节（↑）

**图2-16 双乳急性乳腺炎**

病例2 女，48岁，左乳内下象限疼痛（图2-17）。

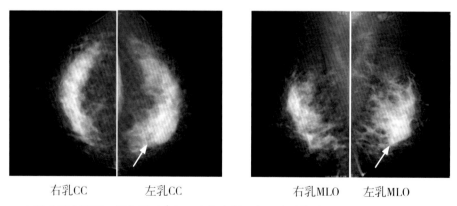

右乳CC　左乳CC　右乳MLO　左乳MLO

左乳内下象限见一肿块影（↑），边缘光滑，与正常腺体分界不清。右乳腺未见异常

**图2-17 双侧乳腺脓肿**

【临床影像诊断要点】

1. 临床表现为乳腺局部和全身感染的症状和体征：乳房胀痛、高热和实验室检查白细胞升高等。

2. 乳腺炎的蜂窝织炎期、脓肿期、脓肿吸收期的乳腺X线摄影表现有各自一定的特点，皮肤增厚、皮下静脉扩张迂曲是诊断乳腺炎的次要征象。

# 第四节　乳腺结核

【概论】　乳腺结核（tuberculosis of breast）是乳腺少见病，多继发于肺结核、肠结核或肠系膜淋巴结核，经血行传播至乳房，在乳腺内可形成一个或多个肉芽肿性结节，病理上由Langhans巨细胞组成。乳腺寒性脓肿破溃后形成一个或数个窦道或溃疡，分泌物呈稀薄的豆腐渣样，分泌物涂片可找到抗酸杆菌。患侧腋窝淋巴结可肿大，可有低热、盗汗、血沉加快等全身症状。

乳腺X线摄影缺乏特征性表现，急性期表现可与乳腺炎相似（图2-18）。寒性脓肿形成后表现为乳腺内边界清楚或模糊的肿块（图2-19），内可见细小模糊的钙化。

【典型病例】

病例1　女，30岁，左乳疼痛近1年（图2-18）。

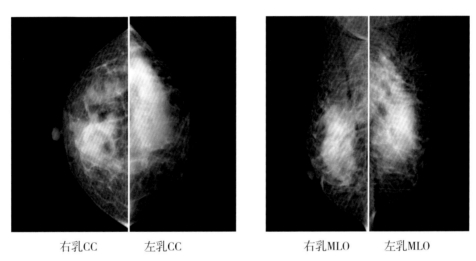

右乳CC　　　左乳CC　　　　　右乳MLO　　左乳MLO

左乳结构不清，呈片状无结构的致密影。右乳腺未见异常

**图2-18　左乳腺结核**

病例2　女，45岁，有肺结核史（图2-19）。

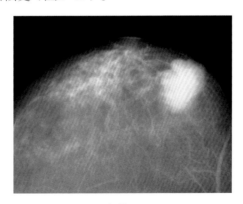

左乳CC

左乳外象限见一分叶状肿块，边界清楚（↑）

**图2-19　左乳腺结核伴寒性脓肿形成**

【临床影像诊断要点】

1. 患者常有肺结核、肠结核等结核病史，分泌物涂片可发现抗酸杆菌。

2. 乳腺X线摄影表现因病程不同而异：急性期病变表现为乳腺结构不清，呈片状密度增高。结核性肉芽肿或寒性脓肿表现为乳腺内肿块，内可见钙化。

# 第五节　男性乳房发育症

【概论】　男性乳房发育症（gynecomastia）又称男性乳腺女性化，是男性患者内分泌失调或其他器质性疾病引起的一种最常见的男性乳腺疾病，组织学上乳腺实质增加，腺泡形成，导管发育，周围的脂肪和纤维组织伴随增生。临床上乳腺内可触及包块。

乳腺X线摄影表现为以乳晕为中心的半圆形乳房膨隆，内见数量不一的纤维腺体组织，呈条索状或致密片影（图2-20）。男性乳腺发育症也可发生纤维囊性乳腺病、炎症或肿瘤（图2-21）。

【典型病例】

病例1　男，39岁，双侧乳房增大2个月，触诊双乳柔软，未及肿块（图2-20）。

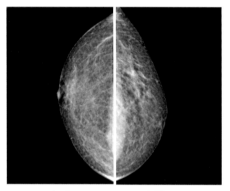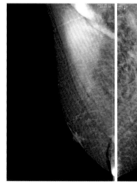

右乳CC　　　　左乳CC　　　　　　右乳MLO　　　左乳MLO

双侧乳房膨隆，内以脂肪为主，见少量条索网格状纤维腺体组织

**图2-20　双侧男性乳房发育症**

病例2　男，59岁，双乳肿大1年，左乳触及包块（图2-21）。

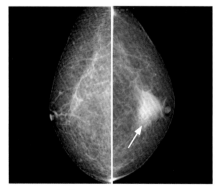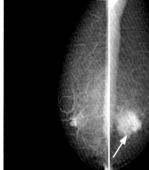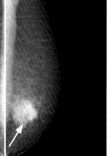

右乳CC　　　　左乳CC　　　　　　右乳MLO　　　左乳MLO

双乳膨大，内以脂肪为主。左乳见一团块状致密影，边界清楚（↑）。右乳见条索状纤维腺体组织

**图2-21　双侧男性乳房发育症伴左乳腺腺瘤**

【临床影像诊断要点】

1. 男性单侧或双侧乳房增大，乳房柔软，可触及包块。

2. 乳腺X线摄影表现为双乳或单乳增大，乳腺内多以脂肪为主，内见少量纤维腺体组织。

# 第六节 乳腺囊性增生症

【概论】 乳腺囊性增生症（breast cystic hyperplasia）简称乳腺病（mastopathy），是女性激素代谢紊乱引起的乳腺实质的良性增生，常见于中年妇女。乳腺囊性增生症病理可表现为：腺管周围增生并伴有囊肿形成，或腺管内乳头状增生并可伴乳管囊性扩张，或小叶实质的乳管及腺泡上皮增生。

乳腺X线摄影表现为乳腺弥漫性密度增高或局部不对称密度增高，与正常组织分界不清（图2-22）。多发囊变时纤维腺体可呈网状或蜂窝样改变（图2-23）。乳腺内可见单发或多发增生性结节（图2-24），边缘多与正常腺体分界不清。

【典型病例】

病例1 女，37岁，双乳疼痛，月经期前明显（图2-22）。

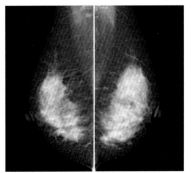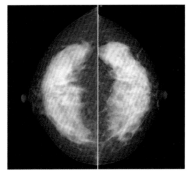

右乳CC　　左乳CC　　　　右乳MLO　　左乳MLO

双乳纤维腺体片状密度增高，未见肿块

**图2-22 双侧乳腺囊性增生症**

病例2 女，42岁，乳房胀痛，月经期前明显（图2-23）。

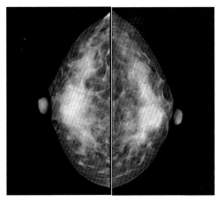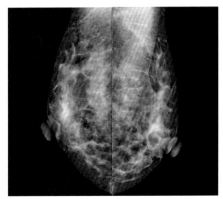

右乳CC　　　左乳CC　　　　右乳MLO　　左乳MLO

双乳纤维腺体呈蜂窝状X线表现

**图2-23 双侧乳腺囊性增生症**

病例3　女，47岁，左乳外下方触及质韧结节（图2-24）。

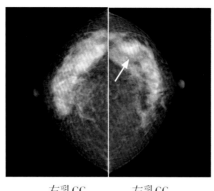

右乳CC　　　左乳CC

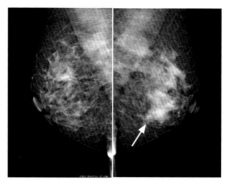

右乳MLO　　　左乳MLO

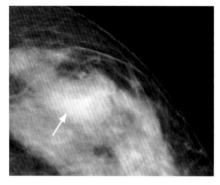

左乳病变局部放大图像

左乳腺体密度较对侧高，外下象限见一分叶状结节（↑），边界欠清，未见钙化。左乳外下结节切除活检病理示乳腺纤维囊性增生结节。右乳腺未见异常

**图2-24　左乳腺囊性增生症**

**【临床影像诊断要点】**

1. 临床表现为中年妇女单乳或双乳胀痛，乳房疼痛多与月经周期有关，常在月经期前疼痛加重，月经来潮后减轻或消失，个别患者整个月经周期都有乳房疼痛。

2. 乳腺X线摄影表现为乳腺弥漫性或局部密度增高或呈蜂窝样改变，内可见单发或多发结节，结节边缘多与正常腺体分界不清。

# 第七节　乳腺导管内乳头状瘤

**【概论】**　乳腺导管内乳头状瘤（breast intraductal papilloma）是发生于乳腺导管内的良性肿瘤，常见于经产妇，以40~50岁多见。75%发生于大乳管近乳头的壶腹部，肿瘤很小易出血。发生于中小乳管的乳头状瘤常位于乳房周围部。患者常因乳头溢液而被发现，肿瘤小而常不能被触及。

乳腺X线摄影不能准确地诊断乳腺导管内乳头状瘤，临床常借助乳腺导管X线造影、纤维导管内镜或超声进行诊断。乳腺X线摄影常表现乳晕区或腺体深部近脂肪区的结节，边界较清楚（图2-25、图2-26）。乳腺导管X线造影可见导管内杯口状压迹，见单发或多发圆形充盈缺损，亦伴有乳腺导管的扩张。

**【典型病例】**

病例1　女，45岁，右侧乳头血性溢液，触诊阴性（图2-25）。

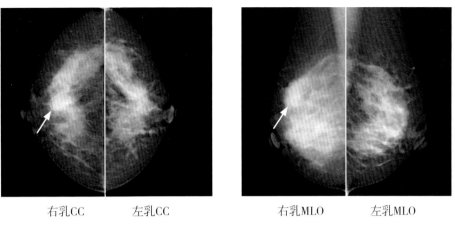

右乳CC　　左乳CC　　　　右乳MLO　　左乳MLO

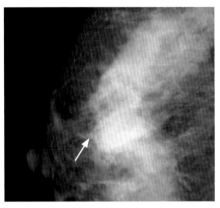

右乳病变局部放大图像

右乳外上象限见一结节，边界欠清（↑）。左乳腺未见异常

**图2-25　右乳导管内乳头状瘤**

病例2　女，44岁，左乳血性溢液，左乳内象限触及结节（图2-26）。

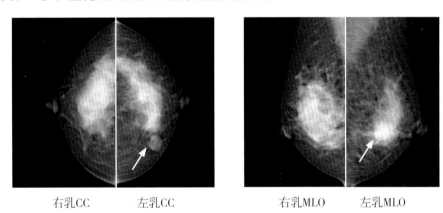

右乳CC　　　左乳CC　　　　右乳MLO　　左乳MLO

左乳内象限见一圆形结节，边缘光滑清楚（↑）。右乳腺未见异常

**图2-26　左乳导管内乳头状瘤**

【临床影像诊断要点】

1. 血性、暗棕色或黄色乳头溢液是提示导管内乳头状瘤的最常见症状。大乳管乳头状瘤可在乳晕区扪及小结节，挤压乳头可溢出血性液体。

2. 乳腺X线摄影表现为乳腺内结节，边界较清楚。

# 第八节 乳腺纤维腺瘤

【概论】 乳腺纤维腺瘤（bresat fibroadenoma）是雌激素导致小叶内纤维细胞异常增生而形成的良性肿瘤，好发年龄为20～25岁，其次为15～20岁和25～30岁。75%为单发，少数多发。除触及乳腺内质韧可推动的肿块外，患者常无明显自觉症状。

乳腺X线摄影表现为乳腺内单发或多发的圆形结节或肿块（图2-27），边界清楚，边缘光滑，周围腺体结构无变形。部分瘤体内可见粗大的"爆米花"样钙化（图2-28、图2-29）。

【典型病例】

病例1 女，47岁，右乳触及活动性结节（图2-27）。

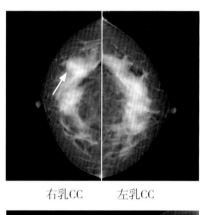

右乳CC　　左乳CC

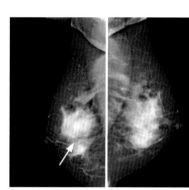

右乳MLO　　左乳MLO

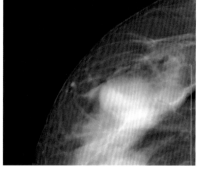

右乳病变局部放大图像

右乳外上象限见一圆形结节，边缘光滑清楚（↑）。左乳腺未见异常

**图2-27　右乳腺纤维腺瘤**

病例2 女，39岁，左乳质韧肿块，活动度良好（图2-28）。

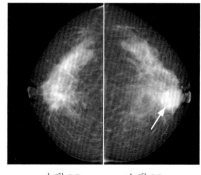

右乳CC　　左乳CC

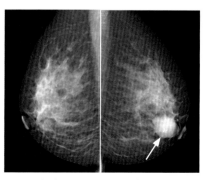

右乳MLO　　左乳MLO

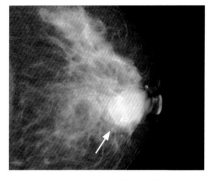

左乳头后见一圆形结节，边缘光滑清楚，内见斑片状致密钙化（↑）。右乳腺未见异常

**图2-28 左乳腺纤维腺瘤**

左乳病变局部放大图像

病例3　女，59岁，左乳肿块4年，无明显增大（图2-29）。

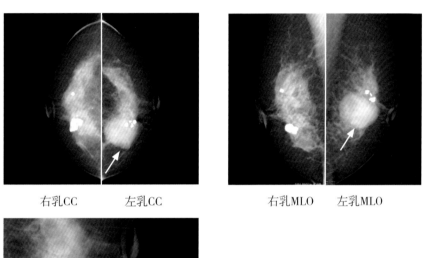

右乳CC　　　左乳CC　　　　　右乳MLO　　　左乳MLO

左乳病变局部放大图像

左乳内见一不规则形肿块（↑），边缘清楚光滑，内见"爆米花"样钙化。右乳见多发大片致密钙化

**图2-29 左乳腺纤维腺瘤**

**【临床影像诊断要点】**

1. 临床表现为年轻女性或青春期少女乳房单发或多发的无症状性包块，质韧，易推动，与月经周期无相关性。

2. 乳腺X线摄影表现为乳腺单发或多发的圆形结节或肿块，边界清楚，边缘光滑，内可见粗大的"爆米花"样钙化。

# 第九节　乳腺叶状囊肉瘤

【概论】　乳腺叶状肿瘤是以良性上皮成分和富于细胞的间质成分组成，因其大体标本上常出现裂隙又称为分叶状肿瘤，按其间质成分、细胞分化程度分为良性和恶性肿瘤，恶性者称为叶状囊肉瘤（breast cystosarcoma phyllodes）。临床常见于50岁以上妇女，乳房内常可触及较大包块，质韧，皮肤表面可见静脉扩张。腋窝淋巴结转移很少见。

乳腺X线摄影表现为乳腺分叶状肿块（图2-30），边界清楚。多数肿块较大，密度较高，肿瘤内及肿瘤周围钙化较少见，这与乳腺癌X线表现有所不同。

【典型病例】

病例　女，57岁，右乳肿块，位置固定（图2-30）。

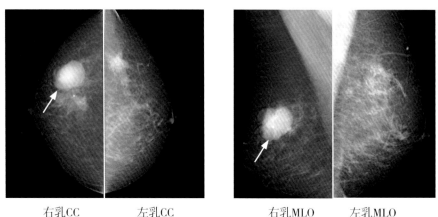

右乳CC　　　左乳CC　　　　　右乳MLO　　　左乳MLO

右乳外上象限见一分叶状肿块，密度均匀，边界清楚（↑）。左乳腺未见异常

图2-30　右乳腺叶状囊肉瘤

【临床影像诊断要点】

1. 临床常表现为50岁以上女性乳腺内较大的质韧包块。
2. 乳腺X线摄影表现为乳腺分叶状肿块，边界清楚，缺乏诊断特征性表现。

# 第十节　乳　腺　癌

【概论】　乳腺癌（breast carcinoma）是发生于乳腺小叶和导管内的恶性肿瘤，根据肿瘤是否突破基底膜而分为原位癌（carcinoma in situ）（图2-31）、导管原位癌并早期浸润性癌（图2-32）和浸润性癌（invasive carcinoma）（图2-33）。乳腺X线摄影是目前国际上公认的乳腺癌检出率最高的手段，乳腺X线摄影不但可以对临床期肿瘤作出明确诊断，也可早期发现微小癌和原位癌。乳腺X线摄影的局限性在于对腺体量多和乳腺致密的患者易遗漏微小病灶，尤其是小肿块。我国妇女80%以上的乳腺为不均匀致密型或致密型乳腺，所以必须重视乳腺X线摄影与乳腺超声联合应用，以提高乳腺癌的早期检出率。

乳腺X线摄影最常见的征象为乳腺肿块和"恶性"钙化。乳腺内肿块多为分叶状或不规则形，边缘有毛刺，与正常腺体分界不清（图2-34至图2-36），肿块内及肿块周围可有钙化。细小钙化、多形性钙化、细线分支样钙化或无定形模糊钙化可高度提示为乳腺癌中的"恶性"钙化（图2-33、图2-37）。乳腺结构扭曲（图2-38）及局部结构不对称（包括局部密度或形态的不对称）（图2-39）是乳腺癌相对少见的征象，二者由于常是早期表现且易被漏诊，所以临床更应引起重视。

美国放射学院乳腺影像报告与数据系统（ACR BI-RADS$^R$）是在国际上被广泛接受和应用的乳腺诊断报告系统，目前国内大多数乳腺放射医师也尽力依照此系统进行乳腺X线摄影诊断报告。据此系统，诊断报告应将乳腺X线检查进行BI-RADS 评估分级，包括0级（需要进一步影像学评估）和1～6级。BI-RADS 1级为阴性；BI-RADS 2级为良性改变；BI-RADS 3级为良性病变可能性大（恶性的可能性<2%），建议6个月复查，直至认为病变稳定；BI-RADS 4级为可疑恶性病变，应当考虑活检；BI-RADS 5级倾向诊断为恶性病变。

【典型病例】

病例1　女，40岁，体检（图2-31）。

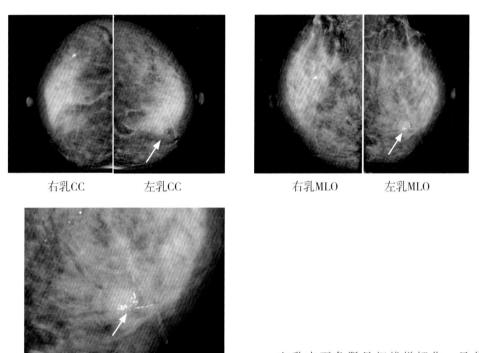

右乳CC　　左乳CC　　　　　右乳MLO　　左乳MLO

左乳病变局部放大图像

左乳内下象限见细线样钙化，呈分支状分布（↑）。右乳腺未见异常

图2-31　左乳腺原位癌

病例2　女，38岁，体检（图2-32）。

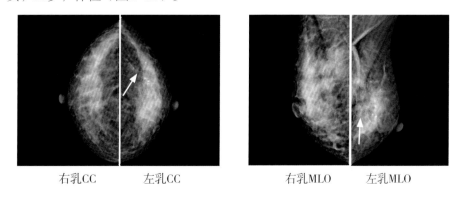

右乳CC　　左乳CC　　　　　右乳MLO　　左乳MLO

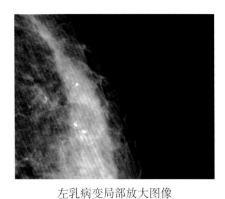

左乳病变局部放大图像

左乳外上象限见多簇多形性钙化，深部钙化处结构扭曲（↑）。右乳腺未见异常

**图2-32 左乳腺导管内癌伴部分浸润周围间质**

病例3 女，44岁，右乳质硬肿块（图2-33）。

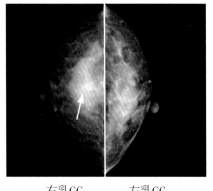

右乳CC　　左乳CC

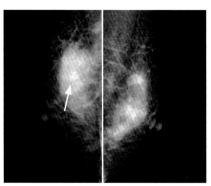

右乳MLO　　左乳MLO

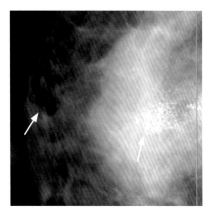

左乳病变局部放大图像

右乳上象限见多发细小、无定形钙化呈簇样分布，周围腺体致密（↑）。左乳腺未见异常

**图2-33 右乳浸润性乳腺癌**

病例4 女，55岁，左乳质硬肿块，活动度差（图2-34）。

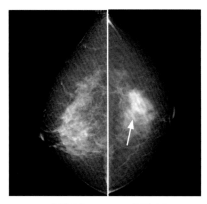

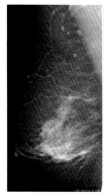

右乳CC　　左乳CC　　　　　　右乳MLO　　左乳MLO
左乳外上象限见一不规则形肿块，边缘呈"蟹足"状浸润（↑）。右乳腺未见异常

**图2-34 左乳浸润性乳腺癌**

病例5　女，54岁，右乳肿块（图2-35）。

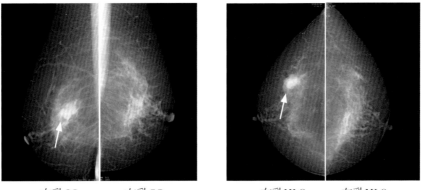

右乳CC　　　左乳CC　　　　　右乳MLO　　　左乳MLO

右乳外上象限见一分叶状肿块，边界清楚（↑）。左乳腺未见异常

**图2-35　右乳浸润性导管癌**

病例6　女，71岁，左乳肿块（图2-36）。

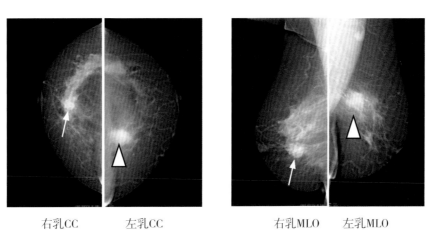

右乳CC　　　左乳CC　　　　　右乳MLO　　　左乳MLO

右乳下象限（↑）及左乳内上象限（△）各见一不规则形肿块

**图2-36　双乳浸润性导管癌**

病例7　女，53岁，左乳肿块，活动差，左侧腋窝肿块（图2-37）。

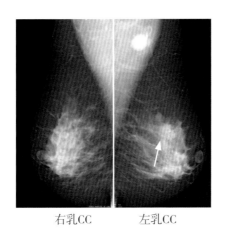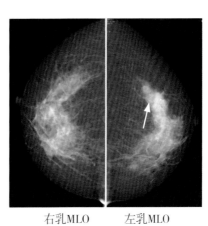

右乳CC　　　左乳CC　　　　　右乳MLO　　　左乳MLO

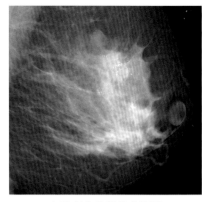

左乳病变局部放大图像

左乳外上象限见一不规则形肿块，边界清楚，内见多形性钙化（↑）。左侧腋窝淋巴结肿大。右乳腺未见异常

**图2-37　左乳浸润性乳腺癌**

病例8　女，45岁，左乳肿块（图2-38）。

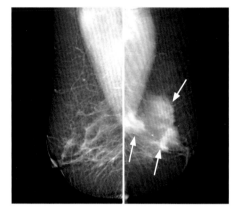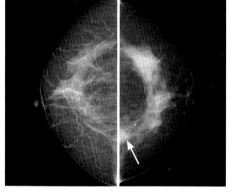

右乳CC　　　左乳CC　　　　　右乳MLO　　　左乳MLO

左乳见多个不规则形结节或结构扭曲（↑）。右乳腺未见异常

**图2-38　左乳多灶性浸润性乳腺癌**

病例9　女，65岁，体检（图2-39）

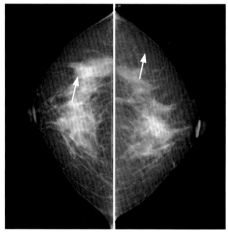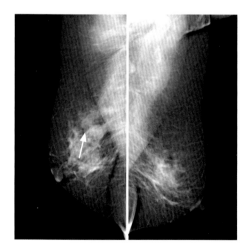

右乳CC　　　　左乳CC　　　　　右乳MLO　　　左乳MLO

右乳外上象限见一圆形结构不对称影（↑）。左乳腺未见异常

**图2-39　右乳浸润性小叶癌**

**【临床影像诊断要点】**

1. 多数患者因乳房肿块而就诊。较晚期乳腺癌患者的乳房局部隆起，出现皮肤凹陷、乳晕增厚、乳头凹陷、乳头溢液或乳头糜烂等体征。

2. 乳腺X线摄影最有诊断意义的征象主要包括乳腺内肿块和"恶性"钙化、乳腺结构局部扭曲或局部结构不对称也是乳腺癌早期少见的X线表现。

（张小玲）

# 第三章
# 食管-胃结合部疾病放射诊断

## 第一节　食管-胃结合部放射学检查方法及正常表现

### 一、食管-胃结合部放射学检查方法

1. X线平片　腹部平片可观察食管和胃内气体影和高密度影（如高密度异物影），腹部立位片上可见含气胃底影，即胃泡影。部分胃底贲门癌肿块在透亮胃泡的衬托下可显示。

2. X线钡餐造影　借助口服阳性对比剂（医用硫酸钡混悬液或碘对比剂）观察食管、胃底和贲门的形态和功能，用于食管-胃结合部病变的诊断。

3. CT　观察食管下段、胃底和贲门病变累及消化腔壁及其壁外周围结构情况。

### 二、食管-胃结合部正常放射学表现

1. 正常X线平片表现　腹部立位X线平片上可见含气胃底透亮影，即胃泡影（图3-1），卧位时胃内气体随体位改变而显示胃体轮廓。胃泡内可见气液平面（图3-2）。

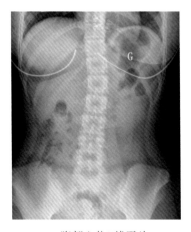
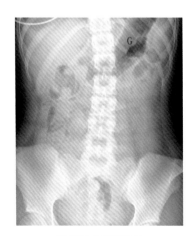
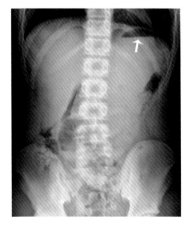

腹部立位X线平片　　　　　　腹部卧位X线平片　　　　　图3-2　腹部立位X线平片胃底正
图3-1　腹部立卧位X线平片胃底正常表现：G-胃泡　　　　常表现：胃泡内见气液
平面（↑）

2. 正常X线钡餐造影表现　X线钡餐透视下，深吸气时食管裂孔收缩而引起膈上方食管内钡剂暂时性停留，食管管腔一过性扩张，于呼气时消失的生理现象，此食管一过性扩张段称为膈壶腹。食管

与胃过渡区称为胃食管前庭段，具有防止胃内容物反流的功能，此处管壁均匀较厚，外缘清晰，管腔处于关闭状态。正常情况下，食管左侧壁与胃底形成锐角，称为食管胃底角（图3-3）。

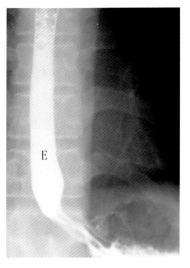
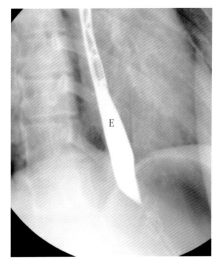

食管下段前后立位            食管下段左后斜立位

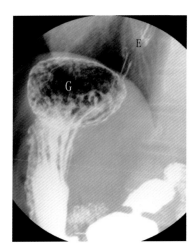
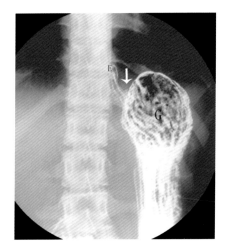

胃底右前斜卧位            胃底前后立位

E-食管；G-胃底；食管胃底角（↑）

**图3-3 食管-胃结合部X线钡餐造影正常表现（不同投照体位）**

3. 正常CT表现　胃底部壁厚薄均匀，外缘清晰，其胃壁厚度因胃内对比剂量充盈扩张程度不同而异，胃底腔内常有气液平面。胃底左后方为脾，右前方为肝左叶，内后侧为左膈脚。增强扫描后食管-胃结合部管壁轻度均匀强化（图3-4、图3-5）。

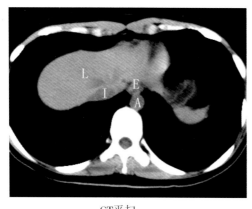 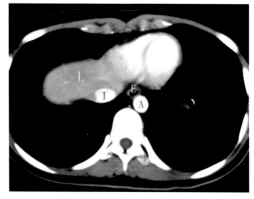

| CT平扫 | CT增强动脉期 |

E-食管；A-主动脉；L-肝脏；I-下腔静脉

图3-4　食管下端层面CT平扫及增强正常表现

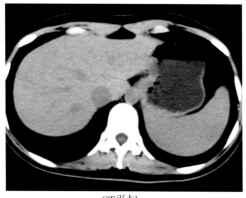 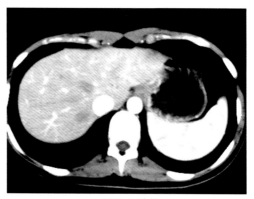

| CT平扫 | CT增强动脉期 |

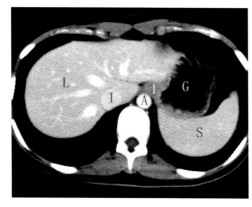 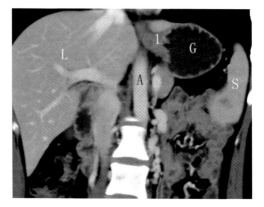

| CT增强门静脉期 | CT增强门静脉期冠状位 |

I-贲门；G-胃底；A-主动脉；L-肝脏；S-脾脏；I-下腔静脉

图3-5　贲门-胃底层面CT平扫及增强正常表现

# 第二节　食管-胃底静脉曲张

【概论】　食管-胃底静脉曲张（varice of esophagus and gastric fundus）是指食管-胃底黏膜下、肌层内、浆膜下或壁外静脉的迂曲扩张，主要由肝硬化引起门脉高压、门体静脉侧支循环开放所致。成人患者常见于肝炎或酒精性肝硬化，小儿患者常见于先天性胆管闭锁引起的胆汁淤积性肝硬化。随着静脉曲张程度的加重，食管受累范围自下而上逐渐增大。X线钡餐造影检查是诊断食管-胃底黏膜下静脉曲张的首选方法。食管-胃底静脉曲张依据食管受累的上下范围大小不同分为轻度（局限于食管下段和胃底）（图3-6）、中度（食管中下段受累）（图3-7）和重度（食管近全长受累）（图3-8）。

病变早期时黏膜下静脉曲张不明显，为降低食管张力对轻度静脉曲张的显示，在X线钡餐检查中宜采用半卧体位口服钡剂法透视观察。X线钡餐造影表现为黏膜增宽呈串珠状或蚯蚓状充盈缺损，管壁柔软，舒张度良好，管腔边缘不光滑。食管静脉曲张依据食管受累的范围不同而进行分度。

CT平扫表现为食管和胃底周围出现多发结节状、条状软组织密度影；CT增强食管和胃底壁内曲张静脉明显强化呈蚯蚓状，黏膜下曲张静脉突向管腔，食管、胃底周围静脉呈葡萄样扩张的血管团（图3-9）。

**【典型病例】**

病例1　男，3岁，腹胀、肝脾肿大3年，患有先天性胆管闭锁（图3-6）。

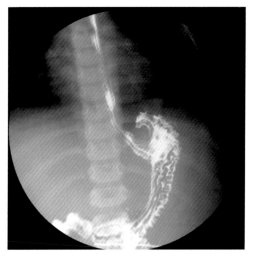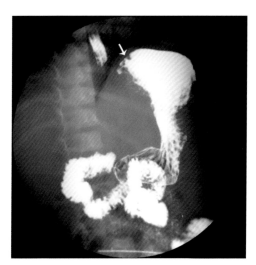

胃底X线钡餐造影黏膜像　　　　　　　　　胃底X线钡餐造影充盈像

食管下段、贲门-胃底黏膜增粗（↑），未见中断破坏，蠕动良好

**图3-6　食管-胃底静脉曲张（轻度）**

病例2　男，49岁，乙肝肝硬化3年（图3-7）。

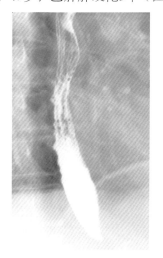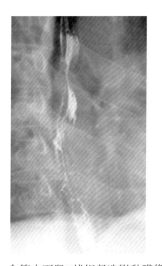

A. 食管中下段X线钡餐造影充盈像　　　　　　B. 食管中下段X线钡餐造影黏膜像

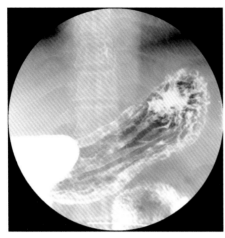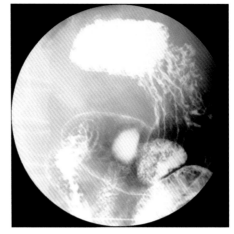

C. 胃底X线钡餐造影黏膜像　　　　　　　D. 胃底X线钡餐造影充盈像

　　食管中下段轻度扩张，管壁不光整，边缘毛糙，黏膜明显增粗、迂曲，未见中断破坏（图A、图B）。胃底部轮廓呈齿状不光整，黏膜增粗，见多发蚯蚓状充盈缺损影（图C、图D）

**图3-7　食管-胃底静脉曲张（中度）**

　　病例3　男，48岁，乙型肝炎20余年，10年前诊断为肝硬化，黑便呕血2次（图3-8）。

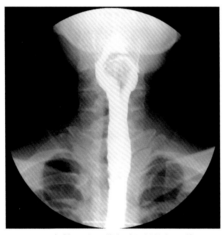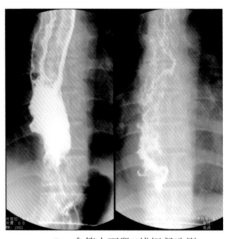

A. 食管上段X线钡餐造影充盈像　　　　　　B. 食管中下段X线钡餐造影

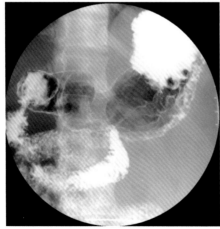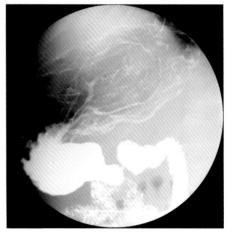

C. 胃底X线钡餐造影充盈像　　　　　　　D. 胃底X线钡餐造影黏膜像

　　食管上段（图A）、中下段（图B）至胃底-贲门区（图C、图D）管壁轮廓不光滑，凹凸不平，黏膜明显增粗呈串珠状改变，食管壁柔软

**图3-8　食管-胃底静脉曲张（重度）**

病例4　男，38岁，肝硬化脾切除术后7年，近期呕血2次（图3-9）。

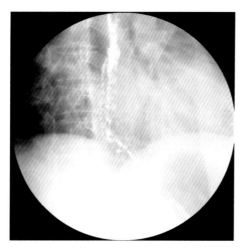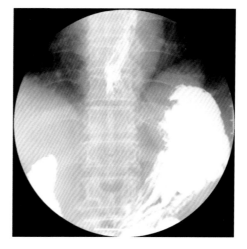

A. 食管下段X线钡餐造影黏膜像　　　　　B. 胃底X线钡餐造影充盈像

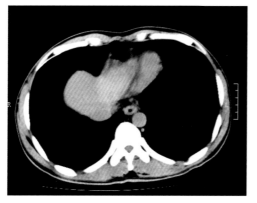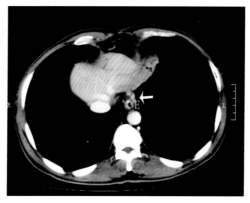

C. 食管下段CT平扫　　　　　D. 与图C同一层面的CT增强

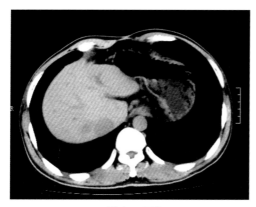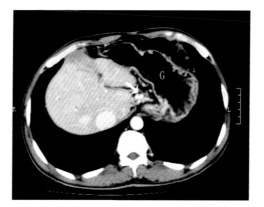

E. 胃底CT平扫　　　　　F. 与图E同一层面的CT增强

X线钡餐造影示食管全段、胃底贲门区管壁轮廓不光滑，凹凸不平，黏膜增粗。CT平扫示食管和胃底周围多发结节状、条状软组织密度影，CT增强示食管（E）和胃底（G）黏膜下及其周围血管增粗、迂曲且明显强化（↑）

**图3-9　食管-胃底静脉曲张（重度）**

【临床影像诊断要点】

1. 临床大多数具有肝硬化门脉高压病史。

2. X线钡餐造影表现为食管静脉曲张的食管壁柔软，舒张度良好，管腔不窄，借此不难区别于食管癌。

3. 增强CT可清楚显示病变中晚期食管和胃底壁内及其壁旁的曲张静脉。

# 第三节　食管裂孔疝

【概论】　食管裂孔疝（herniation of esophagus）是指胃底部分或全部通过膈的食管裂孔向上疝入胸腔，多见于中老年人，根据膈上胃底疝囊能否自行回复到膈下而分为可回复性裂孔疝（图3-10、图3-11）和不可回复性裂孔疝（图3-12）两型。

X线钡餐造影检查是本病诊断首选的检查方法，表现为膈上疝囊影，内见胃底黏膜；透视下动态观察膈上胃底疝囊能否随患者体位和腹内压的变化而自行回复到膈下而进行分型诊断。此外，根据胃疝囊与食管的关系，食管裂孔疝又可分为短食管型和食管旁型。前者食管较短，食管-胃结合部位于膈上（图3-13）；后者食管-胃结合部位于膈下，胃底经食管旁侧疝入膈上。

CT检查，尤其多方位重组CT图像亦可协助诊断本病。CT表现为膈上囊状软组织肿块，CT增强后内见胃黏膜，并经膈肌食管裂孔与膈下胃相通。

【典型病例】

病例1　男，66岁，吞咽不适，以餐后明显1年（图3-10）。

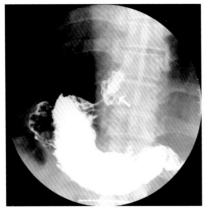

X线钡餐造影（卧位）　　　　　　　　　X线钡餐造影（立位）
患者卧位时部分胃底黏膜（↑）移至膈上；立位时疝入膈上的胃底黏膜回复至膈下

**图3-10　食管裂孔疝（可回复性）**

病例2　女，63岁，餐后嗳气、反酸2年（图3-11）。

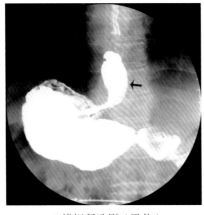

X线钡餐造影（卧位）　　　　　　　　　X线钡餐造影（立位）
患者取俯卧头低脚高位并做Valsalva动作，见部分胃底黏膜通过食管裂孔疝入胸腔（↑）；立位时进膈上疝囊回入膈下腹腔

**图3-11　食管裂孔疝（可回复性）**

病例3　女，69岁，饱食后胸骨后疼痛不适1年（图3-12）。

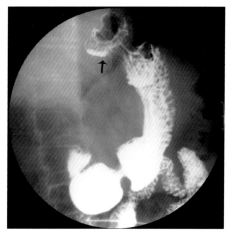
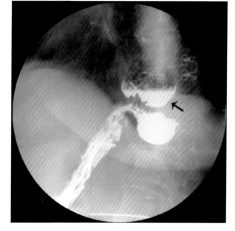

X线钡餐造影（卧位）　　　　　　　　X线钡餐造影（立位）

部分胃底通过食管裂孔向上疝入胸腔内，患者立卧位时膈上疝囊（↑）的大小及形态未见变化

**图3-12　食管裂孔疝（不可回复性）**

病例4　女，3岁，餐后呕吐进行性加重1年（图3-13）。

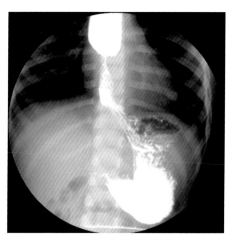
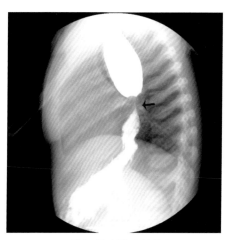

X线钡餐造影（立位）　　　　　　　　X线钡餐造影（侧位）

食管充盈显影，管腔明显扩张，内见少量潴留液，食管长度较短，贲门位于膈肌上方（约平胸6椎体下缘水平），钡剂于贲门处通过受阻，贲门呈鸟嘴样狭窄（↑），钡剂呈线样缓慢、间歇性通过。膈上可见疝囊影，内见胃黏膜影与胃底黏膜相延续

**图3-13　贲门失弛缓症并短食管型食管裂孔疝（不可回复性）**

【临床影像诊断要点】

1. 患者饱食后有胸骨后疼痛不适的临床症状，进食后立位较平卧位症状减轻。

2. X线钡餐造影示胃底部分或全部出现于膈上是确诊食管裂孔疝的要点，并根据其具体表现进行食管裂孔疝的分型。

# 第四节　贲门失弛缓症

【概论】　贲门失弛缓（achalasia）是以食管下端–贲门壁间神经丛异常所致的贲门括约肌松弛不良为特征的食管运动障碍性疾病，临床表现为吞咽困难。

X线钡餐造影检查是诊断本病首选的检查方法。X线钡餐表现为食管下端狭窄以及上端管腔不同程度的梗阻性扩张，管壁光滑柔软，黏膜连续，口服热水有助于贲门开放。贲门失弛缓症的严重程度不同，其食管下端狭窄程度和形态亦不同。早期，食管下端轻度狭窄似漏斗状（图3-14），其上端食管轻度梗阻性扩张，对比剂进入胃腔内尚顺畅；中晚期，食管下端明显狭窄似萝卜根状（图3-15）或鸟嘴状（图3-16），其上端食管明显梗阻性扩张，对比剂进入胃腔内不顺畅。

【典型病例】

病例1　女，31岁，吞咽困难5个月（图3-14）。

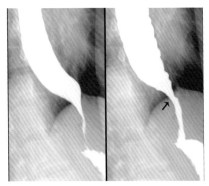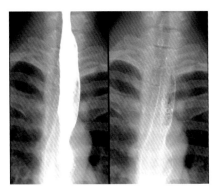

食管下段X线钡餐造影（立位）　　　　　　食管上段X线钡餐造影（立位）

对比剂于食管下端–贲门处通过稍受阻，食管下端–贲门呈漏斗状狭窄（↑），食管下段可见第三蠕动波，狭窄段以上食管轻度扩张

图3-14　贲门失弛缓症（轻度）

病例2　女，33岁，反复吞咽不畅3年（图3-15）。

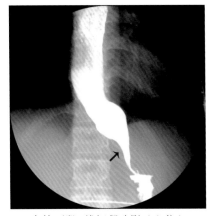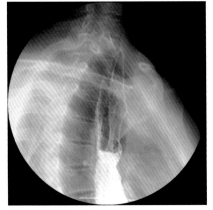

食管下段X线钡餐造影（立位）　　　　　　食管上段X线钡餐造影（立位）

对比剂于食管下端–贲门处通过较明显受阻，食管下端–贲门呈萝卜根狭窄（↑），狭窄段以上食管中度扩张

图3-15　贲门失弛缓症（中度）

病例3 女，33岁，反复吞咽不畅6年（图3-16）。

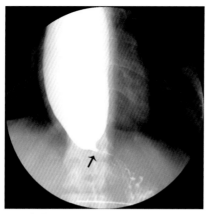
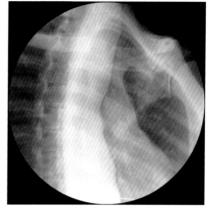

食管下段X线钡餐造影（立位）　　　　　　食管上段X线钡餐造影（立位）

钡剂于贲门处受阻，钡剂不能通过。口服温水后钡剂通过稍增多，钡剂呈线样间断通过，贲门仍呈鸟嘴样狭窄（↑）。食管中下段扩张明显

**图3-16　贲门失弛缓症（重度）**

**【临床影像诊断要点】**

1. 患者具有吞咽不畅和胸骨后疼痛不适的临床症状。

2. X线钡餐造影表现为食管下端-贲门管腔狭窄，钡剂通过不畅，近端食管扩张，狭窄段管壁光滑柔软，黏膜无破坏中断。

# 第五节　贲　门　癌

**【概论】**　贲门癌（cardiac carcinoma）是指以贲门口为圆心，半径为2.5cm的区域的胃癌，常累及食管下段和（或）胃底，临床主要表现为进行性吞咽困难。

腹部X线平片有时可借助胃泡观察到贲门区软组织肿块，胃底与膈面间距增大，胃底变形。X线钡餐检查表现为贲门区钡剂分流现象，胃壁僵硬，蠕动减弱或消失，胃腔内不规则的充盈缺损和局部黏膜破坏中断（图3-17）。

CT检查常用于评估贲门癌局部浸润和周围淋巴结转移情况。贲门癌CT平扫表现为贲门区胃壁不规则增厚，黏膜面不同程度的凹凸不平，胃腔内或（和）外的不规则软组织肿块，贲门周围淋巴结转移性肿大，CT增强肿瘤较明显强化（图3-18）。

**【典型病例】**

病例1 男，70岁，吞咽困难1年余（图3-17）。

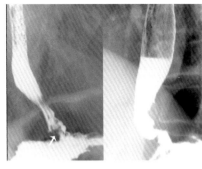
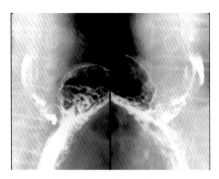

食管下段X线钡餐造影　　　　　　　　　　　胃底X线钡餐造影

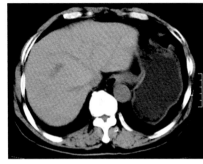
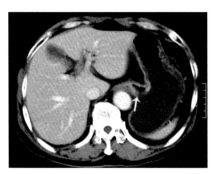

贲门CT平扫　　　　　　　　　　　　　　　贲门CT增强

　　X线钡餐造影示食管下端近贲门口处充盈缺损（↑），局部管腔变窄，黏膜破坏中断，局部管壁僵硬，蠕动减低。CT平扫示食管贲门部管壁增厚，管腔呈向心性狭窄，CT增强后中度强化（↑），贲门周围脂肪间隙清晰

**图3-17　贲门-胃底癌**

病例2　男，72岁，吞咽困难3个月（图3-18）。

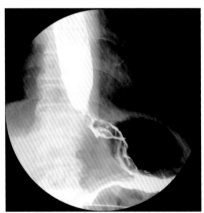
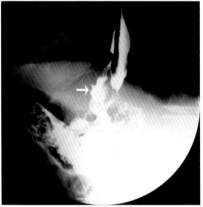

食管下段X线钡餐造影

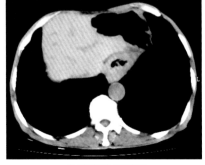
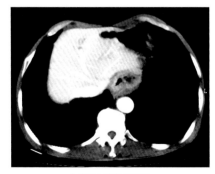

食管下端CT平扫　　　　　　　　　　　　食管下端CT增强

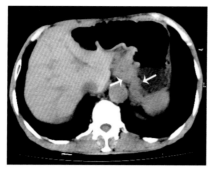
贲门CT平扫

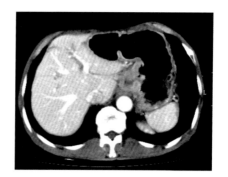
贲门CT增强

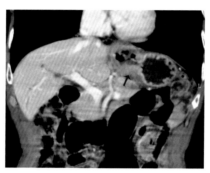
CT增强冠状位

　　X线钡餐造影表现为贲门胃底处不规则龛影（↑），长约30mm，黏膜中断破坏，局部管壁僵硬。CT平扫示食管下端及贲门周围胃壁不规则增厚（↑），内见较大溃疡，CT增强示黏膜破坏中断，增厚的胃壁不均匀明显强化，周围脂肪间隙模糊

图3-18　贲门癌累及食管下端

**【临床影像诊断要点】**

1. 临床早期贲门癌患者无明显症状，进展期出现进行性吞咽困难症状。

2. X线钡餐造影表现为贲门区出现不规则的充盈缺损和黏膜中断破坏。

3. CT检查可直观显示贲门癌局部结构侵犯和周围淋巴结转移情况。

（黄祥辉）

# 第四章
# 胃部疾病放射诊断

## 第一节　胃放射学检查方法及正常表现

### 一、胃放射学检查方法

1. X线平片　腹部平片可观察胃内气体影和高密度影（如高密度异物影），腹部立位片显示胃穿孔后形成的膈下游离气体。

2. X线造影　借助口服阳性对比剂（如：医用硫酸钡混悬液或碘造影剂）或阴阳性混合造影剂（如：气钡双重对比造影检查）观察胃部的位置、形态和功能，用于胃部病变的诊断。要掌握X线钡餐造影检查的禁忌症，做好造影检查前的准备，包括检查前6～12h空腹禁饮食，禁服影响胃肠功能药物和不透X线的药物，调制合适的钡剂浓度［钡水比例（1～1.5）：1］，必要时辅助用药（如：抗胆碱药可降低胃肠道张力，解除痉挛，鉴别器质性和痉挛性狭窄）。检查过程中要重视透视与点片相结合，形态与功能观察并重，合理使用触诊或机械压迫器。

3. CT　观察胃壁及其壁外周围结构情况，评估胃病变累及范围，协助肿瘤分期。做好CT检查前的准备，包括检查前6～12h空腹禁饮食，禁服影响胃肠功能药物和不透X线的药物，口服阳性或阴性造影剂（常采用水、2.5%等渗甘露醇或2%水溶性碘剂）充盈胃肠道管腔，CT增强检查前还要进行碘过敏试验。

### 二、胃正常放射学表现

1. 正常X线钡餐造影表现　胃可分为胃底、胃体、胃窦、贲门（指以贲门口为圆心，半径为2.5cm的区域）和幽门（图4-1）。X线钡餐造影检查常采用的透视照片体位包括前后立位、侧位、仰卧位下的左后斜位和俯卧位下的右前斜位（图4-2），所见的影像包括充盈像、黏膜像和加压像（图4-3）。利用重力作用和体位改变，将造影剂充填到所要观察的不同胃腔区域，获取充盈像。充盈像下可观察被钡剂充盈的胃腔，勾画出胃的内轮廓，可显示胃内充盈缺损。借助压迫器对充盈造影剂的胃腔进行压迫，获取加压像，可进一步协助观察胃腔内有无充盈缺损。借助高密度造影剂对黏膜皱襞沟的充填来观察黏膜皱襞沟间的低密度黏膜皱襞，获取黏膜像。黏膜像下胃小弯侧黏膜皱襞纵形细小光滑，胃大弯侧黏膜皱襞粗大呈锯齿状，胃底黏膜皱襞呈网格状，贲门和幽门处以其口为中心呈星芒状，正常胃黏膜光滑连续，无黏膜增粗、纠集或中断破坏。

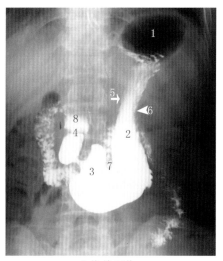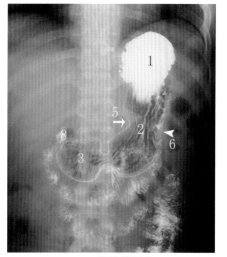

立位前后位        仰卧前后位

1-胃底；2-胃体；3-胃窦；4-幽门；5-胃小弯（↑）；6-胃大弯（△）；7-角切迹；8-十二指肠球部

图4-1　X线钡餐造影胃的正常分部

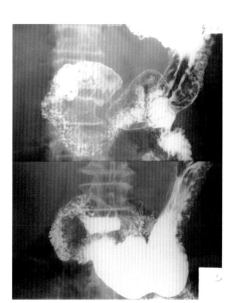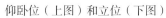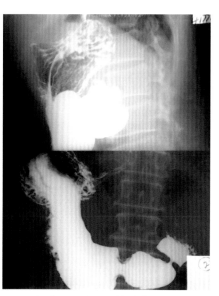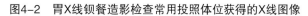

仰卧位（上图）和立位（下图）       侧位（上图）和俯卧位（下图）

图4-2　胃X线钡餐造影检查常用投照体位获得的X线图像

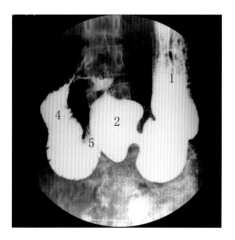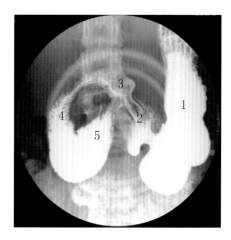

胃体和胃窦部充盈像        胃窦部加压像

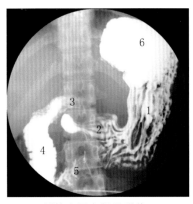
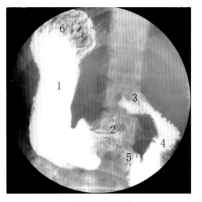

胃体和胃窦部黏膜像　　　　　　　胃窦黏膜像

1-胃体；2-胃窦；3-十二指肠球部；4-十二指肠降部；5-十二指肠水平部；6-胃底

**图4-3　X线钡餐造影胃不同时相状态下的正常表现**

　　X线钡餐造影检查可显示立位时胃的不同形状即胃型，包括牛角型、钩型、无力型和瀑布型（图4-4）。牛角型胃的形态似牛角，多见于肥胖者，角切迹高于幽门管10mm以上；钩型胃的形态似鱼钩，多见于中等身材，角切迹与幽门管近似于同一水平；无力型胃的形态呈长形，常见于瘦高者，幽门管高于角切迹10mm以上，但角切迹不低于髂嵴最高点连线水平；瀑布型胃少见，胃底向后弯倾斜，造影剂先填充胃底，再形似瀑布样进入胃体，侧立位时观察最佳。

　　X线钡餐造影透视下见由胃体上部开始的2～3个蠕动波，胃的正常排空时间为2～4h。

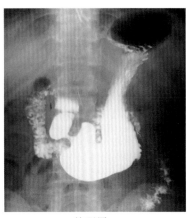
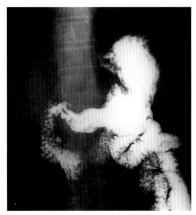

钩型胃　　　　　　　　　　　　　　牛角型胃

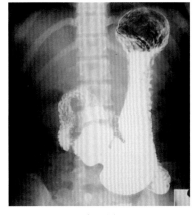
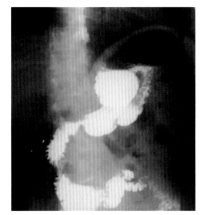

无力型胃　　　　　　　　　　　　　瀑布型胃

**图4-4　X线钡餐造影胃部正常不同形态的表现**

2. 正常CT表现　胃腔是否适度扩张对于病变的显示影响很大，因此胃CT检查前常规要口服300mL水溶性碘剂（高密度造影剂）或2.5%等渗甘露醇（低密度造影剂）来充盈胃腔。正常情况下，大部分胃壁厚薄较均匀，厚度一般<5mm，CT增强胃壁可表现为两层结构：内层明显强化影为黏膜层，外层较明显强化影为肌层（图4-5），有时在内外层之间还可见中间强化不明显的黏膜下层。胃底左后方是脾，右前方是肝左叶，胃体后方是胰腺（图4-6）。

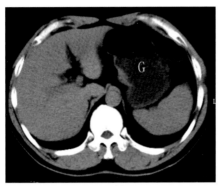 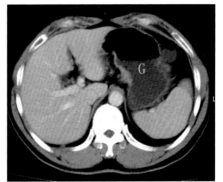

CT平扫　　　　　　　　　　CT增强

CT平扫示胃（G）壁为厚薄均匀的软组织密度影，CT增强示胃壁黏膜层明显强化，外侧肌层强化程度相对较低

**图4-5　胃同一层面的CT平扫与增强正常表现**

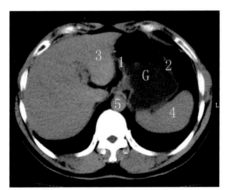 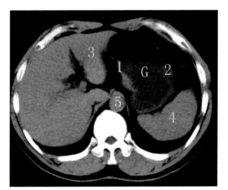

A. 贲门层面　　　　　　　　　B. 胃底层面

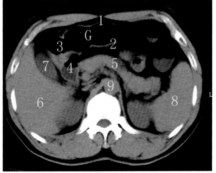

C. 胃体胃窦层面

图A、图B中1-胃小弯侧壁；2-胃大弯侧壁；G-胃腔；3-肝左叶；4-脾脏；5-主动脉。图C中1-胃前壁；2-胃后壁；G-胃腔；3-胃窦；4-十二指肠球部；5-胰腺；6-肝右叶；7-胆囊；8-脾脏；9-主动脉

**图4-6　胃自上而下不同层面的CT平扫正常表现**

# 第二节 先天性幽门肥厚

【概论】 先天性幽门肥厚（congenital pyloric hypertrophy）是与幽门肌层或其支配的神经发育异常有关的胃幽门环肌肥厚增生，引起幽门腔狭窄，从而导致上消化道不完全性梗阻，常见于男性患儿，临床表现为出生后不久即出现进行性呕吐胃内容物。

口服造影剂X线造影表现为幽门管向心性狭窄，造影剂通过受阻，胃窦部呈肩样切迹，胃腔扩大，胃内容物滞留（图4-7、图4-8）。

【典型病例】

病例1 男，2个月，生后出现呕吐（图4-7）。

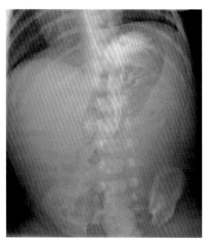
X线平片

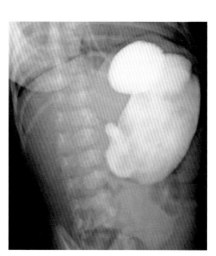
碘水X线造影

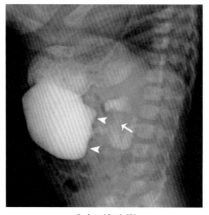
碘水X线造影

X线平片示胃内积气扩张。经胃管注入适量碘水X线造影示胃腔扩大，幽门管狭窄变长（↑），造影剂经幽门管入十二指肠不顺畅，仅有少量造影剂通过，胃窦部呈明显肩样切迹（△）

图4-7 先天性幽门肥厚

病例2 女，1岁，出生后吐奶（图4-8）。

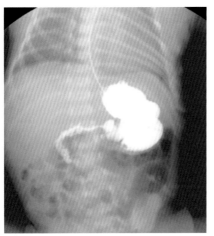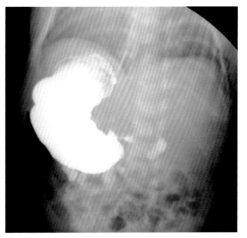

碘水X线造影

经胃管注入适量碘水X线造影示胃腔扩大，幽门管狭窄，造影剂通过欠通畅，仅有少量造影剂呈线样进入十二指肠

**图4-8　先天性幽门肥厚**

【临床影像诊断要点】

1. 临床患儿生后不久出现进行性呕吐，左上腹部膨隆。
2. X线钡餐造影检查提示幽门不完全性梗阻，幽门管向心性狭窄。

# 第三节　胃　下　垂

【概论】　胃下垂（gastroptosis）是由于悬吊、固定胃位置的肌肉和韧带松弛无力以及腹部压力下降，人体立位时胃的位置下降，胃蠕动功能减弱而出现的临床症状和体征，多见于瘦长体型者或体弱者。

X线钡餐检查是诊断胃下垂的最佳方法，其诊断标准为站立位胃小弯最低点（或胃切迹）低于髂嵴最高点连线水平以下，并根据胃下降的程度分为轻度（胃切迹低于髂嵴最高水平连线以下20mm内）（图4-9）、中度（胃切迹低于髂嵴最高水平连线以下20～50mm）（图4-10）和重度（胃切迹低于髂嵴最高水平连线以下超过50mm）（图4-11）。

【典型病例】

病例1　女，47岁，上腹部疼痛不适伴食欲不佳2个月（图4-9）。

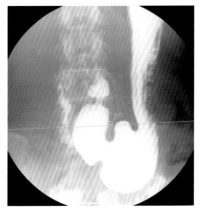

前后立位X线钡餐造影

胃角切迹低于髂嵴最高点连线水平以下约7mm

**图4-9　胃下垂（轻度）**

病例2 女，44岁，上腹部疼痛不适伴食欲不佳4个月（图4-10）。

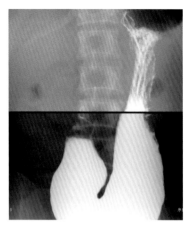

前后立位X线钡餐造影

胃角切迹低于髂嵴最高点连线水平以下约22mm

图4-10 胃下垂（中度）

病例3 女，56岁，上腹部餐后不适6个月（图4-11）。

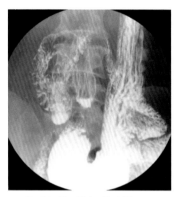

前后立位X线钡餐造影

胃角切迹低于髂嵴最高点连线水平以下约70mm

图4-11 胃下垂（重度）

【临床影像诊断要点】

1. 患者常有腹部不适、餐后饱胀重坠感，食欲不佳、消化不良等临床症状。

2. 胃切迹低于髂嵴最高水平连线以下为X线钡餐造影诊断胃下垂的要点，并根据胃下降的程度进行轻、中和重分度。

# 第四节 胃 扭 转

【概论】 胃扭转（gastric volvulus）是由于悬吊、固定胃位置的肌肉和韧带松弛无力或韧带冗长，引起胃的部分或全部位置发生扭转改变。根据扭转方式，胃扭转可分为两型：①器官轴型或纵轴型扭转，以贲门与幽门连线为轴，胃大弯向上翻转，胃小弯在下方；②网膜轴型或横轴型扭转，以胃短轴为轴，向左或向右翻转，胃体和胃窦前后重叠。

X线钡餐检查是诊断胃扭转的重要方法。纵轴型胃扭转X线钡餐造影表现为胃大、小弯位置变换，胃大弯凸向上，胃窦位置升高，胃黏膜走行交错，十二指肠球部指向右下方（图4-12、图4-13）。横轴型胃扭转X线钡餐造影表现为胃窦位于胃体左侧或与胃体前后重叠，胃黏膜走行交错，十二指肠球部指向右下方（图4-14）。

【典型病例】

病例1 男，43岁，腹泻3个月（图4-12）。

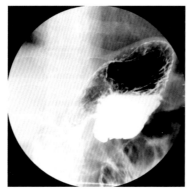 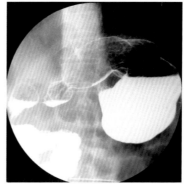

X线钡餐造影

X线钡餐造影示胃大弯凸向上，胃黏膜走行交错，十二指肠球部指向右下方

**图4-12 纵轴型胃扭转**

病例2 男，38岁，上腹疼痛不适1个月（图4-13）。

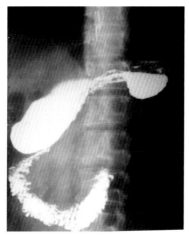 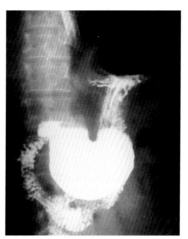

胃纵轴型扭转复位前 胃纵轴型扭转复位后

X线钡餐造影示胃纵轴型扭转表现，并可成功复位

**图4-13 纵轴型胃扭转并成功复位**

病例3 女，81岁，右上腹间歇性疼痛不适1年（图4-14）。

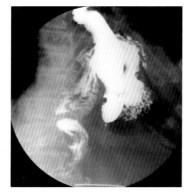 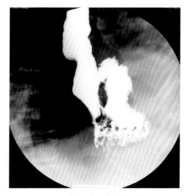

X线钡餐造影前后位 X线钡餐造影侧位

X线钡餐造影示胃窦与胃体前后重叠，胃黏膜走行交错，十二指肠球部指向右下方

**图4-14 横轴型胃扭转**

【临床影像诊断要点】

1. 急性胃扭转患者可出现上消化道梗阻症状，慢性胃扭转患者多无临床症状。

2. X线钡餐造影表现为胃的正常结构位置改变，胃黏膜走行交错，十二指肠球部指向右下方，根据扭转方式不同而分为两型。

# 第五节 胃 憩 室

【概论】 胃憩室（gastric diverticulum）极少见，可发生于胃任何部位，以胃底最多见，可单发或多发。

X线钡餐造影是诊断胃憩室最佳的检查方法，表现为与胃腔相通的腔外囊袋状突出影，内有黏膜皱襞通入，造影剂可排空，立位片憩室内可见气液平面（图4-15）。胃憩室并发炎症时，表现为憩室外形不光滑，局部黏膜增粗、紊乱。

上腹部CT检查偶然可见胃部憩室，表现类似X线造影所见（图4-16）。

【典型病例】

病例1 女，35岁，上腹部不适1年（图4-15）。

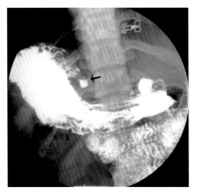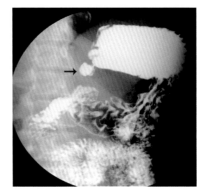

X线钡餐造影

X线钡餐造影示胃底部一囊袋状突出影（↑），排空较好

**图4-15 胃底憩室**

病例2 男，75岁，反复上腹部不适5年（图4-16）。

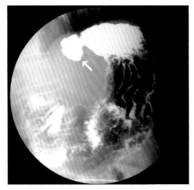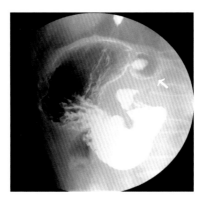

A. X线钡餐造影　　　　　　　　　　B. X线钡餐造影

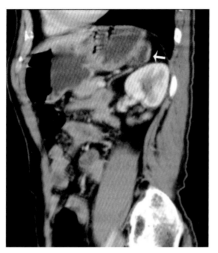

C. CT增强矢状位

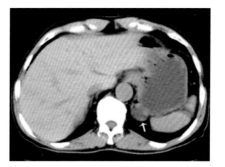

D. CT平扫

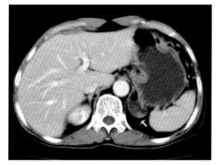

E. CT增强

X线钡餐造影（图A、图B）示胃底后方向外突出一大小约17mm×28mm的囊袋状影（↑），轮廓欠光滑。CT检查（图C至图E）示胃底右后方一囊性包块（↑），以窄口与胃腔相通，CT增强囊壁均匀强化

**图4-16　胃底憩室**

**【临床影像诊断要点】**

1. 临床患者多无明显症状，合并憩室炎时多表现为上腹痛。
2. X线钡餐造影示胃憩室表现为与胃腔相通的囊袋状突出影，内见胃黏膜通入。

# 第六节　胃　炎

**【概论】**　胃炎（gastritis）是指各种病因所致的胃黏膜炎性浸润，引起胃黏膜水肿、糜烂或出血，可局限于胃的一部分，也可弥漫到整个胃部；依据病情的急缓不同可分为急性胃炎和慢性胃炎。

X线钡餐检查是胃炎筛查诊断的重要方法，急性和慢性胃炎的X线钡餐检查表现相似，表现为胃黏膜增粗、紊乱，并可伴糜烂所致钡斑存留，胃壁张力增高，管壁舒张度良好。

X线钡餐检查常根据胃炎受累的部位进行分型诊断，包括全胃炎（图4-17）、胃体炎和胃窦炎（图4-18）。胃窦炎常合并胃黏膜脱垂（图4-19），胃黏膜脱垂表现为胃窦黏膜随胃蠕动进入十二指肠球内，幽门管增宽，十二指肠球底部不光整呈伞缘状改变。

**【典型病例】**

病例1　女，45岁，高血压5年，尿检异常2年，浮肿2个月（图4-17）。

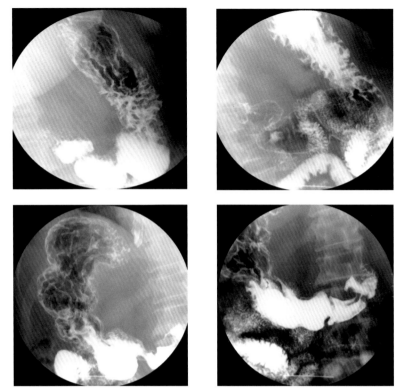

X线钡餐造影

X线钡餐造影示胃底、胃体及胃窦黏膜增粗紊乱，以胃底及胃体为著，胃蠕动增加

**图4-17 全胃炎**

病例2 女，59岁，左侧肢体活动不灵活8天，抽搐4天（图4-18）。

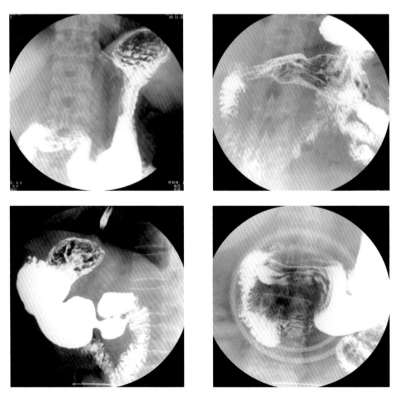

X线钡餐造影

X线钡餐造影示胃窦黏膜增粗，超过胃体小弯侧黏膜；胃窦部张力增高，胃窦腔向心性狭窄

**图4-18 胃窦炎**

病例3　男，47岁，患有系统性淀粉样变2年，上腹部不适9天（图4-19）。

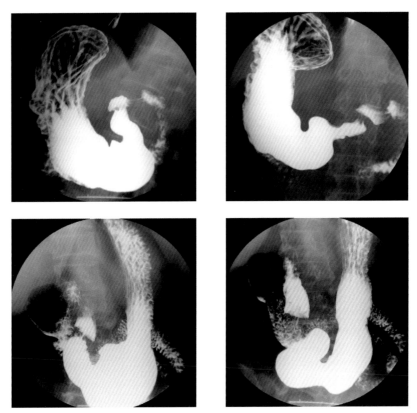

X线钡餐造影

X线钡餐造影示胃窦黏膜增粗，超过胃体小弯侧黏膜；胃窦部张力增高，胃窦腔向心性狭窄，胃窦黏膜脱入十二指肠球内，幽门管增宽

**图4-19　胃窦炎合并胃黏膜脱垂**

【临床影像诊断要点】

1. 临床患者具有上腹部不适，恶心呕吐，食欲减退或餐后饱胀感等症状。
2. X线钡餐造影检查胃黏膜增粗，管壁柔软为胃炎的诊断要点。

# 第七节　胃　溃　疡

【概论】　胃溃疡（gastric ulcer）是与胃酸和胃蛋白酶消化作用相关的胃黏膜破溃至深度超过黏膜肌层时形成的胃壁缺损，可伴有胃出血、胃急性穿孔、瘢痕性幽门梗阻和胃溃疡癌变（癌变率约1%）等并发症。虽然胃镜检查是诊断胃溃疡的主要方法，但X线钡餐检查对于诊断胃溃疡及其并发症也有一定价值，尤其适合于对胃镜检查有禁忌症或不愿接受胃镜检查者。

胃溃疡X线钡餐检查的主要直接征象为腔外龛影，形态规则，边缘光滑，最大径一般不超过2cm（图4-20）；切线位上龛影呈乳头状或尖锥状，龛口部常绕一圈黏膜水肿所致的宽窄不一的透明带，可表现为黏膜线（宽1～2mm的透亮线）、项圈征（宽5～10mm的透亮带）或狭颈征；正面观龛影形态规则，龛影周围黏膜纠集直达龛口。

胃溃疡愈合后在X线钡餐检查可表现为尖刺状或线状龛影，周围黏膜聚拢。胃穿孔在腹部立位平片表现为膈下新月形气体透亮影，在腹部CT上表现为腹腔内气体样密度影，注意此时为X线钡餐检查的禁忌症。幽门梗阻在X线钡餐检查表现为幽门狭窄，钡剂通过幽门时受阻，胃排空延迟。胃溃疡恶变在X线钡餐检查表现为龛影较大，短期内有增大，龛影外形不规则，周围黏膜破坏中断（图4-21）。

**【典型病例】**

病例1　男，68岁，上腹胀痛1个月（图4-20）。

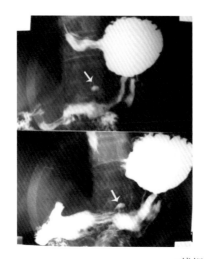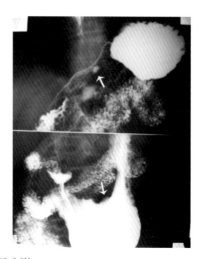

X线钡餐造影

X线钡餐造影示胃小弯侧角切迹处一3mm×7mm大小的腔外龛影（↑），形态规则，边界清楚，周围胃黏膜聚拢

图4-20　胃溃疡

病例2　女，70岁，呕吐查因（图4-21）。

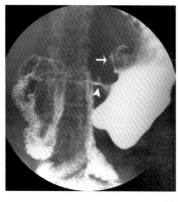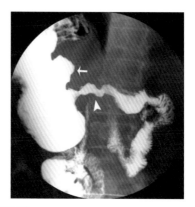

X线钡餐造影

X线钡餐造影示胃体小弯侧突出于胃轮廓外一大小约21mm×17mm龛影（↑），边缘不规整。胃窦部张力较高，管腔变窄，舒张欠佳，提示胃窦炎（△）

图4-21　胃溃疡恶变

**【临床影像诊断要点】**

1. 临床表现典型者具有周期性发作的节律性上腹痛，餐后约1h疼痛，1~2h缓解。

2. X线钡餐造影显示胃内形态规则、边缘光滑的腔外龛影为诊断胃溃疡的主要征象。

# 第八节 胃内异物

【概论】　胃内异物包括患者吞咽异物进入胃腔或食用柿子或山楂等水果后在胃腔内胃酸作用下形成的结石样异物（称为胃石症），根据异物是否透X线而分为阳性异物（如：打火机、硬币）和阴性异物。

腹部X线平片可清晰显示胃内不透X线的阳性异物（图4-22、图4-23），对于胃内阴性异物则需要借助X线钡餐造影或CT检查来显示。胃石的X线钡餐造影表现为胃腔内充盈缺损，形态不规则，边缘毛糙，表面附着不均匀钡剂，在变化体位或压迫器压迫下充盈缺损活动性较大，与胃壁不连。

【典型病例】

病例1　女，3岁，吞食围棋子2h（图4-22）。

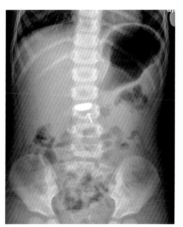 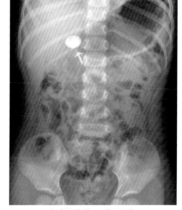

腹部立位X线平片　　　　　　　腹部卧位X线平片
腹部X线平片示上腹部一类圆形致密影（↑），边界清楚

**图4-22　胃内阳性异物**

病例2　男，27岁，吞食打火机1h（图4-23）。

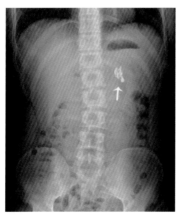 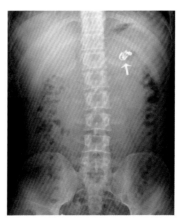

腹部立位X线平片　　　　　　　腹部卧位X线平片
腹部X线平片示左上腹部一不规则形致密影（↑），边界清楚，位于胃区内

**图4-23　胃内阳性异物**

【临床影像诊断要点】

1. 患者有明确的吞咽异物史或发病前有食用柿子和山楂等临床病史。

2. 结合患者或其监护人提供的吞咽异物属性特点，选择腹部X线平片来显示胃内阳性异物，必要时进一步进行X线钡餐造影来显示胃内阴性异物。

# 第九节　胃　息　肉

【概论】　胃息肉（gastric polyps）可为炎性增生性息肉、腺瘤性息肉或错构瘤性息肉，可单发或多发。胃肠道息肉患者同时出现皮肤、黏膜黑色素斑者则称为黑斑息肉病或P-J综合征，皮肤、黏膜黑色素斑常见于唇黏膜和颊部皮肤，以及手掌或足底皮肤。

X线钡餐检查是诊断胃息肉的重要方法。不同病理性质胃息肉在X线钡餐造影上表现相同，即表现为胃腔内边界光滑的圆形充盈缺损，带蒂息肉则具有一定活动性，周围黏膜正常，胃壁柔软，蠕动正常（图4-24、图4-25）。

CT平扫表现为自胃壁突向胃腔内生长的乳头状或丘状结节，边界清楚，CT增强轻中度强化，邻近胃壁无增厚（图4-26）。胃息肉较大，最大径＞30mm，息肉表面不规则呈分叶状，局部肠壁僵硬和生长迅速时，要警惕息肉恶变的可能。

【典型病例】

病例1　女，17岁，皮肤色素沉着10年，P-J综合征患者（图4-24）。

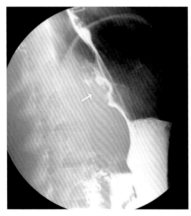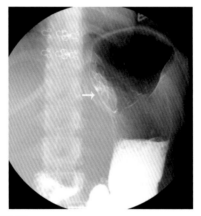

X线钡餐造影

X线钡餐造影示胃底小弯侧一丘状充盈缺损（↑），边界清楚，邻近胃壁柔软

**图4-24　胃单发息肉**

病例2　女，32岁，便血2个月（图4-25）。

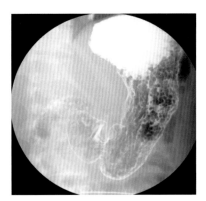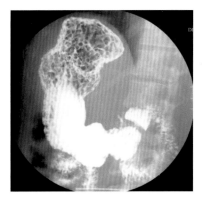

X线钡餐造影

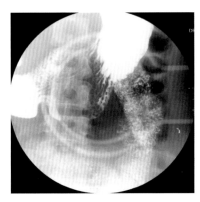

X线钡餐造影示胃底、胃体部弥漫分布的小类圆形充盈缺损，直径2~5mm，边界清楚；局部加压后其位置及形态未见变化

**图4-25　胃多发息肉**

X线钡餐造影加压像

病例3　女，16岁，反复便血10年，再发伴腹胀、腹痛4天（图4-26）。

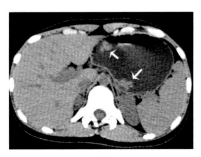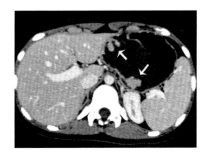

CT平扫　　　　　　　　　　　　　CT增强

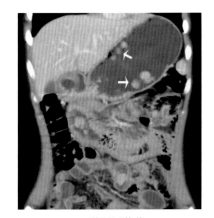

CT增强冠状位

CT平扫示胃壁突向胃腔内生长的多个乳头状、丘状软组织密度结节（↑），边界清楚，CT增强后中度强化

**图4-26　胃多发息肉**

【临床影像诊断要点】

1. 临床患者多为明显症状或体征。
2. X线钡餐造影表现为边界光滑的圆形充盈缺损。
3. CT平扫表现为自胃壁突向胃腔内生长的乳头状或丘状结节，边界清楚，CT增强有强化。

# 第十节 胃 肿 瘤

## 一、胃癌

【概论】 胃癌（gastric carcinoma）是起源于胃黏膜上皮的腺癌，约占胃恶性肿瘤的95%以上，常累及胃窦，亦可累及胃的全部（称"皮革胃"）。X线钡餐检查可清楚地显示进展期胃癌，包括中期胃癌（胃癌深度已侵入肌层内）和晚期胃癌（胃癌侵及浆膜或浆膜外），但对早期胃癌（胃癌仅浸润黏膜层和黏膜下层）诊断能力有限。

进展期胃癌按大体形态不同而分为增生型、浸润型和溃疡型，以浸润型最为多见，在X线钡餐检查上表现有所不同：①增生型胃癌表现为充盈缺损，形状不规则，表面凹凸不平，胃壁僵硬，肿瘤区黏膜破坏中断；②浸润型胃癌表现为受累胃腔狭窄，胃壁僵硬，肿瘤区黏膜破坏中断（图4-27）；③溃疡型胃癌表现为胃腔内不规则龛影，周围环绕有不规则的充盈缺损（即"环堤征"）和指状充盈缺损（即"指压迹"），龛周黏膜中断破坏，管壁僵硬（图4-28）。

胃癌CT表现常为胃壁不规则增厚，并向腔内或（和）腔外形成软组织肿块（图4-29），胃腔狭窄，胃黏膜异常明显强化，胃浆膜层受侵犯，腹膜种植转移和胃周淋巴结转移。胃癌穿透浆膜层时CT表现为浆膜面毛糙，邻近周围脂肪层密度增高并可出现索条状高密度影。胃癌腹膜种植转移的CT表现为大网膜或肠系膜增厚、密度增高并可形成结节。胃周淋巴结转移时较为肯定的CT征象表现为淋巴结增大且形态变圆，边缘不清，增强扫描后强化不均匀和多个淋巴结相互融合。

多层CT平扫结合增强扫描和三维重组技术可清楚显示肿瘤侵犯的范围和周围淋巴结情况，协助临床对进展期胃癌进行术前分型和T分期，可将其作为胃癌术前常规检查项目（图4-30）。胃癌的CT大体分型借用Borrmann分型法。Ⅰ型：肿块型，向腔内突出的肿块，可伴胃壁增厚（图4-30A）；Ⅱ型：局限性溃疡型，胃壁增厚伴腔内溃疡形成，癌肿边缘与正常胃壁分界截然呈堤状（图4-30B）；Ⅲ型：浸润溃疡型，胃壁增厚伴腔内溃疡形成，癌肿边缘与正常胃壁分界逐渐过渡呈坡状（图4-30C）；Ⅳ型：弥漫浸润型，胃壁广泛增厚，胃腔狭窄（图4-30D）。

胃癌的T分期是在增强后CT图像上通过判断胃癌浸润深度来完成，主要参照BaSsalamah等修订的CT判断标准。$T_0$：胃壁无明显增厚，CT检查未见肿瘤；$T_1$：CT表现为在单层胃壁时肿瘤明显强化但未透壁，可有局部增厚，而多层胃壁时胃黏膜层局部增厚、明显强化且仍可见相应于黏膜下层的完整低密度带（图4-30A）；$T_2$：CT表现为单层胃壁时胃壁透壁性强化伴有局部增厚，多层胃壁时黏膜下层的低密度带消失并异常强化，中外层突然中断。两种情况下局部增厚的胃壁外缘较光整，周围脂肪层清晰；$T_3$：CT表现为增厚胃壁浆膜面不规则，周围脂肪模糊，内见条索状高密度影（图4-30C、图4-30D）；$T_4$：CT表现为增厚胃壁与邻近器官间的脂肪层消失，邻近器官受累（图4-30B）。

**【典型病例】**

病例1 女，33岁，反复上腹痛6个月余，加重1个月（图4-27）。

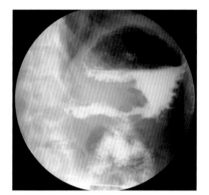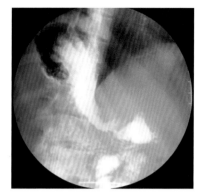

X线钡餐造影

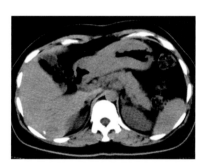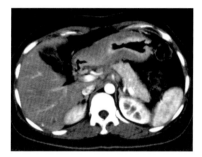

CT平扫 CT增强动脉期

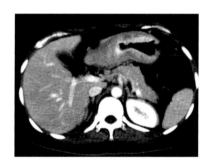

X线钡餐造影示胃体及胃窦部胃壁僵硬，局部胃腔变窄，蠕动消失，局部黏膜中断破坏。CT平扫示胃体、窦部胃壁环形明显增厚，胃腔缩小，胃壁僵硬，胃周脂肪间隙尚清晰；CT增强增厚的胃壁轻中度强化，黏膜明显强化且不均匀增厚

**图4-27 胃体和胃窦浸润型癌**

CT增强门静脉期

病例2 男，52岁，腹痛不适3个月（图4-28）。

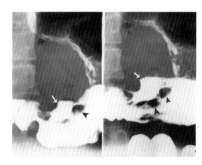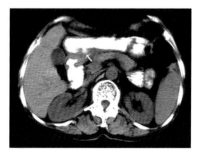

X线钡餐造影 CT平扫

X线钡餐造影示胃窦小弯侧不规则龛影（↑），周围环绕有不规则的充盈缺损（▲），龛周黏膜中断破坏，管壁僵硬。CT平扫示胃窦壁不规则增厚，内见造影剂填充的溃疡（↑）

**图4-28 溃疡型胃癌**

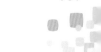

病例3 女，48岁，上腹部疼痛不适3个月（图4-29）。

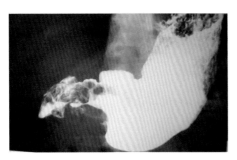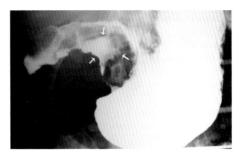

X线钡餐造影

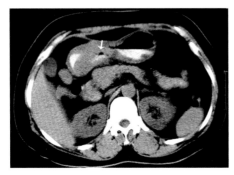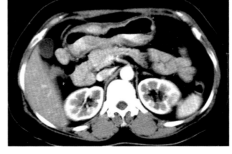

CT平扫                    CT增强动脉期

X线钡餐造影示胃窦不规则龛影（↑），周围环绕有不规则的充盈缺损，龛周黏膜中断破坏，管壁僵硬。CT平扫示胃窦壁不规则增厚，内见含高密度造影剂和气体的溃疡（↑）；CT增强增厚的胃窦壁呈中度强化

图4-29 胃窦浸润溃疡型癌

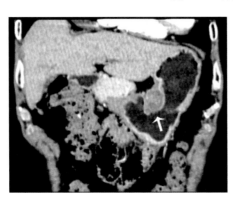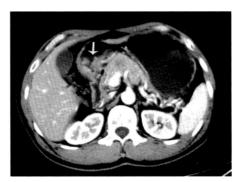

胃癌Ⅰ型T₁期              胃癌Ⅱ型T₄期

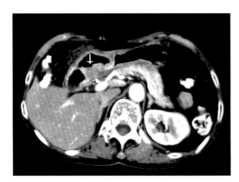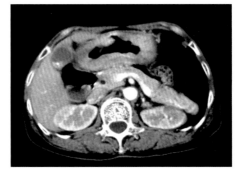

胃癌Ⅲ型T₃期              胃癌Ⅳ型T₃期

胃癌Ⅰ型T₁期表现为向腔内突出的强化肿块（↑），局部胃壁增厚，黏膜下层见完整低密度带；胃癌Ⅱ型T₄期表现为局限性溃疡型，胃壁增厚伴腔内溃疡（↑），癌肿边缘与正常胃壁分界截然呈堤状，增厚胃壁与邻近器官间的脂肪层消失，邻近胰腺受累；胃癌Ⅲ型T₃期表现为浸润溃疡型，癌肿边缘与正常胃壁分界逐渐过渡呈坡状（↑），浆膜面不规则并见条索状高密度影；胃癌Ⅳ型T₃期表现为弥漫浸润型，胃壁广泛增厚，胃腔狭窄，增厚胃壁浆膜面不规则，并见条索状高密度影，邻近器官未见受累

图4-30 胃癌不同CT分型和T分期的CT增强动脉期表现

【临床影像诊断要点】

1. 早期胃癌患者多无临床症状，中晚期胃癌临床症状无特异性。

2. X线钡餐造影检查显示胃癌的胃壁僵硬，舒张度下降，胃黏膜中断破坏，并根据肿瘤大体形态不同而表现有所差异。

3. CT可协助临床对进展期胃癌进行术前分型和T分期，应将其作为胃癌术前常规必查项目。

## 二、胃间质瘤

【概论】　胃间质瘤（gastric stromal tumor）指来源于胃黏膜下间叶组织非定向分化的潜在恶性肿瘤，占胃间叶源性肿瘤的90%以上，仅极少数间叶源性肿瘤为平滑肌肿瘤。因此，目前许多学者已将消化道间叶源性肿瘤由以平滑肌肿瘤为主的观念转变到以胃肠道间质瘤为主的观念。肿瘤位于胃黏膜下，可向腔内、腔外或同时向腔内外生长，因此根据肿瘤主体位置可相应分为腔内型（图4-31、图4-32）、腔外型（图4-33）和混合型（图4-34）。胃间质瘤的恶性程度与瘤体大小密切相关，直径＞8cm者的恶性程度较高，术后易复发，常引起血性转移，局部淋巴结转移较少见。

X线钡餐造影检查对腔内型肿瘤显示较好，对腔外型显示不佳，表现为胃腔内的充盈缺损，边界清楚，轮廓呈类圆形或不规则，局部管壁舒张度减低，肿块较大时可见腔内溃疡形成。

CT检查可清楚显示肿瘤的大小及其与胃壁的关系，预测肿瘤的恶性程度并进行准确的肿瘤分型。CT表现为形态较规则的软组织肿块，边界清楚，可呈分叶状，肿瘤体积较大者内部密度不均匀，内部可见坏死和钙化灶；增强扫描后肿瘤中度或明显强化，坏死区不强化。

【典型病例】

病例1　女，51岁，上腹不适1年，加重1个月，患有肝硬化和门静脉高压病史（图4-31）。

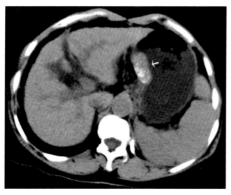

CT平扫

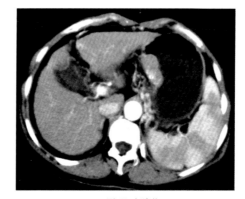

CT增强动脉期

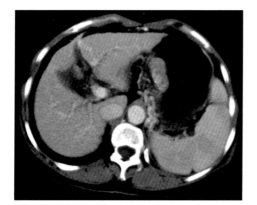

CT增强门静脉期

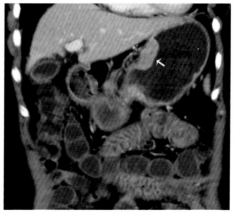

CT增强门静脉期冠状位

CT平扫示胃底近贲门小弯侧黏膜下一向腔内生长的丘状软组织肿块（↑），内见散在钙化灶，边缘清楚，CT增强中度较均匀强化

图4-31　胃低度危险性间质瘤（腔内型）

病例2　女，79岁，黑便3天（图4-32）。

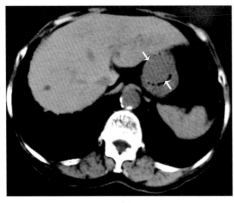
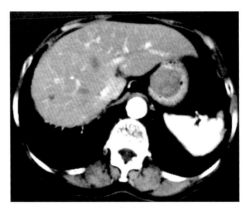

CT平扫　　　　　　　　　　　　　　　　CT增强动脉期

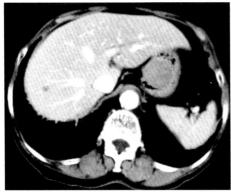
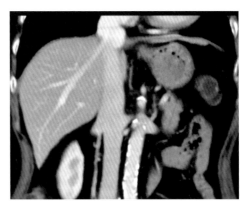

CT增强门静脉期　　　　　　　　　　CT增强门静脉期冠状位

CT平扫示胃底贲门部黏膜下一类圆形软组织肿块（↑），大小约为33mm×31mm，密度均匀，边界清晰，平扫CT值约26HU；CT增强动脉期中度强化，CT值约54HU；门静脉期进一步延迟强化，CT值约72HU，其表面局部胃黏膜尚完整

图4-32　胃低度危险性间质瘤（腔内型）

病例3　男，75岁，气促2个月，发现腹部包块10天（图4-33）。

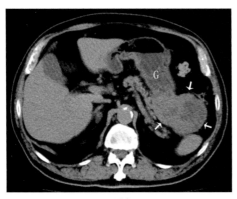
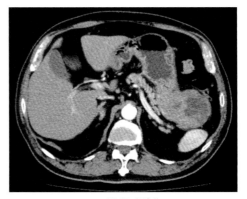

CT平扫　　　　　　　　　　　　　　　CT增强动脉期

CT平扫示胃体（G）后方、胰腺、脾脏前方一软组织肿块（↑），大小约93mm×67mm，肿块与胃体大弯侧分界不清，密度不均匀，CT增强后不均匀强化

图4-33　胃高度危险性间质瘤（腔外型）

病例4　女，56岁，上腹不适伴呕血1h（图4-34）。

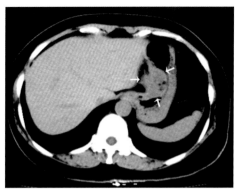
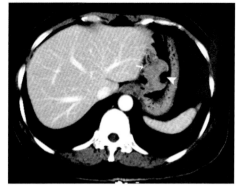

CT平扫　　　　　　　　　　　　　　　　　CT增强动脉期

CT平扫示胃小弯侧腔内一大小约39mm×34mm的丘状软组织肿块（↑），肿块同时向腔外生长，内侧轮廓不光滑，表面见较大溃疡（△），CT增强后不均匀强化

图4-34　胃高度危险性间质瘤（腔内外混合型）

【临床影像诊断要点】

1. 临床患者的症状主要取决于肿瘤的大小和位置，胃肠道出血是较常见症状。

2. X线钡餐造影检查多表现为胃内充盈缺损影，边界清楚，胃壁舒张度减低但不如胃癌的胃壁僵硬。

3. CT检查可清楚显示肿瘤的大小及其与胃壁的关系，预测肿瘤的恶性程度并进行准确的肿瘤分型。

## 三、胃恶性淋巴瘤

【概论】　胃恶性淋巴瘤（gastric malignant lymphoma）是起源于胃黏膜固有层和黏膜下层淋巴组织的恶性肿瘤，绝大多数为非霍奇金淋巴瘤，霍奇金病极为罕见，超过50%的患者伴有胃周多发淋巴结肿大。

CT检查是诊断胃恶性淋巴瘤的重要方法，可很好地反映肿瘤三种大体病理的改变。①溃疡结节型（图4-35）：X线钡餐检查示充盈缺损内见浅而不规则的腔内龛影，CT表现为黏膜下突入腔内的软组织结节或肿块，增强扫描轻度均匀强化，内可见溃疡形成，胃浆膜面多光整；②息肉型：极少见，X线钡餐检查示胃内单发或多发息肉样充盈缺损，边界清楚。CT表现为胃腔内多发突起的息肉样肿块，邻近胃壁可增厚或无明显增厚；③浸润型（图4-36）：最为常见，胃壁弥漫性增厚，胃腔减小，胃蠕动减弱但仍有一定柔软度，胃周围脂肪层一般清晰存在，CT增强肿瘤常均匀轻度强化。

【典型病例】

病例1　男，38岁，上腹部疼痛2个月（图4-35）。

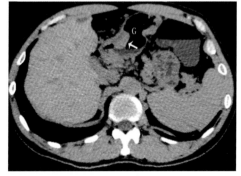
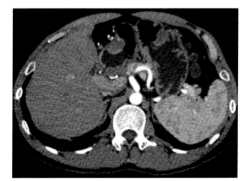

A. CT平扫　　　　　　　　　　　　　　　　B. CT增强动脉期

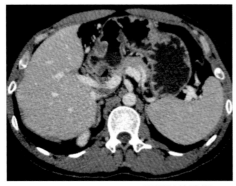

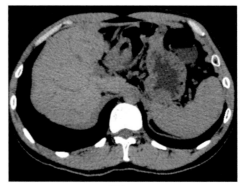

C. CT增强门静脉期　　　　　　　　　D. CT平扫

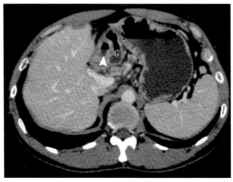

E. CT增强门静脉期

　　CT平扫示胃窦（G）局部形成软组织结节突入腔内（↑），CT增强后轻度均匀强化（图B、图C）；结节内见一大而深溃疡（△），内见气液平（图D、图E）；胃浆膜面光整

**图4-35　胃恶性淋巴瘤（溃疡结节型）**

　　病例2　女，67岁，上腹胀痛、乏力、体重减轻2年（图4-36）。

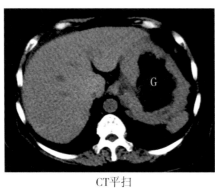

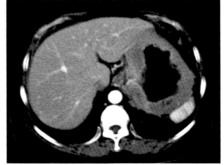

CT平扫　　　　　　　　　　　　　CT增强动脉期

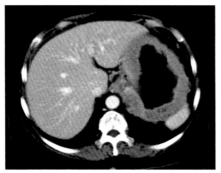

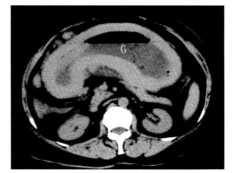

CT增强门静脉期　　　　　　　　　　CT平扫

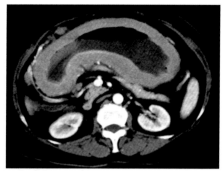
CT增强动脉期

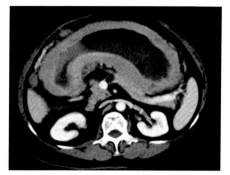
CT增强门静脉期

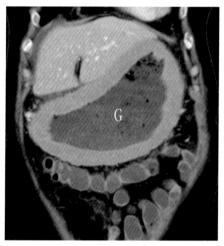
CT增强门静脉期冠状位

CT平扫示全胃（G）壁弥漫性均匀增厚，厚约25mm，胃周脂肪间隙清楚，内见多发稍大淋巴结；CT增强增厚的胃壁和肿大淋巴结轻度强化，胃黏膜明显强化且厚薄均匀

**图4-36　胃恶性淋巴瘤（浸润型）**

【临床影像诊断要点】

1. 患者主要表现为上腹无规律性的疼痛。

2. X线钡餐造影检查常难以对胃恶性淋巴瘤做出诊断，CT可做出提示性诊断，CT表现为密度较均匀的结节、肿块或弥漫性胃壁增厚，CT增强轻度强化，胃周脂肪间隙清晰，常伴多发淋巴结肿大。

# 第十一节　残　胃

## 一、残胃正常表现

【概论】　残胃是因胃十二指肠溃疡等良性病变或胃癌等恶性肿瘤行胃大部切除术后残留的胃腔。胃部分切除术后常用的消化道重建方式包括食管-残胃吻合（图4-37）、残胃-十二指肠Billroth Ⅰ式吻合（图4-38）、Billroth Ⅱ式胃-空肠吻合（图4-39）和残胃-空肠Roux-en-Y吻合等。

无论何种吻合手术方式，残胃正常的X线钡餐检查表现为残胃充盈良好，管壁柔软，舒张度良好，胃黏膜无增粗或中断破坏，无溃疡形成，吻合口通畅无狭窄，残胃排空良好。

CT检查示吻合口胃壁由于手术缝合而较正常胃壁增厚，内缘不光整但外缘较光整，吻合口周围无软组织肿块，吻合口处手术金属线夹可产生局部金属伪影。

【典型病例】

病例1　男，48岁，胃贲门区间质瘤行近端胃大部切除术后1个月（图4-37）。

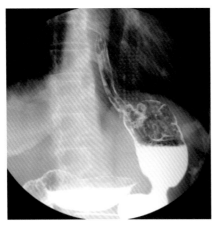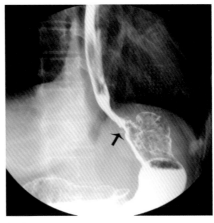

X线钡餐造影

X线钡餐造影示食管下段与残胃端端吻合（↑），钡剂经吻合口入残胃顺利，残胃黏膜走行自然，胃壁柔软，胃蠕动排空尚可

**图4-37　食管-残胃吻合术后正常**

病例2　女，43岁，十二指肠溃疡毕Ⅰ式术后2周（图4-38）。

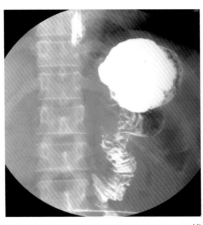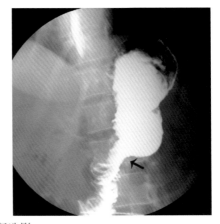

X线钡餐造影

X线钡餐造影示残胃充盈良好，钡剂排空可，残胃与十二指肠端端吻合（↑），钡剂通过顺畅，吻合口未见狭窄

**图4-38　毕Ⅰ式术后正常**

病例3　男，56岁，胃窦癌大部切除术后毕Ⅱ式3周（图4-39）。

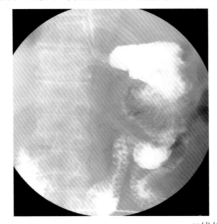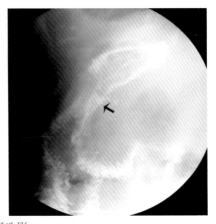

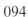

X线钡餐造影

X线钡餐造影示残胃充盈良好，钡剂排空可，残胃与空肠端侧吻合（↑），吻合口未见狭窄，输出祥通畅

**图4-39　毕Ⅱ式术后正常**

【临床影像诊断要点】

1. 临床患者具有胃大部分切除术病史。

2. 残胃正常X线钡餐检查表现主要包括残胃和吻合口的形态、柔软度、管壁厚度和黏膜均无异常征象。

## 二、残胃炎

【概论】　残胃炎是因胃十二指肠溃疡等良性病变或胃癌等恶性肿瘤行胃大部切除术后发生于残胃的黏膜炎症，是最为常见的残胃病变。

X线造影检查是胃术后检查的重要手段，残胃炎的X线钡餐检查表现为残胃黏膜不同程度增粗、迂曲，胃壁柔软，舒张度良好，X线透视下可见造影剂自输出袢或（和）输入袢返流到残胃腔内（图4-40、图4-41）。

【典型病例】

病例1　男，64岁，十二指肠癌术后3年（图4-40）。

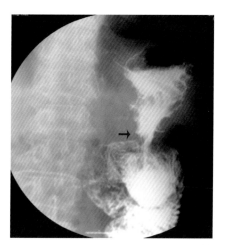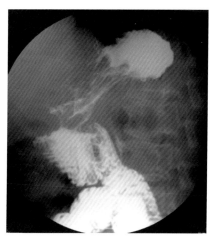

X线钡餐造影

X线钡餐造影示残胃黏膜增粗、紊乱，未见明确中断破坏。胃-空肠吻合口通畅（↑），可见钡剂自空肠返流至胃内，钡剂进入输出袢顺利

图4-40　残胃炎

病例2　男，38岁，胃癌切除术3周（图4-41）。

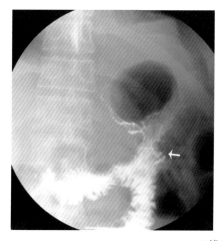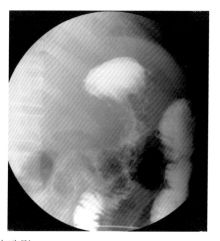

X线碘水造影

口服碘水X线造影示食管-残胃吻合口通畅（↑），未见狭窄或造影剂外漏征象。残余胃黏膜增粗、输入袢和输出袢通畅

图4-41　残胃炎

【临床影像诊断要点】

1. 患者具有胃大部分切除术病史和腹部不适的临床症状。

2. X线钡餐造影诊断征象主要为残胃黏膜增粗、迁曲。

## 三、残胃癌

【概论】 残胃癌是因胃十二指肠溃疡等良性病变或胃癌等恶性肿瘤行胃大部切除术后发生于残胃体、贲门、胃底或吻合口的原发癌。关于残胃癌的定义，一般认为胃十二指肠良性病变行胃大部切除术后5年以上或原发胃癌术后10年以上发生者，但目前达成的共识是无论首次手术胃疾病的性质如何，残胃内发生的癌即称为残胃癌。

X线钡餐检查对残胃癌的早期诊断有一定的困难，常需要结合胃镜检查。残胃癌的X线钡餐和CT检查表现类似与一般胃癌（图4-42、图4-43）。

【典型病例】

病例1 男，72岁，胃大部切除术后33年，上腹部疼痛不适1个月（图4-42）。

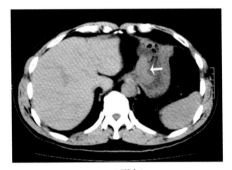

CT平扫

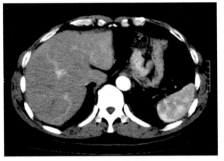

CT增强动脉期

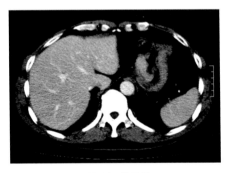

CT增强门静脉期

CT平扫示残胃底胃壁不规则形增厚（↑），最厚约20mm，CT增强后增厚的残胃壁明显不均匀性强化，胃周局部脂肪间隙模糊，未见肿大淋巴结

图4-42 残胃癌

病例2 男，52岁，胃溃疡毕Ⅱ式胃大部分切除术后吻合口肿物5年（图4-43）。

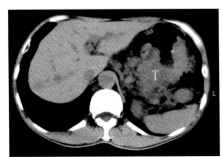

CT平扫

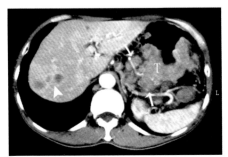

CT增强动脉期

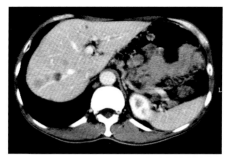

CT增强门静脉期

CT平扫示残胃底及体部胃壁弥漫性不规则增厚，局部形成软组织肿块（T），浆膜面不规则，周围脂肪间隙模糊，CT增强示增厚的胃壁和肿块明显不均匀性强化。胃周见多个肿大淋巴结，部分融合（↑）。CT平扫示肝实质内多个大小不等的低密影，CT增强后边缘强化，中央为无强化的坏死区，呈"牛眼征"（△）

**图4-43　残胃癌并胃周淋巴结转移、肝多发转移瘤**

【临床影像诊断要点】

1. 患者具有胃大部分切除术病史，临床表现无特异性。

2. X线钡餐造影检查和CT表现类似一般胃癌。

## 四、残胃排空迟缓症

【概论】　残胃排空迟缓症，亦称残胃胃瘫综合征或术后胃无力症，是胃大部切除术后发生的非机械性梗阻性潴留而引起的胃排空功能障碍，常发生于术后4～7天。

X线造影检查是诊断此病的主要方法，表现为残胃蠕动明显减弱甚至消失，排空迟缓，造影剂在残胃中潴留，胃腔扩张，吻合口无狭窄。口服或经胃管注入造影剂后4h以上再次行X线透视，造影剂仍滞留于残胃中，无或仅有少量造影剂进入空肠（图4-44）。

【典型病例】

病例　女，61岁，全结肠切除术后胃液量一直增多（图4-44）。

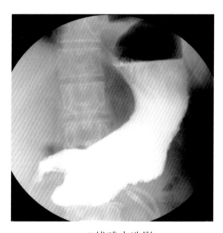

X线碘水造影

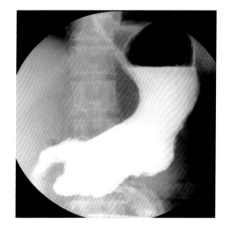

X线碘水造影（0.5h后）

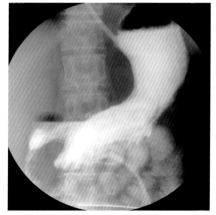

X线碘水造影（4h后）

口服碘水X线造影示胃内见较多空腹潴留液，未见明显蠕动波。4h后复查，胃排空差，胃腔内残留大量造影剂

**图4-44　残胃排空迟缓症**

097

【临床影像诊断要点】

1. 患者有胃大部分切除术病史和上腹部饱胀、呕吐、消化不良的临床症状。

2. X线钡餐造影表现主要在于残胃动力障碍，胃蠕动和排空不良。

### 五、倾倒综合征

【概论】 倾倒综合征是胃大部切除术后发生的一组非特异性临床症候群，主要表现为餐后即出现心慌、气急甚至晕厥等症状，多见于Billroth Ⅱ式胃空肠吻合术后。

X线钡餐检查表现为残胃内造影剂快速进入空肠，胃在3～6min即可排空（图4-45）。

【典型病例】

病例 男，51岁，胃溃疡大部切除术2年，术后出现进食后腹泻、头晕（图4-45）。

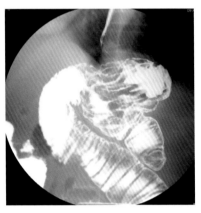
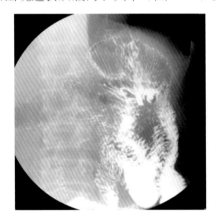

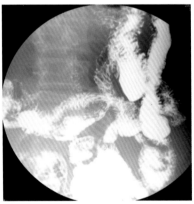

X线钡餐造影

X线钡餐造影示胃术后体积减小，钡剂通过胃与小肠端侧吻合口顺畅，胃排空极快，20min后钡头到达回盲部

图4-45 倾倒综合征

【临床影像诊断要点】

1. 患者具有胃大部分切除术病史和餐后心慌、气急甚至晕厥等临床表现。

2. X线钡餐造影检查可为明确残胃倾倒综合征的诊断提供重要依据，主要表现为残胃排空过快，残胃内容物快速进入小肠。

# 第十二节 胃术后吻合口

### 一、吻合口狭窄

【概论】 吻合口狭窄包括肿瘤性吻合口狭窄和良性吻合口狭窄两种：①肿瘤性吻合口狭窄除吻

合口狭窄外，同时具有吻合口肿瘤的X线造影或CT表现（参见"吻合口肿瘤复发"内容）；②良性吻合口狭窄多由于手术开口过小、吻合口术后水肿或纤维疤痕牵拉所致，仅表现为吻合口狭窄，X线造影检查时造影剂通过吻合口时不同程度受阻，吻合口处壁较柔软，轮廓光整，无充盈缺损和黏膜破坏中断征象（图4-46、图4-47）。

**【典型病例】**

病例1　女，55岁，胃癌术后1年腹胀（图4-46）。

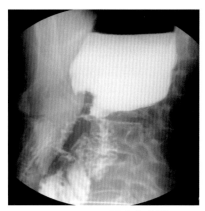
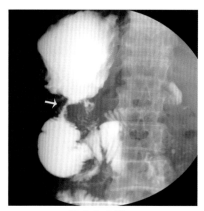

A．X线碘水造影　　　　　　　　　　　　B．X线碘水造影

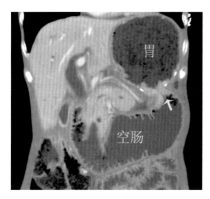
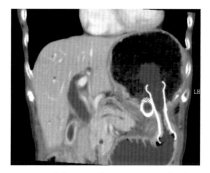

C．CT增强冠状位　　　　　　　　　　　D．支架置入术后CT增强冠状位

口服碘水X线造影（图A、图B）示造影剂经残胃-空肠吻合口（↑）通过受阻，呈线状进入空肠内，残胃明显扩张。CT增强（图C）示胃-空肠吻合口处局部胃壁均匀增厚，吻合口狭窄（↑）。输入与输出袢支架置入术后CT复查（图D）示胃-空肠吻合口处见2个金属支架影，近端均位于胃内，远端分别位于输入袢及输出袢内

**图4-46　吻合口炎性狭窄**

病例2　男，44岁，胃癌术后10天频繁嗝逆伴恶心呕吐（图4-47）。

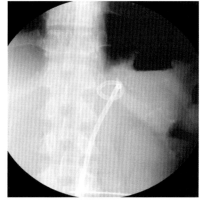
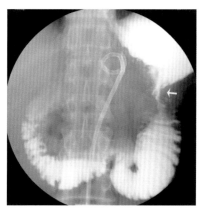

A．X线平片　　　　　　　　　　　　　　B．X线碘水造影

第四章　胃部疾病放射诊断

099

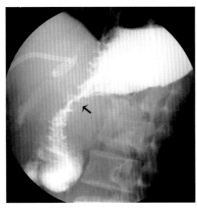
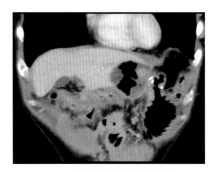

C. X线碘水造影      D. CT增强门静脉期冠状位

X线平片（图A）示胃内见较多滞留液并见液气平面。经胃管注入碘水X线造影（图B、图C）示残胃胃腔大、胃-肠吻合口（↑）狭窄，轮廓不光滑。CT增强（图D）示胃-肠吻合口处管壁均匀增厚，管腔轻度狭窄

**图4-47　吻合口炎性狭窄**

【临床影像诊断要点】

1. 患者有胃大部分切除术病史和餐后饱胀呕吐症状。

2. 残胃吻合口狭窄表现为造影剂通过受阻，包括肿瘤性和炎症性吻合口狭窄两种，具有相应不同的X线钡餐造影检查表现。

## 二、吻合口溃疡

【概论】　吻合口溃疡因胃大部切除术后发生于残胃吻合口处的黏膜破溃、缺损，深达胃壁肌层，常发生于吻合口的肠侧，绝大多数见于十二指肠溃疡术后患者，少见于胃溃疡术后患者。

X线造影表现为吻合口边缘龛影，形态较规则，体积较小，吻合口处壁柔软（图4-48）。

【典型病例】

病例　男，67岁，十二指肠球部溃疡胃大部切除术后1年腹痛（图4-48）。

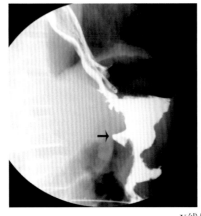

X线钡餐造影

X线钡餐造影示残胃黏膜增粗，胃-空肠吻合口通畅。残胃小弯侧近吻合口区见一腔外龛影（↑），大小约13mm×15mm，边缘略不规则，周围黏膜明显增粗、紊乱

**图4-48　吻合口溃疡**

【临床影像诊断要点】

1. 患者具有胃大部分切除术病史，术后出现上腹疼痛。

2. 吻合口溃疡X线钡餐造影表现为吻合口边缘龛影的出现，与一般胃溃疡类似。

### 三、吻合口瘘

【概论】 吻合口瘘以吻合口－腹腔瘘和吻合口－结肠瘘较为常见，X线造影检查是诊断本病首选的检查方法，常采用水溶性碘剂作为造影检查用的对比剂。

吻合口－腹腔瘘在口服碘剂X线造影检查上表现为碘剂在吻合口处漏入腹腔内（图4-49、图4-50）；吻合口－结肠瘘在口服碘剂或钡剂X线造影检查上表现为造影剂经吻合口进入结肠，结肠肠腔内见造影剂。

【典型病例】

病例1 男，56岁，胃窦癌大部切除术后10天发热（图4-49）。

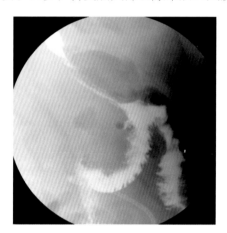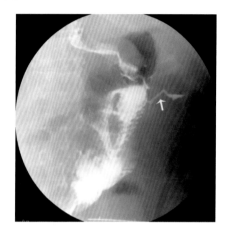
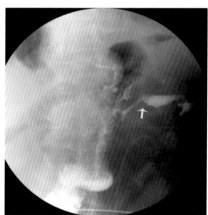

X线碘水造影
口服碘水X线造影示造影剂通过吻合口顺畅，吻合口左外侧见造影剂外漏（↑），呈条片状致密影

**图4-49 残胃－空肠吻合口瘘**

病例2 男，55岁，胃癌术后经腹腔引流管引出较多胃液（图4-50）。

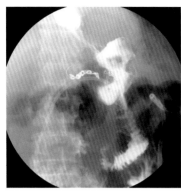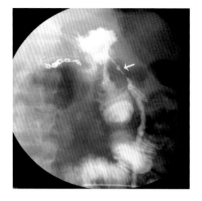

A. 口服碘水X线造影　　　　　　　　B. 经腹腔引流管注入碘水X线造影

口服碘水X线造影（图A）示造影剂经残胃—空肠吻合口通过顺畅，未见造影剂外瘘漏。经腹腔引流管注入碘水X线造影（图B）示造影剂自引流管口流至吻合口处并流入残胃腔，线状瘘管（↑）长度约为34mm

图4-50　残胃-空肠吻合口瘘

【临床影像诊断要点】

1. 患者具有胃大部分切除术病史，临床有腹痛、发热等症状。

2. 吻合口瘘的X线造影检查原则上选用碘对比剂进行检查，以避免钡剂进入腹腔而引起腹膜纤维化，X线造影检查中发现吻合口处造影剂外漏即可诊断此病。

## 四、吻合口肿瘤复发

【概论】　吻合口肿瘤复发是因胃癌等恶性肿瘤行胃大部切除术后发生于残胃吻合口处的原恶性肿瘤复发，多发生于术后3年内。

X线造影表现为残胃吻合口处不规则充盈缺损，胃壁僵硬，胃黏膜中断破坏，吻合口狭窄，造影剂通过时有不同程度地受阻（图4-51）。

CT平扫示残胃吻合口周围胃壁增厚，内外缘均不光整，延迟增强扫描有强化，并可有软组织肿块形成（图4-52）。

【典型病例】

病例1　女，85岁，胃低分化腺癌毕Ⅰ式术后2年，腹胀呕吐3个月，血清CEA和CA125明显升高（图4-51）。

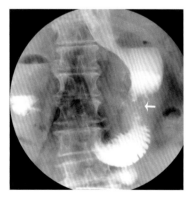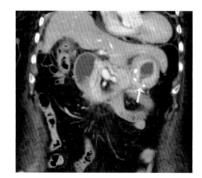

A. X线碘水造影　　　　　　　　B. CT增强门静脉期冠状位

口服碘水X线造影（图A）示食管明显扩张，残胃积液，胃-肠吻合口狭窄（↑），造影剂通过较缓慢，吻合口周围见不规则形充盈缺损，轮廓不光滑。CT增强（图B）示胃-肠吻合口见金属吻合线影，吻合口处胃壁增厚（↑），吻合口周围脂肪间隙模糊

图4-51　吻合口肿瘤复发

病例2　男，51岁，上腹部不适2年，加重1个月，4年前胃癌毕Ⅱ式手术（图4-52）。

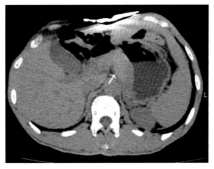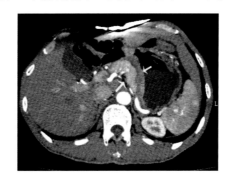

CT平扫　　　　　　　　　　　　　　　　CT增强动脉期

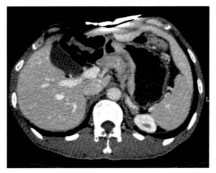

CT增强门静脉期

CT平扫示胃-肠吻合口处小弯侧胃壁明显增厚并形成腔外软组织肿块（↑），周围脂肪间隙模糊，CT增强动脉期肿块明显强化，门静脉期强化密度有所减退

图4-52　吻合口肿瘤复发

【临床影像诊断要点】

1. 患者有胃恶性肿瘤大部分切除术病史。

2. 残胃吻合口复发肿瘤的X线钡餐造影和CT表现类似一般胃癌。吻合口周围壁增厚或伴有局部软组织肿块形成，CT增强后有强化。

（高振华）

# 第五章
# 十二指肠疾病放射诊断

## 第一节　十二指肠放射学检查方法及正常表现

### 一、十二指肠放射学检查方法

1. X线平片　腹部立位片可观察十二指肠外伤或溃疡穿孔后形成的膈下游离气体，十二指肠球部因球后部梗阻所致的扩张积气。

2. 上消化道钡餐X线造影　借助口服阳性对比剂（如：医用硫酸钡混悬液或碘对比剂）或阴阳性混合对比剂（如：气钡双重对比造影检查）观察十二指肠部的位置、形态、黏膜、舒缩和排空功能，用于十二指肠病变的诊断。此外借助十二指肠位置和形态改变，借此间接显示胰腺疾病，但难以对胰腺病变的性质准确定位和定性。

3. CT　观察十二指肠壁及其壁外周围结构情况，评估十二指肠病变累及范围。CT检查前的准备工作类同胃检查。

### 二、十二指肠正常放射学表现

1. 上消化道钡餐X线造影　十二指肠X线钡餐造影检查体位不同，观察的影像重点亦有所不同。检查体位包括立位、俯卧位、仰卧位和侧位（图5-1）。立位时十二指肠呈"C"形圈包绕胰头。俯卧位主要观察十二指肠后壁和内外侧壁影像，仰卧位观察十二指肠前壁和内外侧壁影像，侧位片可同时清楚显示十二指肠前后壁影像。

十二指肠X线钡餐造影正常表现：十二指肠分为十二指肠球部、降部、水平部和升部四段。球部呈类三角形，分为球顶部和球底部，球顶端指向右上方，球底部光滑整齐，中央为幽门管开口，黏膜皱襞呈纵形达球顶部，球顶部与降部相接处为球后部。降部自上而下又分为岬部（降部中段内侧壁的局限性突起）、壶腹部（岬部下方，内含有十二指肠乳头）和直行部（十二指肠乳头下方内侧壁为纵形黏膜皱襞）。水平部水平自右向左走行，黏膜皱襞呈花纹状。升部跨过脊柱中线向左上方走行续为十二指肠空肠曲，后者由屈氏韧带固定并作为空肠的起始点。

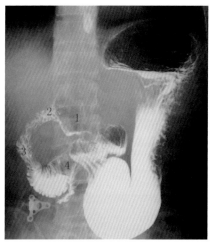

X线钡餐造影立位

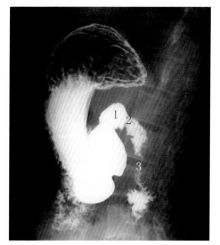

X线钡餐造影侧位

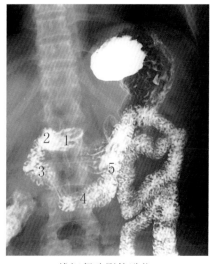

X线钡餐造影仰卧位

1-十二指肠球部；2-十二指肠球后部；3-十二指肠降部；4-十二指肠水平部；5-十二指肠升部

**图5-1　X线钡餐造影检查不同体位下十二指肠各段的正常表现**

2. 正常CT表现　　CT平扫示十二指肠腔含液体或气体样低密度影，肠壁呈厚薄均匀的软组织密度影，CT增强动脉期肠黏膜明显强化，门静脉期肠壁强化较均匀（图5-2）。不同层面十二指肠毗邻的结构有所不同（图5-3、图5-4）。

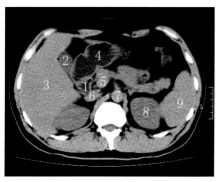

CT平扫

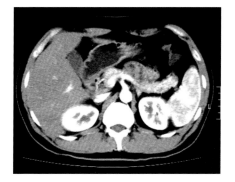

CT增强动脉期

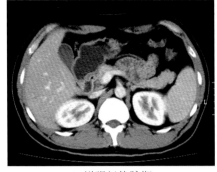

CT增强门静脉期

1-十二指肠球部；2-胆囊；3-肝脏；4-胃；5-门静脉；6-下腔静脉；7-主动脉；8-肾脏；9-脾脏

图5-2　十二指肠球部同一层面的CT平扫、增强动脉期和门静脉期的正常表现

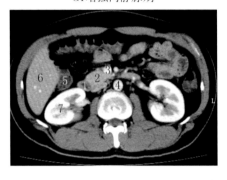

十二指肠降部层面CT增强门静脉期：1-十二指肠降部；2-胰腺头部；3-肠系膜上静脉；4-主动脉；5-结肠肝曲；6-肝脏；7-肾脏

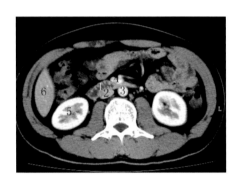

十二指肠水平部层面CT增强门静脉期：1-十二指肠水平部；2-下腔静脉；3-主动脉；4-肠系膜上静脉；5-肾脏；6-肝脏

图5-3　十二指肠横轴位由上至下不同层面的CT增强门静脉期正常表现

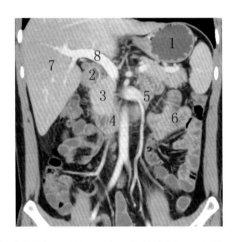

CT增强门静脉期：1-胃；2-十二指肠球部；3-胰腺头部；4-十二指肠水平部；5-十二指肠升部；6-空肠；7-肝脏；8-门静脉

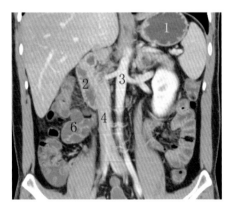

CT增强门静脉期：1-胃；2-十二指肠降部；3-腹主动脉；4-肝脏；5-下腔静脉；6-回肠

图5-4　十二指肠冠状位由前至后不同层面的CT增强门静脉期正常表现

# 第二节　十二指肠炎

【概论】　十二指肠炎（duodenitis）是指各种病因引起的十二指肠黏膜炎症，可局限于十二指肠球部（图5-5）或球后部（图5-6）或降部（图5-7），也可弥漫于整个十二指肠圈（图5-8）。

X线钡餐检查是诊断十二指肠炎的重要方法。十二指肠炎的X线钡餐表现为十二指肠激惹征象，即对比剂到达十二指肠腔内不易停留，不待充盈肠腔即快速排出的现象；黏膜皱襞增粗、紊乱。十二指肠球部炎症还伴有轮廓凹凸不平，边缘毛糙，球部柔软，但既无固定变形，也无龛影出现。

**【典型病例】**

病例1　女，39岁，肾病综合征3年，上腹部疼痛不适1周（图5-5）。

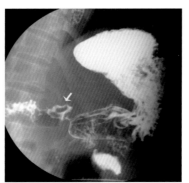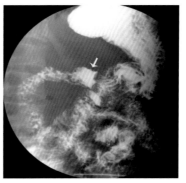

X线钡餐造影
X线钡餐造影示十二指肠球部（↑）黏膜增粗，球部激惹征象，无固定变形

**图5-5　十二指肠球炎**

病例2　男，21岁，脐周疼痛不适1周（图5-6）。

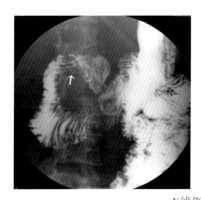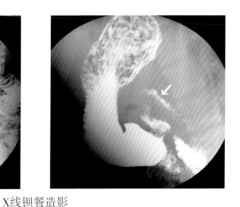

X线钡餐造影

**图5-6　十二指肠球后炎**
X线钡餐造影示十二指肠球部充盈良好，形态正常。球后部（↑）黏膜增粗，未见黏膜破坏征象

病例3　女，30岁，左上腹部隐痛不适6个月（图5-7）。

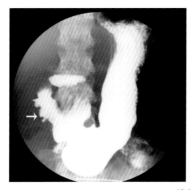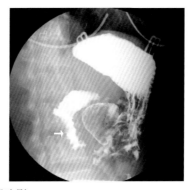

X线钡餐造影
X线钡餐造影示十二指肠球部充盈良好，黏膜规整，形态正常。十二指肠降段（↑）黏膜增粗，钡剂涂布不均，过钡激惹

**图5-7　十二指肠降段炎**

病例4　男，51岁，慢性肾功能衰竭尿毒症期（图5-8）。

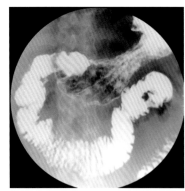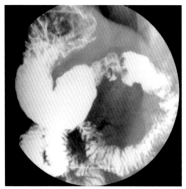

X线钡餐造影
X线钡餐造影示十二指肠球、球后部及降段黏膜增粗、紊乱

**图5-8　十二指肠圈炎**

【临床影像诊断要点】

1. 患者有上腹部不适，食欲减退等临床症状。
2. X线钡餐造影表现为十二指肠黏膜增粗，伴有功能性痉挛或激惹征象，管壁柔软。

# 第三节　十二指肠憩室

【概论】　十二指肠憩室（duodenal diverticulum）好发于十二指肠降部和水平部，可单发（图5-9）或多发（图5-10），以单发多见，大多数位于十二指肠圈内，少数位于十二指肠圈外（图5-11）。

X线钡餐检查是诊断十二指肠憩室最佳的检查方法，表现为与十二指肠腔相通的向腔外突出的囊袋状影，内有肠黏膜皱襞通入。立位时憩室内可见气液平面。十二指肠憩室并发炎症时，表现为憩室外形不光滑，局部黏膜增粗、紊乱。

CT表现为十二指肠降段内侧的含气囊腔影，与十二指肠腔相通（图5-12）。

十二指肠乳头旁憩室及其并发的憩室周围炎症可压迫邻近胆总管和胰管的开口，引起胆胰管的梗阻，影响胆汁和胰液的排出，继而发生胆管和胰腺内结石和感染，出现上腹部疼痛、发热和阻塞性黄疸等一系列临床症状，此时称为十二指肠乳头旁憩室综合征，又称Lemmel综合征（图5-13）。

【典型病例】

病例1　女，72岁，嗳气纳差3个月（图5-9）。

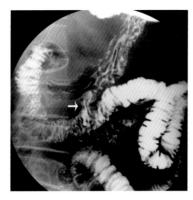
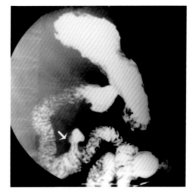

X线钡餐造影

X线钡餐造影示十二指肠水平部一囊袋状突出影（↑），排空良好

**图5-9 十二指肠单发憩室**

病例2 男，57岁，腹胀不适2周（图5-10）。

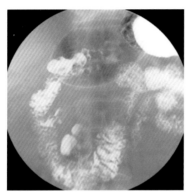
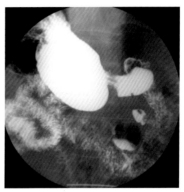

X线钡餐造影

X线钡餐造影示十二指肠降段、降段与水平段交界区各见一囊袋状突出影，内见黏膜贯入，充盈排空欠佳

**图5-10 十二指肠多发憩室**

病例3 男，43岁，上腹痛2天（图5-11）。

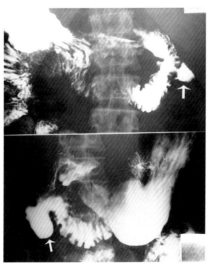

X线钡餐造影

X线钡餐造影示十二指肠降段——向十二指肠圈外的囊袋状突出影（↑），排空良好

**图5-11 十二指肠圈外憩室**

病例4　女，79岁，上腹痛疼痛不适8个月（图5-12）。

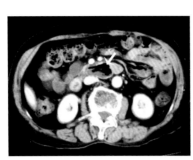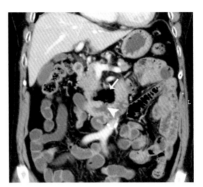

CT增强门静脉期　　　　　　　　　　　CT增强门静脉期冠状位

CT增强示十二指肠水平段一向十二指肠圈内突出的囊袋状含气腔影（↑），与十二指肠腔（△）相通

**图5-12　十二指肠水平段单发憩室**

病例5　男，54岁，右上腹疼痛，黄疸伴发热6个月（图5-13）。

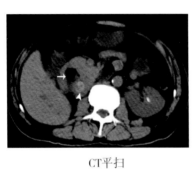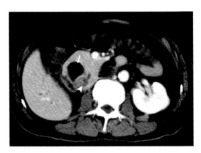

CT平扫　　　　　　　　　　　　　CT增强门静脉期

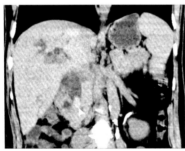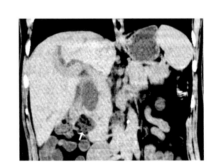

CT平扫冠状位

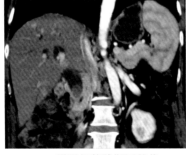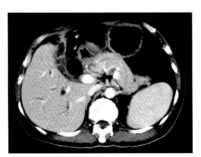

CT增强门静脉期冠状位　　　　　　　　CT增强门静脉期

CT平扫示十二指肠内侧胰头区一含气囊袋状憩室影（↑），直径大小约30mm。胆总管下段近十二指肠乳头部管腔内见一类圆形稍高密度结石（△），CT增强后未见强化。胆总管、肝内胆管扩张

**图5-13　Lemmel综合征**

**【临床影像诊断要点】**

1. 患者多无明显临床症状，憩室炎时可表现为上腹部疼痛，少数出现Lemmel综合征的临床表现。

2. X线钡餐造影和CT表现为与十二指肠腔相通的囊袋状突出影，内见对比剂或（和）气体。

# 第四节　十二指肠溃疡

**【概论】** 十二指肠溃疡（duodenal ulcer）是与胃酸和胃蛋白酶消化作用相关的十二指肠黏膜的破溃、缺损，累及深度超过黏膜肌层，可伴有出血、穿孔或瘢痕性狭窄等并发症，但不会癌变。90%以上的十二指肠溃疡发生于球部。有时与胃溃疡并存而称为复合性溃疡（图5-14）。

十二指肠球部溃疡X线钡餐检查的主要征象为腔外龛影和球部变形。龛影为十二指肠溃疡的直接征象，但其显示率仅约25%，龛影边缘光滑，最大径一般不超过2cm。正面观龛影形态规则，龛影周围黏膜纠集直达龛口（图5-15）。球部变形是诊断十二指肠球部溃疡的重要间接征象，常为球部侧壁的切迹样凹陷，幽门管多发生偏位（图5-16）。

十二指肠球部新发溃疡则因功能性痉挛出现激惹征和局部压痛。陈旧性溃疡则表现为疤痕收缩所致的球部固定变形，管腔狭窄，无激惹现象（图5-17）。

十二指肠溃疡急性穿孔在腹部立位平片表现为膈下新月形气体透亮影，亦可发生慢性穿孔而形成肠瘘（图5-18）。

**【典型病例】**

病例1　女，65岁，上腹疼痛3个月（图5-14）。

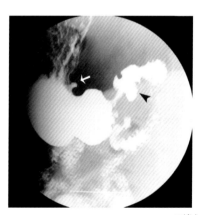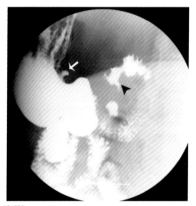

X线钡餐造影

X线钡餐造影示胃溃疡（↑）和十二指肠球部溃疡（▲）并存。胃体小弯侧见一腔外龛影，大小约9mm×8mm，边缘尚光整，周围黏膜纠集。十二指肠球部呈"三叶草"形，未见龛影或激惹征。十二指肠水平段见一单发憩室

**图5-14　复合性溃疡**

病例2　男，75岁，上腹疼痛1个月（图5-15）。

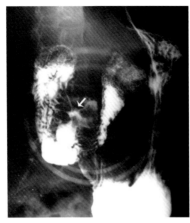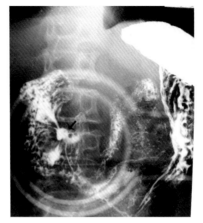

X线钡餐造影

X线钡餐造影示十二指肠球部一类圆形龛影（↑），大小约9mm×8mm，边缘光整，周围黏膜纠集

**图5-15　十二指肠球部溃疡**

病例3　男，25岁，空腹疼痛伴进食后缓解3周（图5-16）。

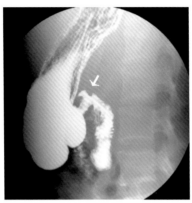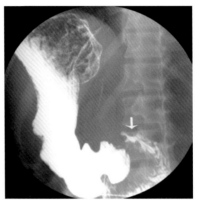

X线钡餐造影

X线钡餐造影示十二指肠球部变形（↑），透视下可见球部激惹征象，未见龛影

**图5-16　十二指肠球部溃疡**

病例4　男，70岁，腹痛腹胀2个月（图5-17）。

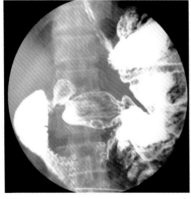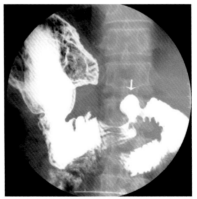

X线钡餐造影

X线钡餐造影示十二指肠球部变形（↑），未见明确激惹征象，幽门管偏位，球后部肠管局限性狭窄

**图5-17　十二指肠球部陈旧性溃疡伴球后部狭窄**

病例5 男，30岁，消瘦腹泻6个月（图5-18）。

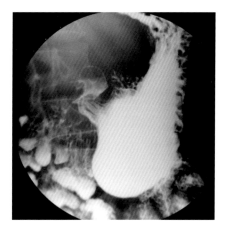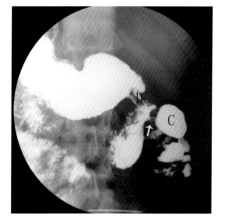

X线钡餐造影

X线钡餐造影示十二指肠球部变形，形态固定。十二指肠球后部（D）与结肠肝曲（C）见瘘管（↑）形成，可见较多钡剂直接由十二指肠进入结肠

图5-18 十二指肠球溃疡伴球后部-结肠瘘

【临床影像诊断要点】

1. 患者具有周期性发作的节律性上腹痛，表现为空腹疼痛，进食后可缓解。
2. X线钡餐造影主要表现为十二指肠球内龛影和球部固定变形。

# 第五节 十二指肠癌

【概论】 十二指肠癌（duodenal cancer）是起源于十二指肠黏膜上皮的腺癌，好发于降部，并可依据肿瘤发生部位分为壶腹上区、壶腹区（约占60%）和壶腹下区。来源于壶腹区的十二指肠乳头及其附近黏膜的癌肿称为壶腹癌（图5-19、图5-20），若再包括胰管和胆总管开口处的癌肿则称为壶腹周围癌（图5-21）。十二指肠癌按肿瘤生长方式不同而主要分为增生型和浸润型，以浸润型最为常见。

X线钡餐造影表现因肿瘤不同的生长方式而有所不同：①增生型十二指肠癌：表现为突入肠腔内的息肉样或菜花样充盈缺损，呈类圆形或不规则形，边界较清楚（图5-22）；②浸润型十二指肠癌：受累肠腔不规则狭窄，肠壁僵硬，肿瘤区黏膜破坏中断（图5-23）。

多层CT多方位图像重组技术可清楚显示肿瘤侵犯的范围和周围淋巴结情况，协助临床对十二指肠癌进行术前分型和T分期。CT表现为肠管内结节（图5-24）或肠管壁不规则增厚（图5-25），肠腔狭窄，肠腔内和腔外可形成软组织肿块，CT增强显示肿块常不均匀、轻中度强化。

【典型病例】

病例1 女，63岁，黄疸查因（图5-19）。

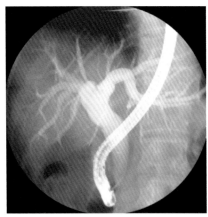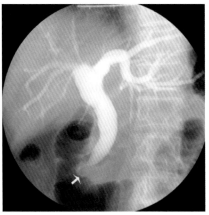

ERCP造影

ERCP造影示十二指肠乳头处类圆形软组织结节（↑），胆总管下端开口狭窄，肝内外胆管扩张

图5-19　十二指肠乳头癌

病例2　女，52岁，尿黄、身目黄染2周（图5-20）。

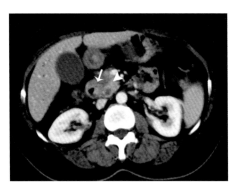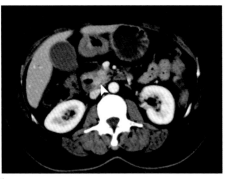

CT增强

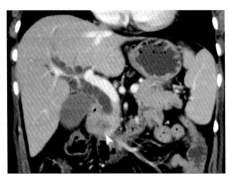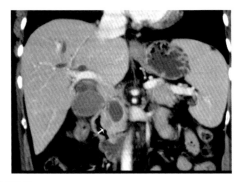

CT增强冠状位

　　CT增强示十二指肠降段内侧壁明显不规则增厚且明显强化（↑），管腔变窄。病变与胰头部（△）分界不清，肝内外胆管明显扩张。

图5-20　壶腹癌累及胰头

　　病例3　男，59岁，腹胀不适1个月（图5-21）。

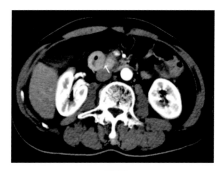
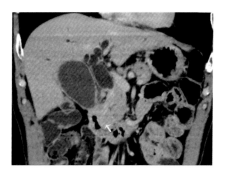

CT增强 CT增强冠状位

CT增强示肝内胆管及胆总管中上段中度扩张，胆总管胰头段突然截断，局部明显强化（↑）。胰头与十二指肠降段间脂肪间隙模糊。十二指肠降段内侧壁不规则增厚

**图5-21 壶腹周围癌（胰头导管腺癌）**

病例4 男，41岁，体检（图5-22）。

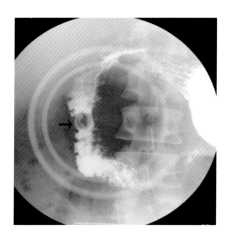
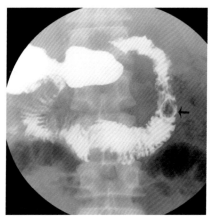

X线钡餐造影

X线钡餐造影示十二指肠降段内类圆形充盈缺损（↑），边界清楚，局部肠壁舒张度良好，病理证实为息肉早期恶变

**图5-22 十二指肠癌（增生型）**

病例5 男，58岁，上腹部疼痛不适3个月（图5-23）。

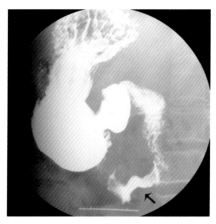
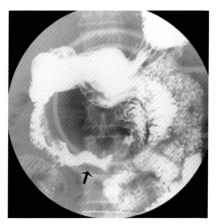

X线钡餐造影

X线钡餐造影示十二指肠降段与水平段交界区长约48mm的管腔狭窄段（↑），局部肠管僵硬，黏膜破坏

**图5-23 十二指肠癌（浸润型）**

病例6　男，48岁，上腹部不适6个月（图5-24）。

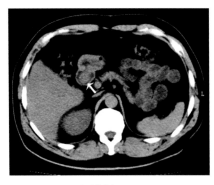

CT平扫

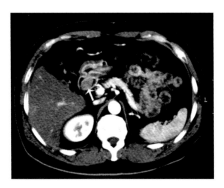

CT增强动脉期

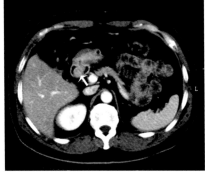

CT增强门静脉期

CT平扫示十二指肠球内前壁一15mm×18mm大小的类圆形软组织结节（↑），边缘光滑，CT增强明显强化

图5-24　十二指肠癌（增生型）

病例7　女，41岁，反复恶性、呕吐3个月（图5-25）。

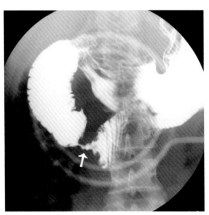

X线钡餐造影

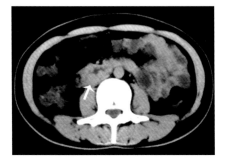

CT平扫

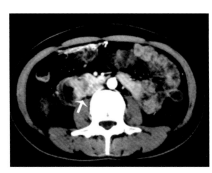

CT增强动脉期

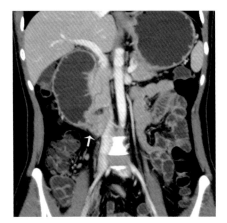

CT增强门静脉期冠状位

X线钡餐造影示十二指肠降段与水平段交界区长约48mm的管腔明显狭窄段（↑），局部肠管僵硬，黏膜破坏，近侧管腔扩张。CT平扫示病变段管壁不规则明显增厚（↑），CT增强后明显强化

图5-25　十二指肠癌（浸润型）

【临床影像诊断要点】

1. 十二指肠癌患者早期多无临床症状，中晚期临床症状无特异性表现。

2. X线钡餐造影表现为病变肠壁僵硬，舒张度下降，肠黏膜中断破坏，并根据肿瘤大体形态不同而表现有所差异。

3. CT可清楚显示肿瘤侵犯的范围和周围淋巴结情况。

# 第六节　十二指肠间质瘤

【概论】　十二指肠间质瘤（duodenal stromal tumor）指来源于十二指肠黏膜下间叶组织非定向分化的潜在恶性肿瘤。肿瘤位于胃黏膜下，可向腔内、腔外或同时向腔内外生长，因此根据肿瘤主体位置可相应分为腔内型、腔外型和混合型。间质瘤的恶性程度与瘤体大小密切相关，直径＞8cm者的恶性程度较高，术后易复发，常引起血性转移，局部淋巴结转移较少见。

X线钡餐造影检查对腔内型肿瘤显示较好，对腔外型显示不佳，表现为胃腔内的充盈缺损，边界清楚，轮廓呈类圆形或不规则，局部管壁舒张度减低，肿块较大时可见较深大的腔内溃疡（图5-26）。

CT检查可清楚显示肿瘤的大小及其与十二指肠壁的关系，预测肿瘤的恶性程度并进行准确的肿瘤分型（图5-27）。CT表现为形态较规则的软组织肿块，边界清楚，可呈分叶状，肿瘤体积较大者内部密度不均匀，内部可见坏死和钙化灶；增强扫描后肿瘤中度或明显强化，坏死区不强化。

【典型病例】

病例1　女，75岁，乏力、黑便1年（图5-26）。

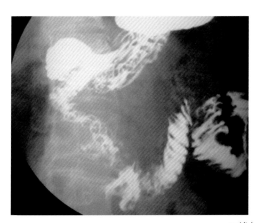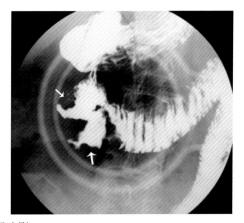

X线钡餐造影

X线钡餐造影示十二指肠降部外侧2个与管腔相通的不规则较大龛影（↑），较大者约30mm×15mm，相邻十二指肠管腔轻度变窄，黏膜光整，管壁柔软

**图5-26　十二指肠降部高度危险性恶性间质瘤**

病例2　女，30岁，上腹部包块3个月（图5-27）。

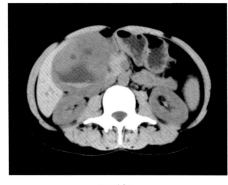
CT平扫

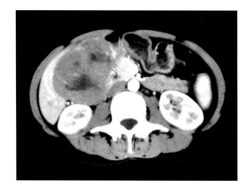
CT增强动脉期

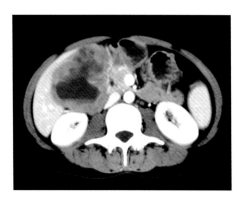
CT增强门静脉期

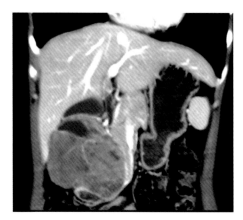
CT增强门静脉期冠状位

CT平扫示右上腹腔胆囊窝下方一巨大混杂密度肿块，以稍低密度为主，内见低密度坏死区和稍高密度液平面。肿块边界欠清晰，与十二指肠降部相贴，CT增强动脉期和门静脉期肿块呈不均匀强化。胰头受推压向左移位，胆囊受压上移

**图5-27 十二指肠高度危险性间质瘤**

【临床影像诊断要点】

1. 临床症状主要取决于肿瘤的大小和位置，胃肠道出血是较常见的症状。

2. X线钡餐造影表现为十二指肠内充盈缺损影，边界清楚，肠壁舒张度减低但不如十二指肠癌的肠壁僵硬和明显的黏膜破坏中断。

3. CT检查可清楚显示肿瘤的大小及其与十二指肠壁的关系，预测肿瘤的恶性程度并进行准确的肿瘤分型。

# 第七节　肠系膜上动脉压迫综合征

【概论】　肠系膜上动脉压迫综合征（superior mesentery artery syndrome）是由于肠系膜上动脉与主动脉的夹角较小（正常夹角角度50°~60°），肠系膜上动脉向后推压十二指肠水平部或升部使肠壁紧贴脊柱，造成十二指肠淤张，管腔内容物通过不畅，从而引起餐后上腹部胀痛、嗳气和进食后呕吐等临床表现，其症状与体位有关，仰卧位时加重，而俯卧位或膝胸位时可使症状缓解，常见于瘦长体型女性。

X线钡餐检查是肠系膜上动脉压迫综合征的极佳方法（图5-28），其诊断征象需同时具备以下三项：①十二指肠水平段"笔杆样"压迹，压迹处肠黏膜变平或消失；②十二指肠水平段压迹近端管腔

扩张；③十二指肠水平段压迹近端管腔内对比剂随蠕动和逆蠕动呈持续数分钟的"钟摆样"运动，甚至逆流入胃，站立位和仰卧位时此"钟摆样"运动较俯卧位更明显，俯卧位时可有少许对比剂通过压迹处进入远端小肠。

CT矢状面重组图像可清晰显示肠系膜上动脉与主动脉的夹角较小（图5-29）。

**【典型病例】**

病例1　男，24岁，餐后腹痛不适2年（图5-28）。

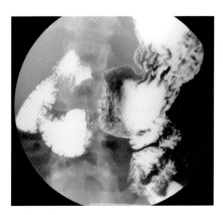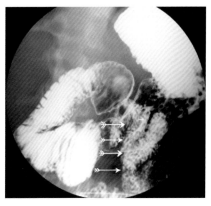

X线钡餐造影

X线钡餐造影示十二指肠水平段呈"笔杆征"压迹（↑），钡剂通过不顺畅。十二指肠降段、水平段管腔稍扩张，透视下见腔内钡剂呈"钟摆样"来回运动

**图5-28　肠系膜上动脉压迫综合征**

病例2　男，17岁，上腹饱胀伴体重下降1年（图5-29）。

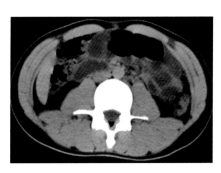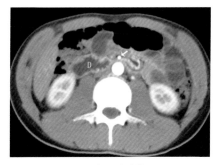

CT平扫　　　　　　　　　　　　　　　CT增强动脉期

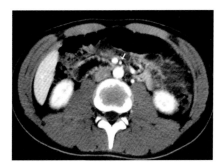

CT增强门静脉期

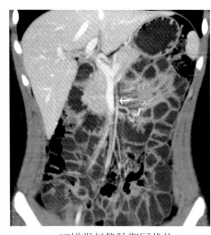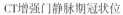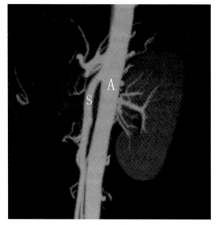

CT增强门静脉期冠状位　　　　　　　　　　　腹主动脉CTA

CT平扫和增强示十二指肠水平段（D）受十二指肠上动脉（↑）明显向后推压、管腔狭窄，近侧十二指肠扩张积液。CTA示肠系膜上动脉（S）和腹主动脉（A）间夹角变小，角度约26°

**图5-29　肠系膜上动脉压迫综合征**

【临床影像诊断要点】

1. 患者具有餐后上腹部胀痛、嗳气和进食后呕吐、体重减轻等临床表现。

2. X线钡餐造影表现为十二指肠水平部压迹处钡剂通过受阻，压迹近侧十二指肠肠管扩张，肠腔内钡剂逆蠕动明显，尤其在患者站立位时。

3. CT检查示肠系膜上动脉与主动脉的夹角过小，肠系膜上动脉向后推压十二指肠水平部使之贴靠脊柱前缘。

（王文尚）

# 第六章
# 小肠疾病放射诊断

## 第一节　小肠放射学检查方法及正常表现

### 一、小肠放射学检查方法

1. X线平片　腹部立位片可观察小肠外伤破裂或溃疡穿孔后形成的膈下游离气体、小肠肠腔内因高密度异物或结石所致的致密影。

2. X线造影　借助口服阳性造影剂（如：医用硫酸钡混悬液或碘造影剂）或阴阳性混合造影剂（如：气钡双重对比造影检查）观察小肠的位置、形态、黏膜、管腔、舒缩和排空功能，作为首选检查方法用于小肠功能和器质性病变的诊断。检查前要掌握X线钡餐造影检查的禁忌症，做好造影检查前的准备，必要时辅助解痉药进行低张力小肠气钡双重对比造影。检查过程中要转动体位，重视透视与点片相结合，形态与功能观察并重，合理使用触诊或机械压迫器。

3. 插管法小肠钡剂灌肠X线造影　其检查方法是将导管经食管、胃和十二指肠插到十二指肠空肠曲内，再经导管注入稀钡剂或稀钡剂和气体进行小肠造影检查，目前国内临床应用较少。

4. CT　观察小肠壁及其壁外周围结构情况，评估小肠病变累及范围。CT检查前的准备工作类同胃十二指肠检查。

### 二、小肠正常放射学表现

1. 正常X线钡餐造影表现　小肠X线钡餐造影检查分为六组（图6-1）：第1组为十二指肠；第2组为空肠上段，位于左上腹；第3组为空肠下段，位于左中腹；第4组为回肠上段，位于中腹；第5组为回肠中段，位于右中下腹；第6组为回肠下段，位于盆腔。

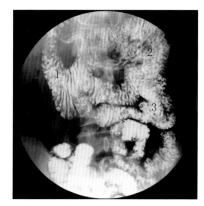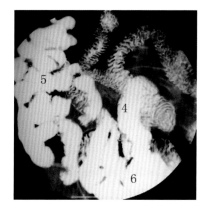

小肠X线钡餐造影

1-十二指肠；2-空肠上段；3-空肠下段；4-回肠上段；5-回肠中段；6-回肠下段

图6-1　X线钡餐造影检查下的成人小肠分组

小肠排空时间即造影剂口服后通过小肠到达回盲部所用的时间，正常为2~4h。空肠管腔较大，黏膜较密集，环状黏膜皱襞明显，蠕动较快；回肠管腔较小，黏膜较稀疏，黏膜皱襞常不明显，蠕动较弱（图6-2）。小肠管径一般不超过3.0cm。

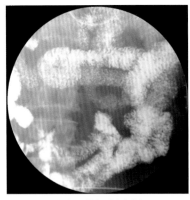 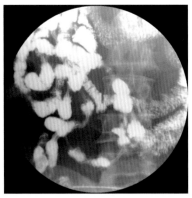

空肠X线钡餐造影 回肠X线钡餐造影

图6-2 成人空肠和回肠X线钡餐造影的正常表现

回盲部一般包括回肠末端、回盲瓣、盲肠、升结肠近段和阑尾。回盲瓣为回肠末端黏膜突入盲肠和升结肠交界处的瓣状黏膜，分为上下两瓣唇，瓣口呈鱼口状，位于盲肠内侧或内后侧。X线钡餐检查切线位上，回盲瓣关闭时呈鸟喙状，开放时呈圆筒状（图6-3）。

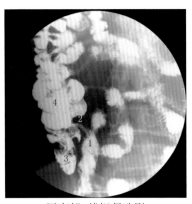

回盲部X线钡餐造影

1-回肠末端；2-回盲瓣；3-盲肠；4-升结肠

图6-3 回盲部X线钡餐造影的正常表现

2. 正常CT表现 小肠在CT横轴面上表现为环形影，纵轴面表现为管状影，肠腔无狭窄或扩张，肠壁无增厚，肠壁外周脂肪层清晰。CT增强动脉期小肠黏膜较明显均匀强化，门静脉期小肠壁中度强化（图6-4）。

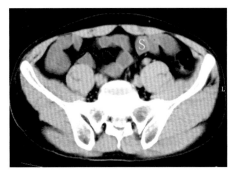 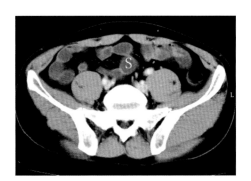

CT平扫 CT增强门静脉期

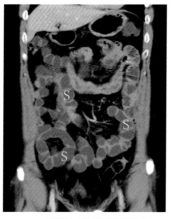 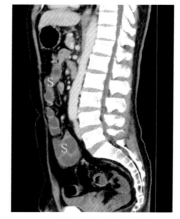

CT增强门静脉期冠状位　　　　　　CT增强门静脉期矢状位

图6-4　小肠CT平扫和增强正常表现：S-小肠

# 第二节　先天性肠旋转不良

【概论】　先天性肠旋转不良（congenital intestinal malrotation）是胚胎期肠道旋转障碍，引起盲肠或（和）十二指肠空肠曲位置异常，最常见于中肠（指十二指肠至横结肠中部的肠段）的旋转不良。约50%患者合并肠系膜上动脉根部为轴心的小肠扭转，临床患者出生后即可出现间歇性腹痛或伴有呕吐，部分患者出现症状就诊时已为成人。

X线钡剂灌肠和X线钡餐检查是先天性肠旋转不良诊断的主要方法。X线钡剂灌肠检查表现为盲肠位置异常（图6-5），盲肠不位于右髂窝，而位于右中上腹或左下腹。X线钡餐检查表现为十二指肠空肠曲和空肠上段位置异常（图6-6），十二指肠空肠曲不跨过脊柱中线达到左上腹部，而且其位置低于十二指肠球部；空肠上段沿中腹部呈螺旋形下降。

CT显示的肠系膜上动脉和肠系膜上静脉位置互换是肠旋转不良的特征性表现，肠旋转不良时肠系膜上静脉位于肠系膜上动脉的左侧（图6-7）。此外，肠旋转不良伴小肠扭转的特征性CT表现为小肠肠袢及其系膜以肠系膜上动脉根部轴心盘绕聚集，形成"漩涡征"（图6-8）。

【典型病例】

病例1　女，5岁，腹痛伴呕吐含胆汁物2年（图6-5）。

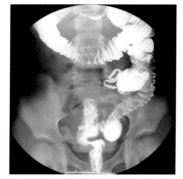 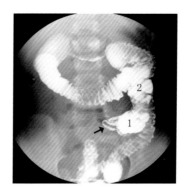

X线钡灌肠造影
X线钡灌肠造影示盲肠（1）及升结肠（2）位于左下腹，盲肠末端阑尾（↑）显影良好

图6-5　盲肠位置异常

病例2　男，13岁，出生后反复恶心、呕吐（图6-6）。

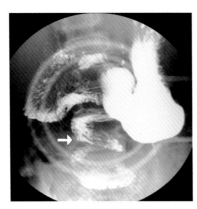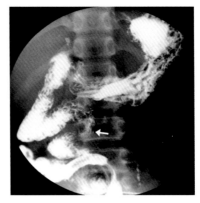

X线钡餐造影

X线钡餐造影示十二指肠圈位于右上腹部，十二指肠空肠曲位置偏低且位于脊柱右侧。空肠上段（↑）位于中腹部，呈螺旋状下行

**图6-6　中肠旋转不良**

病例3　男，15岁，反复间歇性腹痛4年（图6-7）。

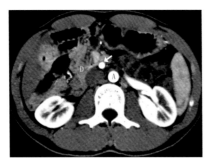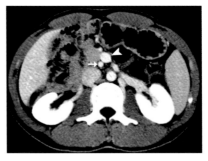

CT增强动脉期　　　　　　　　　　　　　　CT增强门静脉期

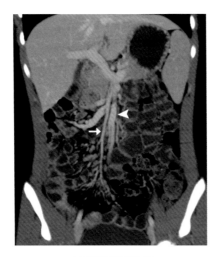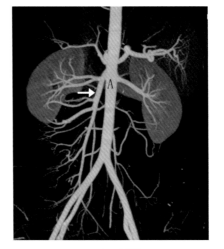

CT增强门静脉期　　　　　　　　　　　　　CTA正位

CT增强示十二指肠水平部（D）未通过肠系膜上动脉（↑）与腹主动脉（A）的间隙向左侧走行。肠系膜上动脉起自腹主动脉向右下走行，肠系膜上静脉（△）走行于肠系膜上动脉左前缘

**图6-7　中肠旋转不良**

病例4　女，35岁，反复上腹部疼痛不适伴呕吐2周（图6-8）。

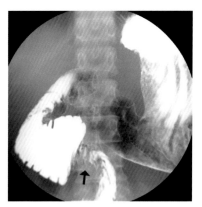

A. X线钡餐造影

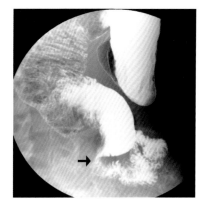

B. X线钡餐造影

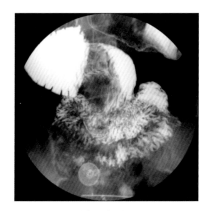

C. X线钡餐造影

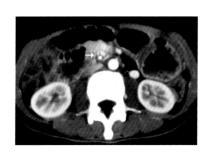

D. CT增强动脉期

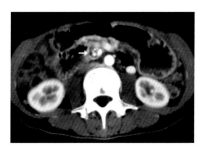

E. CT增强动脉期

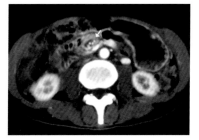

F. CT增强动脉期

X线钡餐造影（图A至图C）示十二指肠空肠曲位置低，钡剂到达十二指肠水平部受阻（↑），局部肠管狭窄，近侧十二指肠明显扩张，空肠上段沿腹中线下行。上下连续层面的CT增强动脉期（图D至图F）示中腹部肠系膜血管以肠系膜上动脉为中心呈"漩涡"样改变（↑），十二指肠水平部管腔变窄，近侧十二指肠管腔扩张

**图6-8 中肠旋转不良伴十二指肠水平部梗阻**

**【临床影像诊断要点】**

1. 患者出生后可出现间歇性呕吐的临床症状。

2. X线钡剂灌肠造影和X线钡餐造影是先天性肠旋转不良诊断的主要方法，盲肠和十二指肠空肠曲-空肠上段的位置异常为该病的诊断要点。

3. 肠系膜上动脉和肠系膜上静脉位置互换和小肠肠袢及其系膜以肠系膜上动脉根部轴心盘绕聚集形成"漩涡征"，分别是肠旋转不良和肠旋转不良伴小肠扭转的特征性CT表现。

# 第三节  小 肠 憩 室

【概论】  小肠憩室（small intestinal diverticulum）是发生于小肠的憩室，以近端小肠好发，可单发（图6-9）或多发（图6-10、图6-11）。X线钡餐造影是诊断小肠憩室最佳的检查方法，表现为与小肠腔相通的腔外囊袋状突出影，内有黏膜皱襞通入，造影剂可排空，立位片憩室内可见气液平面。

麦克尔憩室（Meckel diverticulum）指发生于距离回盲瓣100cm内的回肠末段的先天性憩室，表现为回肠系膜对侧缘的腔外囊袋状突出影，内有肠黏膜贯入（图6-12）。

小肠憩室并发炎症时，X线钡餐造影表现为憩室排空不良，边缘不光滑，局部黏膜增粗、紊乱（图6-13）。

【典型病例】

病例1  男，59岁，反复咳嗽，气喘（图6-9）。

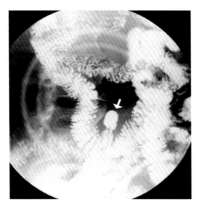

X线钡餐造影

X线钡餐造影示空肠上段突出于肠腔的单发囊袋状含钡影（↑），边缘光滑

图6-9  空肠单发憩室

病例2  男，60岁，反复双下肢浮肿（图6-10）。

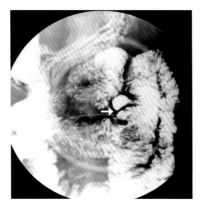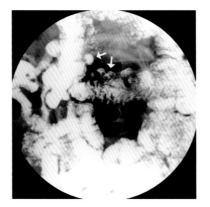

X线钡餐造影

X线钡餐造影示空肠多发的突出于肠腔的囊袋状含钡影（↑），边缘光滑

图6-10  空肠多发憩室

病例3  男，68岁，食欲不振，黑便20天（图6-11）。

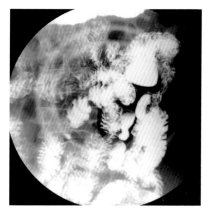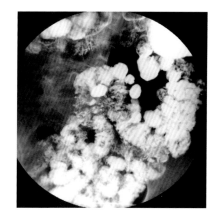

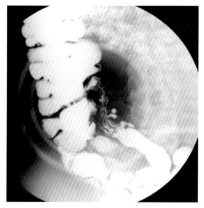

X线钡餐造影

X线钡餐造影示空肠和回肠多发突出于肠腔的囊袋状含钡影，大部分边缘光滑，部分边缘不光滑

图6-11　空回肠多发憩室

病例4　男，47岁，反复腹胀3年，加重1天伴血便（图6-12）。

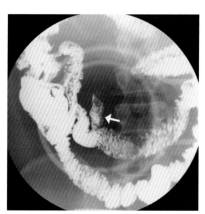

X线钡餐造影

X线钡餐造影示回肠下段一长囊袋状突起（↑），大小约12mm×30mm，与肠腔相通，其内黏膜与小肠黏膜相延续，充盈、排空良好

图6-12　麦克尔憩室

病例5　男，32岁，反复右下腹痛6个月（图6-13）。

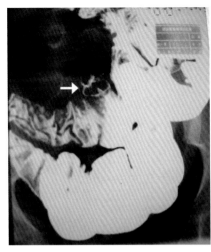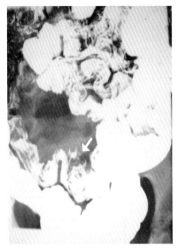

X线钡餐造影　　　　　　　　　　　　　　　　X线钡餐造影

X线钡餐造影示回肠下段一囊袋状突起（↑），与肠腔相通，充盈不住，其内黏膜明显增粗，边缘不光滑

**图6-13　麦克尔憩室炎症**

【临床影像诊断要点】

1. 临床患者多无明显症状，憩室出血时可表现为血便或黑便，憩室炎时表现为腹痛。
2. X线钡餐造影表现为与小肠腔相通的腔外囊袋状突出影，内见肠黏膜贯入和钡剂填充。

# 第四节　小肠克罗恩病

【概论】　小肠克罗恩病（Crohn disease of small intestine）是发生于小肠的非特异性炎症性病变，多见于青壮年，好发于回肠末段，常同时累及右半结肠，病变呈节段性跳跃分布，病变肠管之间有正常的肠管相间。

X线钡餐造影表现为小肠黏膜因水肿或炎性肉芽组织增生所致的卵石样充盈缺损；位于肠管的肠系膜缘溃疡所致的纵形龛影；肠壁增厚和纤维化所致的肠管偏心性狭窄，肠壁变硬，狭窄段近侧肠管可伴有不同程度的扩张和蠕动增强；肠系膜缘一侧的肠壁短缩所致对侧肠壁假憩室样袋状突出影（图6-14、图6-15）。

CT检查可显示肠壁及其肠壁外改变，协助临床评估病变范围和活动性。小肠克罗恩病的主要CT表现包括肠壁增厚，肠周围脂肪层模糊，邻近淋巴结可有反应性轻度增大（图6-16）。病变活动期内CT增强病变肠壁可呈分层强化现象，所属肠系膜血管增多和增粗，多发血管平行时呈"梳齿征"（图6-17）。

【典型病例】

病例1　男，30岁，反复腹痛3年（图6-14）。

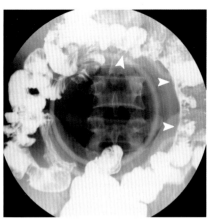

A．X线钡餐造影

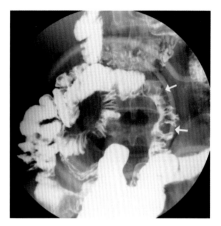

B．X线钡餐造影

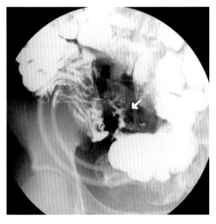

C．术后2年X线钡餐造影

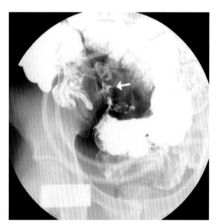

D．术后2年X线钡餐造影

　　X线钡餐造影（图A、图B）示回肠下段肠腔内见多个小类圆形充盈缺损（↑），肠系膜对侧缘见多个囊袋状假憩室（△），病变肠管长约12cm。病变小肠段切除术2年后患者再发腹痛，X线钡餐造影（图C、图D）示回盲部（↑）出现类似表现的病变

**图6-14　小肠克罗恩病**

　　病例2　男，57岁，反复便秘腹泻、消瘦2年（图6-15）。

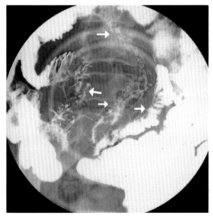

A．X线钡餐造影

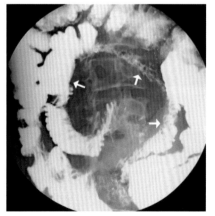

B．X线钡餐造影

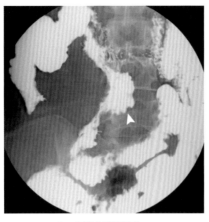

C. X线钡餐造影

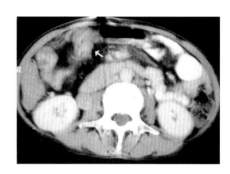

D. CT增强门静脉期

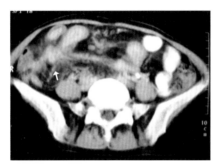

E. CT增强门静脉期

X线钡餐造影示回肠下段可见2处节段性病变，呈跳跃性分布。病变段小肠管壁毛糙，黏膜破坏，并见多发铺路石样充盈缺损（↑），管腔轻度狭窄。部分肠系膜缘肠壁稍僵硬，相对缩短，系膜缘对侧可见假憩室（△）。CT增强（图D、图E）示病变段小肠壁增厚（↑），管腔狭窄，肠壁外脂肪间隙模糊

**图6-15　小肠克罗恩病**

病例3　男，35岁，反复腹胀痛6个月，消瘦15kg（图6-16）。

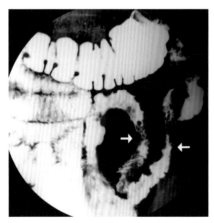
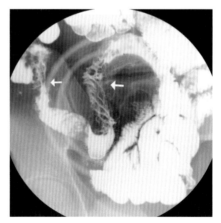

X线钡餐造影

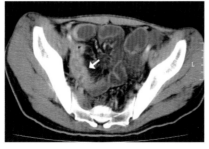

CT增强门静脉期

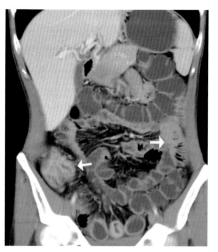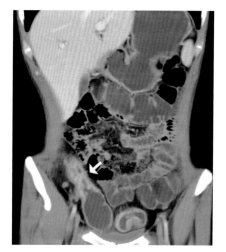

CT增强门静脉期

X线钡餐造影示小肠多节段黏膜稍显紊乱（↑），以回肠末段为显著，累及盲肠-升结肠起始部，局部管腔不均匀变窄，黏膜粗乱呈卵石征。CT增强示回盲部-升结肠起始段、空肠、回肠多处管腔狭窄，管壁不均匀增厚（↑），最厚处约12mm，病变区肠系膜脂肪模糊，肠系膜血管增多

**图6-16 小肠克罗恩病**

病例4 女，17岁，反复右下腹痛6个月（图6-17）。

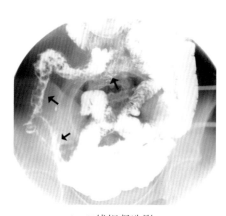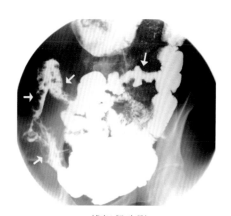

A．X线钡餐造影 　　　　　　　　　　B．X线钡餐造影

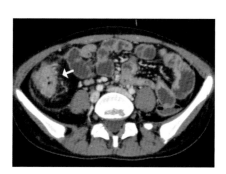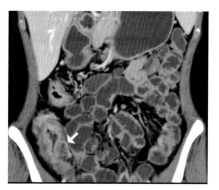

C．CT增强门静脉期 　　　　　　　　D．CT增强动脉期

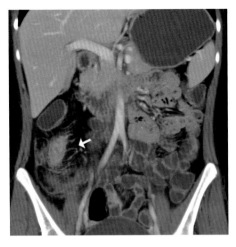

E．CT增强门静脉期

X线钡餐造影（图A、图B）示回肠末段、盲肠、升结肠及右半横结肠管腔不规则狭窄，内见多发卵石样充盈缺损（↑），肠黏膜增粗、紊乱，肠壁僵硬。CT增强（图C至图E）示盲肠、升结肠及回肠末端肠管呈节段性管壁增厚（↑），管腔变窄，周围脂肪间隙模糊。CT增强动脉期管壁黏膜明显强化，肌层及浆膜层呈分层状强化；病变侧肠系膜缘肠壁增厚，肠系膜血管增多、增粗，呈梳齿样改变（↑）

图6-17　小肠克罗恩病

【临床影像诊断要点】

1. 临床患者具有腹痛和腹泻症状。

2. X线钡餐造影表现为小肠管腔多发性偏心性狭窄，卵石样充盈缺损，纵形溃疡，病变呈跳跃性节段分布特点。

3. CT主要表现包括肠壁增厚，肠周围脂肪层模糊，邻近淋巴结可有反应性轻度增大。病变活动期内CT增强扫描肠壁分层强化，肠系膜血管增多和增粗。

# 第五节　小 肠 结 核

【概论】　小肠结核（small intestinal tuberculosis）是发生于小肠的特异感染性肉芽肿性炎症，病理上主要分为增殖型和溃疡型结核，多见于青壮年，好发于回盲部。

X线钡餐造影主要表现：①增殖型小肠结核（图6-18）：病变肠腔内见结节样充盈缺损，黏膜皱襞增粗、紊乱，肠腔不规则狭窄、短缩，管壁僵硬；②溃疡型小肠结核：病变肠黏膜皱襞粗乱、破坏，肠壁边缘不规则，肠管因存在溃疡而痉挛、激惹征象，可见尖刺状或锯齿状龛影，病变肠管狭窄、短缩和变形；③混合型（图6-19）：溃疡型和增殖型小肠结核表现同时存在，此型在临床最为常见。小肠结核均可发生肠粘连形态固定，肠壁相互聚拢，活动度减低，肠不完全梗阻征象，病变穿破肠壁时可形成肠内瘘或外瘘。

另外，小肠结核亦可合并：①肠系膜淋巴结结核，表现为淋巴结肿大、融合、干酪样坏死和钙化灶；②结核性腹膜炎，表现为腹膜增厚，腹水形成，腹腔脂肪模糊，肠管粘连固定。

CT检查可显示肠壁和肠管外改变，协助临床评估病变范围和并发症。小肠结核的主要CT表现包括肠壁增厚，肠腔狭窄，肠周围脂肪层模糊，腹膜增厚，腹水形成，邻近淋巴结结核（图6-20、图6-21）。

【典型病例】

病例1　女，44岁，反复下腹痛3年，患有活动性肺结核（图6-18）。

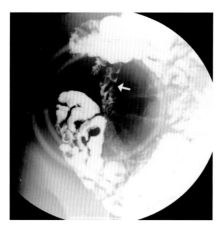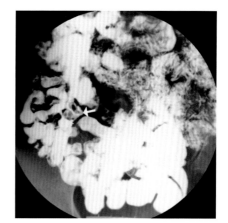

X线钡餐造影

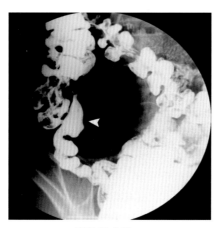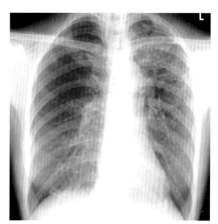

X线钡餐造影                                             胸部X线正位平片

　　X线钡餐造影示第5组小肠局部肠管边缘毛糙，黏膜增粗，内可见数个圆形充盈缺损（↑），累及长度3～4cm，回盲部（△）未见异常。胸部X线平片示左肺中上肺野大片状密度增高影，边界模糊

**图6-18　肺结核伴小肠结核**

　　病例2　男，22岁，腹泻6个月，发热2周（图6-19）。

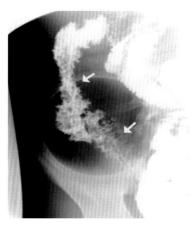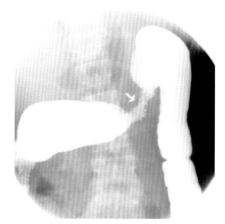

A. X线钡餐造影                                         B. X线钡灌肠造影

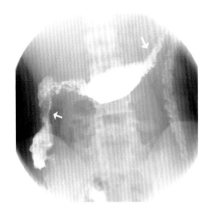 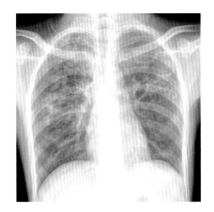

C．X线钡灌肠造影　　　　　　　D．胸部X线正位平片

X线钡餐造影（图A）示回肠末段、回盲瓣、盲升结肠管腔不规则狭窄，黏膜破坏，可见尖角样溃疡及充盈缺损（↑）。X线钡灌肠造影（图B、图C）示横结肠近脾曲段及盲升结肠段局限性管腔狭窄段（↑），肠壁较僵硬，黏膜破坏紊乱，可见不规则充盈缺损。胸部X线平片（图D）示双肺中上野多发云絮状致密影，边界模糊

**图6-19　肺结核伴回盲部及大肠结核**

病例3　男，51岁，腹痛6个月，患有活动性肺结核（图6-20）。

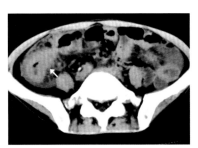 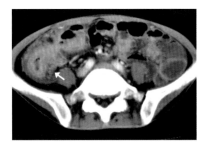

CT平扫　　　　　　　　　CT增强门静脉期

CT增强门静脉期冠状位

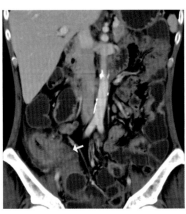

胸部CT平扫肺窗

CT平扫示回肠末段、盲肠及升结肠下段管壁增厚（↑），CT增强后明显强化，肠管边缘模糊，肠周围见液性密度影。肠系膜区见多发稍大淋巴结。胸部CT平扫示双肺广泛多发斑片状高密度影，边缘模糊

**图6-20　肺结核伴小肠结核**

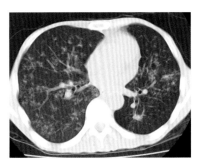

病例4　男，20岁，反复腹泻5个月，腹痛1个月（图6-21）。

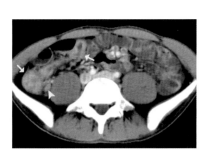
CT增强

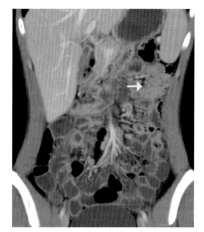
CT增强门静脉期冠状位

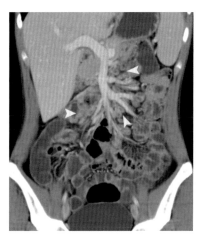
CT增强门静脉期冠状位

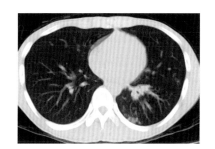
胸部CT平扫肺窗

CT增强示小肠及回盲部节段性肠壁明显增厚且明显强化（↑）。病变段肠管周围脂肪间隙模糊。肠系膜区及腹膜后见多个肿大淋巴结，CT增强后环形强化（△）。胸部CT平扫示左肺下叶背段片状高密度影，边缘模糊

**图6-21　肺结核伴小肠结核**

【临床影像诊断要点】

1. 患者具有腹泻与便秘交替和结核中毒临床症状。

2. X线钡餐造影表现为肠管短缩、变形，管腔狭窄，黏膜皱襞中断破坏并尖刺状或锯齿状溃疡。

3. CT检查可显示肠壁和肠管外改变，协助临床评估病变范围和并发症。

# 第六节　小肠蛔虫

【概论】　小肠蛔虫（intestinal ascariasis）是人体通过食入蛔虫的虫卵，虫卵到达空肠后孵化成幼虫后而寄生于小肠内发病。

X线钡餐造影是显示小肠蛔虫的重要检查手段。小肠蛔虫的X线钡餐造影表现为肠管内蚯蚓状的管状透亮影（图6-22），其中央可见与管状透亮影纵轴一致的线条状钡影（系蛔虫吞钡所致）（图

6-23）。

【典型病例】

病例1　女，24岁，反复发作腹痛2个月（图6-22）。

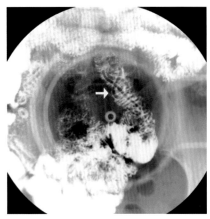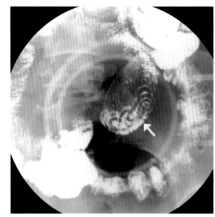

X线钡餐造影

X线钡餐造影示第3、4组小肠内多条透亮线条影（↑），可活动

**图6-22　小肠蛔虫**

病例2　女，18岁，反复腹部绞痛3年，多餐后发作（图6-23）。

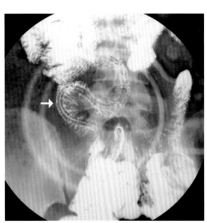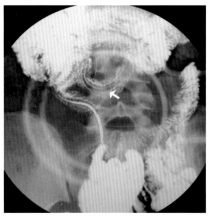

X线钡餐造影

X线钡餐造影示空肠下段肠腔内一条长管状透亮影（↑），中间见一线状钡影

**图6-23　小肠蛔虫**

【临床影像诊断要点】

1. 患者多无明显症状，可表现为腹痛。
2. X线钡餐造影表现为肠管内蚯蚓状的管状透亮影。

# 第七节　小肠息肉

【概论】　小肠息肉（small intestinal polyps）可为炎性息肉、腺瘤性息肉或错构瘤性息肉，可单发（图6-24）或多发（图6-25）。X线钡餐造影是诊断小肠息肉的重要检查方法。

不同病理性质的息肉在X线钡餐检查上表现相同，即为边界光滑的圆形充盈缺损，带蒂息肉则具有一定活动性，周围黏膜正常，小肠壁柔软，蠕动正常。较大的息肉可伴发小肠梗阻（图6-26）和小肠套叠（图6-27）。

胃肠道息肉患者出现皮肤、黏膜黑色素斑时称为黑斑息肉病或P-J综合征（图6-26）。皮肤、黏膜黑色素斑常见于唇黏膜、面颊部皮肤，以及手掌或足底皮肤，表现为黏膜或皮肤的黑色圆形斑点。

**【典型病例】**

病例1　女，56岁，上腹部间歇性疼痛不适6个月（图6-24）。

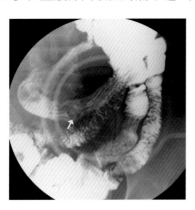

X线钡餐造影示第4组小肠内一椭圆形充盈缺损（↑），大小约15mm×10mm，位置、大小固定，边缘光滑锐利

**图6-24　小肠单发息肉**

病例2　女，17岁，皮肤色素沉着10年，P-J综合征患者（图6-25）。

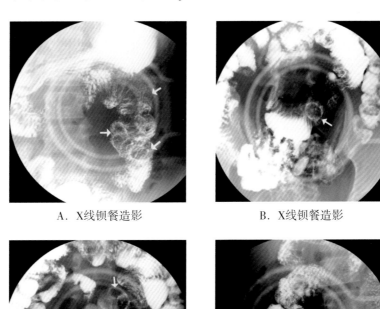

A．X线钡餐造影　　　　　　　　　　B．X线钡餐造影

C．X线钡餐造影　　　　　　　　　　D．X线钡餐造影

X线钡餐造影示空肠内多个大小不等的类圆形充盈缺损（↑），分布较集中，边缘光滑。回肠末段亦见一类圆形充盈缺损（图D）

**图6-25　小肠多发息肉**

137

病例3　女，9岁，阵发性腹痛伴呕吐3天急诊入院，唇黏膜及指掌侧皮肤黑色素斑，以往有小肠多发息肉病史（图6-26）。

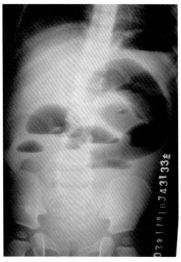

A．腹部X线立位片

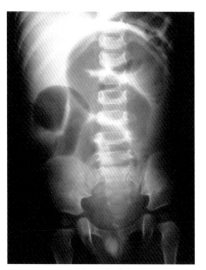

B．腹部X线卧位片

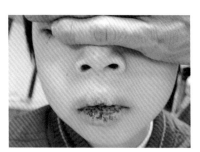

C．患儿面部照片

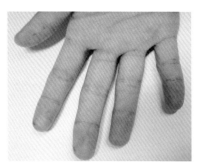

D．患儿手部照片

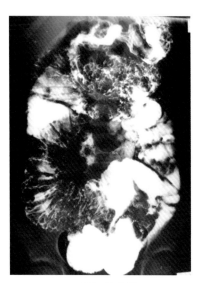

E．X线钡餐造影

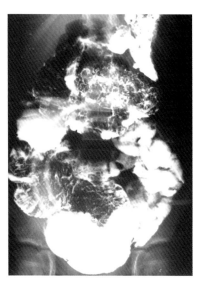

F．X线钡餐造影

腹部X线平片（图A、图B）示中腹部小肠积气、积液并见多个气液平面，管腔扩张。患儿唇黏膜及指掌侧皮肤见黑色素斑（图C、图D）。X线钡餐造影（图E、图F）示小肠内弥漫性类圆形充盈缺损，以空肠分布较集中，边缘光滑

图6-26　P-J综合征伴小肠梗阻

病例4　女，21岁，呕吐3天（图6-27）。

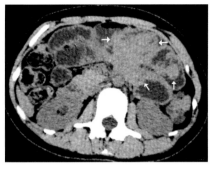
CT平扫

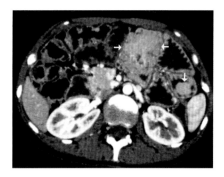
CT增强动脉期

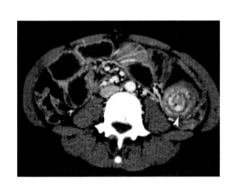
CT增强门静脉期

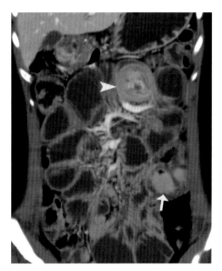
CT增强门静脉期冠状位

CT平扫示小肠肠管内多发结节、肿块，小肠肠管轻度扩张、积液。空肠段见肠套叠征，切面呈"同心圆"状（△）。CT增强示小肠内多发结节和肿块明显强化（↑），肠套叠中心部见纠集的肠系膜血管影

**图6-27　小肠多发息肉伴小肠套叠**

【临床影像诊断要点】

1. 小肠息肉较小者多有明显症状或体征，息肉较大时可出现便血或肠梗阻症状。
2. X线钡餐造影表现为边界光滑的圆形充盈缺损，此为小肠息肉的诊断征象。

# 第八节　小　肠　癌

【概论】小肠癌（small intestinal carcinoma）是起源于小肠黏膜上皮的腺癌，约占小肠恶性肿瘤的25%，好发于十二指肠和空肠近端，回肠极少。小肠癌按肿瘤生长方式主要分为增生型和浸润型，以浸润性生长为主。

小肠癌X线钡餐造影主要表现受累肠腔不规则狭窄，肠壁僵硬，肿瘤区黏膜破坏中断（图6-28），肿瘤坏死后可形成不规则腔内龛影或肠瘘（图6-29）。另外，小肠癌引起小肠梗阻或小肠套叠。

CT主要表现为肠壁不规则增厚，黏膜面凹凸不光滑，局部可形成软组织肿块，内可有溃疡，肠腔狭窄，浆膜层受侵犯时表面不光滑且邻近脂肪层密度增高（图6-30）。多层CT和三维图像重组技术可

清楚显示肿瘤侵犯的范围和周围淋巴结情况，协助临床对小肠癌进行术前分型和T分期。

【典型病例】

病例1　男75岁，右下腹痛伴呕吐1个月（图6-28）。

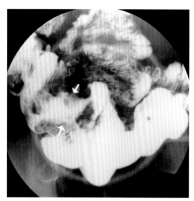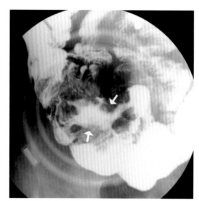

X线钡餐造影

X线钡餐造影示回肠末段不规则管腔狭窄段（↑），累及长度约60mm，黏膜中断破坏

**图6-28　小肠癌**

病例2　男，82岁，便秘10年，加重6个月（图6-29）。

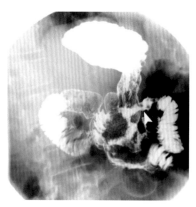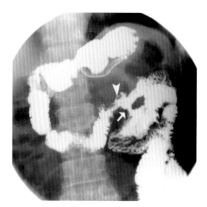

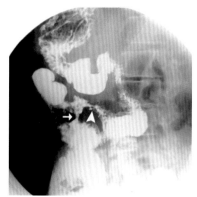

X线钡餐造影

X线钡餐造影示空肠起始段肠管节段性狭窄（△），管壁僵硬，黏膜中断破坏，并见瘘管（↑）与邻近空肠相通，位置固定

**图6-29　小肠癌伴小肠间瘘**

病例3　男，59岁，上腹部疼痛2个月（图6-30）。

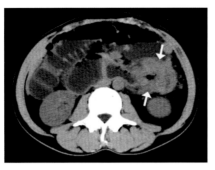

CT平扫

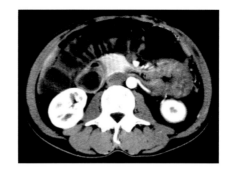

CT增强动脉期

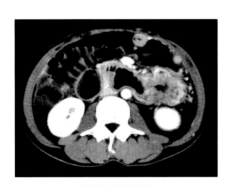

CT增强门静脉期

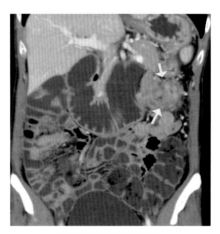

CT增强门静脉期冠状位

空肠起始段肠壁不规则增厚（↑），黏膜面凹凸不光滑，肠腔狭窄，浆膜面不光滑，邻近脂肪层密度增高，内见多个小淋巴结影，直径5～10mm

**图6-30　小肠癌**

**【临床影像诊断要点】**

1. 早期小肠癌患者多无临床症状，中晚期小肠癌可出现小肠梗阻和血便症状。

2. X线钡餐造影表现为小肠癌的肠壁僵硬，舒张度下降，肠黏膜中断破坏，并根据肿瘤大体形态不同而表现有所差异。

3. CT可清楚显示肿瘤侵犯的范围和周围淋巴结情况。

# 第九节　小肠恶性淋巴瘤

**【概论】**　小肠恶性淋巴瘤（small intestinal lymphoma）是起源于小肠黏膜固有层和黏膜下层淋巴组织并向腔内或外生长的恶性肿瘤，为小肠最常见的恶性肿瘤，绝大多数为非霍奇金淋巴瘤，霍奇金病极为罕见。

X线钡餐造影表现为小肠肠壁蠕动减弱，黏膜紊乱，病变区黏膜下神经丛或肌层受肿瘤侵犯而引起肠管管腔呈动脉瘤样扩张（图6-31）。

141

CT平扫示小肠壁弥漫性增厚，软组织肿块密度较均匀，CT增强示病变轻中度均匀强化，小肠肠腔狭窄，周围脂肪层清晰（图6-32），肠系膜内或腹膜后可伴有多发淋巴结肿大。

【典型病例】

病例1　男，43岁，面色苍白6个月，腹泻2个月（图6-31）。

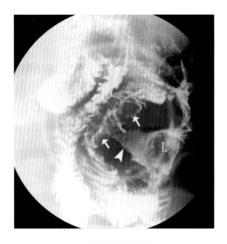

X线钡餐造影

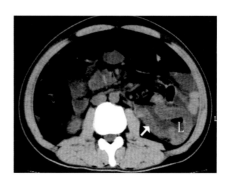

CT平扫

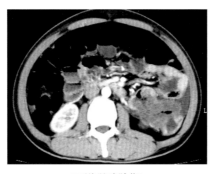

CT增强动脉期

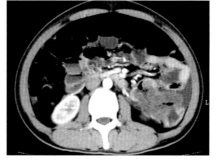

CT增强门静脉期

X线钡餐造影示空肠上段（↑）局限性管腔增宽，黏膜紊乱，病变段长约65mm，邻近小肠管腔与降结肠（L）相通（△），大量钡剂进入大肠。CT平扫示空肠壁明显增厚约20mm，密度均匀，CT增强较均匀轻度强化

**图6-31　小肠恶性淋巴瘤伴小肠-大肠瘘**

病例2　女，50岁，进食后左下腹阵发性疼痛2个月（图6-32）。

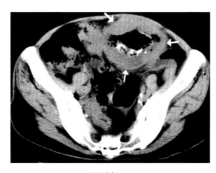

CT平扫

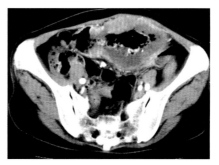

CT增强动脉期

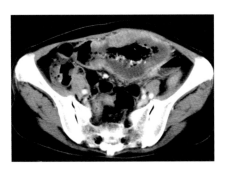

CT增强门静脉期

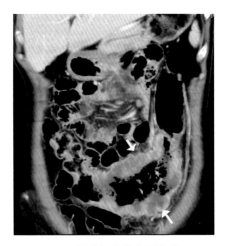

CT增强门静脉期冠状位

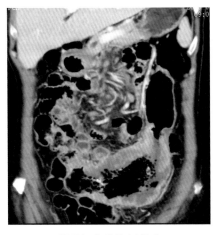

CT增强门静脉期冠状位

CT平扫示左下腹腔内局部小肠壁环形增厚（↑），最厚处约达24mm，肠腔扩大；CT增强增厚的小肠壁较均匀轻度强化（↑），周围脂肪间隙清晰

**图6-32　小肠恶性淋巴瘤**

【临床影像诊断要点】

1. 患者主要表现为腹部无规律性的疼痛和腹部包块。

2. X线钡餐造影常难以对小肠淋巴瘤做出诊断，CT可做出提示性诊断。

3. CT表现为小肠壁增厚，密度较均匀且轻中度均匀强化，小肠周围脂肪层清晰存在，肠系膜内或腹膜后可伴有多发淋巴结肿大。

# 第十节　小肠间质瘤

【概论】　小肠间质瘤（small intestinal stroma tumor）指来源于小肠黏膜下间叶组织非定向分化的潜在恶性肿瘤，占小肠间叶源性肿瘤的90%以上，仅极少数间叶源性肿瘤为平滑肌肿瘤。因此，目前大多学者已将消化道间叶源性肿瘤由以平滑肌肿瘤为主的观念转变到以胃肠道间质瘤为主的观念。肿瘤位于小肠黏膜下，可向腔内、腔外或同时向腔内外生长，因此根据肿瘤主体位置可相应分为腔内型、腔外型和混合型，腔内型少见。小肠间质瘤的恶性程度与瘤体大小密切相关，直径＞8cm者的恶性程度较高，术后易复发，常引起血性转移，局部淋巴结转移极少见。

X线钡餐造影检查对腔内型小肠间质瘤显示较好，表现为小肠腔内的充盈缺损，小肠壁舒张度减低但不如小肠癌的小肠壁僵硬；腔外型小肠间质瘤表现为小肠间占位性肿块，邻近肠管受压移位，小肠外深而大的不规则腔内龛影（图6-33、图6-34）。

CT检查可清楚显示肿瘤的大小及其与小肠壁的关系，预测肿瘤的恶性程度并进行准确的肿瘤分型（图6-35、图6-36）。CT平扫表现为形态较规则的软组织肿块，边界清楚，可呈分叶状，肿瘤体积较大者内部密度不均匀，可见坏死、溃疡和钙化灶；CT增强肿瘤中度或较明显强化，坏死区不强化。

【典型病例】

病例1　男，53岁，暗红色样血便14天（图6-33）。

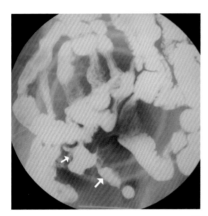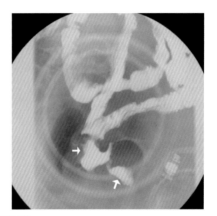

X线钡餐造影

X线钡餐造影示第6组小肠距回盲部约50cm处肠管外一不规则形龛影（↑），大小约4.5cm×2.5cm，邻近肠管受压推移。本例胶囊内镜术前检查疑误诊为麦克尔憩室

图6-33　回肠间质瘤（腔外型）

病例2　女，61岁，下腹部疼痛不适2周（图6-34）。

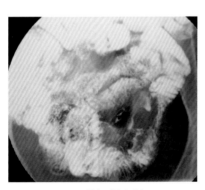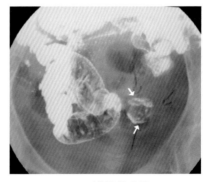

A. X线钡餐造影　　　　　　　　　　　　B. X线钡餐造影

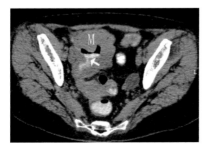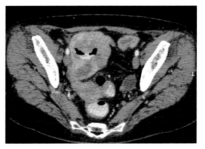

C. CT平扫　　　　　　　　　　　　　D. CT增强

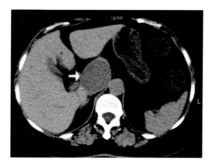

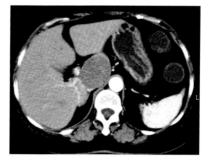

E．小肠间质瘤术后5年肝CT平扫

F．肿瘤术后5年肝CT增强动脉期

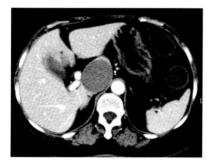

G．肿瘤术后5年肝CT增强门静脉期

X线钡餐造影示第6组小肠肠壁间距增大，呈较规则形的占位性肿块，大小约47mm×60mm，内见不规则较大龛影（↑），邻近肠袢轻度受压推移。CT平扫示盆腔右侧小肠间一较大软组织肿块（M），内见较大不规则龛影（↑），CT增强肿块中度强化，肿块与邻近小肠关系密切。小肠间质瘤术后5年肝脏CT（图E至图G）示肝尾状叶转移瘤（↑）

**图6-34　回肠间质瘤（腔外型）术后5年肝单发转移瘤**

病例3　女，48岁，黑便2个月（图6-35）。

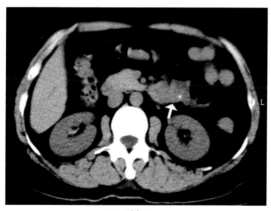

CT平扫

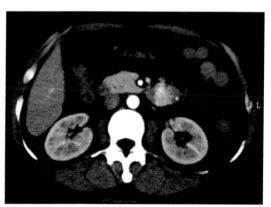

CT增强动脉期

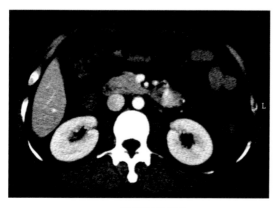

CT增强门静脉期

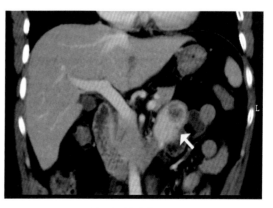

CT增强门静脉期冠状位

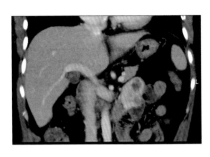 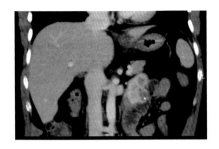

CT增强门静脉期冠状位

CT平扫示空肠起始段向腔内和腔外生长的软组织肿块（↑），大小44mm×30mm，内密度不均，并见点状钙化，CT增强后明显不均匀强化

图6-35　空肠间质瘤（腔内外混合型）

病例4　男，41岁，上腹部包块伴消瘦3个月（图6-36）。

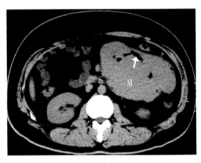 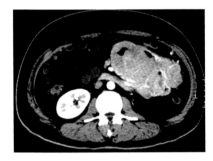

CT平扫　　　　　　　　　　　　CT增强动脉期

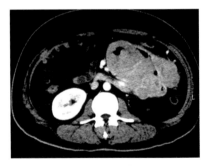 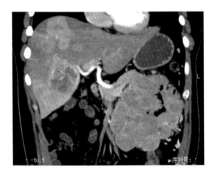

CT增强门静脉期　　　　　　　　CT增强动脉期冠状位

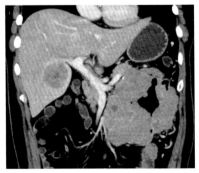

CT平扫示左中上腹部一不规则形软组织密度肿块（M），与邻近空肠起始段（S）分界不清。肿块密度不均，内可见气体影（↑）（手术证实肠外肿块与空肠腔相通），边界清楚呈分叶状。CT增强肿块中度不均匀强化，内见多发小血管影

图6-36　空肠间质瘤（腔外型）

CT增强门静脉期冠状位

【临床影像诊断要点】

1. 临床症状主要取决于肿瘤的大小和位置，肠道出血是较常见症状。

2. X线钡餐造影常表现为小肠外不规则的深大腔内龛影。

3. CT检查可清楚显示肿瘤的大小及其与小肠壁的关系，预测肿瘤的恶性程度并进行准确的肿瘤分型。

# 第十一节　小肠脂肪瘤

【概论】　小肠脂肪瘤（small intestinal lipoma）是起源于肠壁黏膜下层脂肪组织的良性肿瘤，发生率仅次于小肠间质瘤，常为单发。病灶较大时可引起肠套叠。

CT平扫表现为形态规则的脂肪密度肿块，边界清楚，密度均匀，CT增强病灶不强化（图6-37）。值得注意的是，脂肪瘤合并肠套叠时，勿将肠套叠内的肠系膜脂肪与脂肪瘤混淆，二者区别在于脂肪瘤内无血管影而肠系膜脂肪内见肠系膜血管影。

【典型病例】

病例　女，67岁，反复右下腹痛15天（图6-37）。

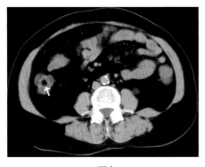 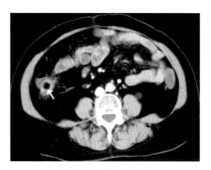

CT平扫　　　　　　　　　　　　　CT增强

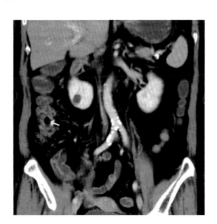

CT增强冠状位

CT平扫示回盲部小肠腔内一类椭圆形低密度影（↑），密度均匀，CT值约-100HU，大小约12mm×10mm×17mm，边界清晰，CT增强后未见强化

**图6-37　回盲部小肠脂肪瘤**

【临床影像诊断要点】

1. 临床表现因小肠脂肪瘤大小而异，病灶较小多无临床表现，病灶大时可引起肠套叠症状。
2. CT表现为小肠肠腔内形态规则的脂肪密度病变，此为小肠脂肪瘤的诊断特征。

# 第十二节　小　肠　梗　阻

## 一、单纯性小肠梗阻

【概论】　单纯性小肠梗阻（simple intestinal obstruction）是由于肠粘连、肿瘤或炎症所致的不伴血运障碍的机械性小肠梗阻，并可伴有部分肠袢粘连。

腹部立卧位X线平片可对小肠梗阻做出提示性诊断，单纯性小肠梗阻表现为小肠内积气、积液，管腔扩张并见3个或3个以上较大的气液平面，液面宽径＞3cm，气液平面呈阶梯状分布且见"气柱渐高征"，远端肠管无气体（图6-38）。小肠单纯性梗阻伴有部分肠粘连时则小肠扩张，积气积液但气液平面无"气柱渐高征"，立卧位片扩张肠管位置无明显变化。

X线造影检查可作为辅助诊断本病的检查方法，可观察小肠梗阻的部位和近端小肠梗阻扩张的程度（图6-39）。X线造影检查所用的造影剂应根据临床和腹部平片表现选用稀钡或碘水。单纯性小肠梗阻X线造影检查表现为肠腔内造影剂在梗阻部位通过受阻或不顺畅，可伴有近侧肠管不同程度的扩张。

CT可清晰显示小肠梗阻的位置和梗阻原因（图6-40），协助临床进行小肠梗阻的诊断与鉴别诊断。

【典型病例】

病例1　男，30岁，腹痛1个月，加重1周伴腹胀、呕吐（图6-38）。

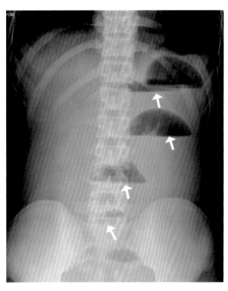 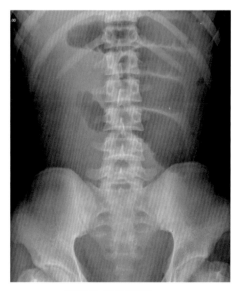

腹部立位X线平片　　　　　　　　　　　　　　腹部卧位X线平片

腹部立位X线平片示小肠积气、积液，管腔扩张并见3个或3个以上较大的气液平面（↑），液面宽径超过3cm，气液平面呈阶梯状分布且见"气柱渐高征"。卧位X线平片示扩张的肠管为小肠。术后病理为回盲部癌

图6-38　单纯性低位小肠梗阻

病例2　女，42岁，胃大部切除术后2个月出现脐周疼痛伴呕吐，肛门停止排气排便1周（图6-39）。

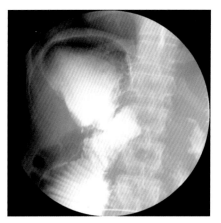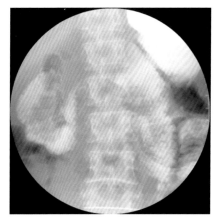

X线碘水造影

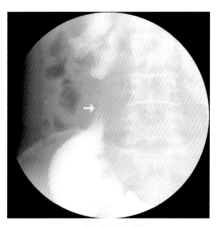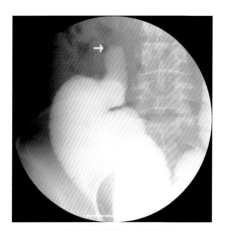

X线碘水造影　　　　　　　　　　　　　　X线碘水造影3.5h后复查

　　口服碘水X线造影示胃呈大部切除术后改变，造影剂通过胃-空肠吻合口顺畅。输入袢肠管通畅，输出袢远段肠管扩张，最大内径约62mm，于第4组小肠管腔明显狭窄，造影剂通过受阻（↑）。3.5h后复查，造影剂仍滞留于上述梗阻点

**图6-39　单纯性低位小肠梗阻**

　　病例3　男，27岁，直肠癌术后10个月，腹胀腹痛伴呕吐20天（图6-40）。

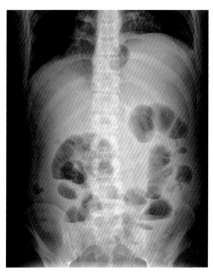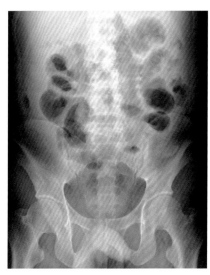

A. 腹部立位X线平片　　　　　　　　　　B. 腹部卧位X线平片

149

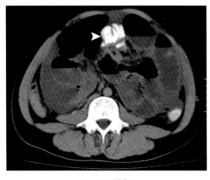

C. CT平扫

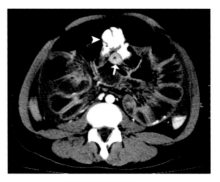

D. CT增强动脉期

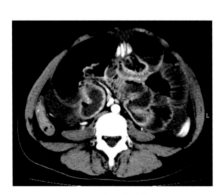

E. CT增强动脉期

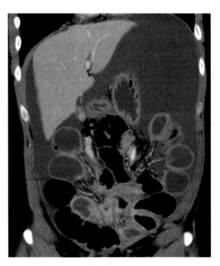

F. CT增强门静脉期冠状位

　　腹部立卧位X线平片（图A、图B）示小肠扩张，积气积液但气液平面无"气柱渐高征"，立卧位片扩张肠管位置无明显变化。CT示中上腹部小肠肠管积液、扩张，最大内径约43mm，中下腹部肠管聚集，局部小肠壁稍增厚（↑），管腔变窄，管腔内可见少许消化道造影检查后滞留的少许高密度造影剂（△），周围腹膜不规则片状增厚，腹腔积液

**图6-40　单纯性小肠梗阻伴小肠片状粘连**

【临床影像诊断要点】

　　1. 患者具有腹痛、腹胀、呕吐或肛门停止排气排便症状。

　　2. 腹部立卧位X线平片可对小肠梗阻做出提示性诊断，表现为小肠肠腔积气、积液，管腔扩张并见3个或3个以上较大的气液平面。

　　3. X线造影检查显示造影剂在梗阻部位通过受阻或不顺畅。

　　4. CT检查可显示小肠梗阻的位置和梗阻原因。


## 二、麻痹性小肠梗阻

　　【概论】　麻痹性小肠梗阻（adynamic intestinal obstruction）是由于腹部术后、腹膜炎、败血症或低血钾等原因的刺激引起小肠功能性异常改变，致使肠腔内容物正常运行障碍。

　　腹部立卧位X线平片表现为大肠和小肠弥漫性扩张、积气，气液平面较小且数目较少（图6-41）。X线造影透视观察小肠蠕动减弱甚至消失，造影剂通过缓慢，无管腔狭窄，无梗阻点（图6-42）。

**【典型病例】**

病例1　男，31岁，胃癌术后3天出现腹胀伴肛门停止排气（图6-41）。

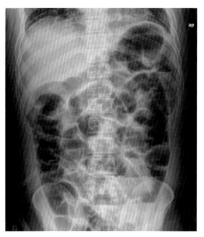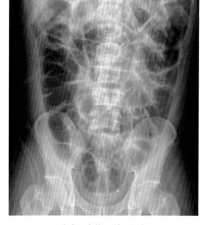

腹部立位X线平片　　　　　　　　　　　腹部卧位X线平片
腹部大小肠管普遍性扩张、积气，肠管内见2个液气平面

**图6-41　麻痹性肠梗阻**

病例2　男，13岁，腹部术后2天出现腹胀（图6-42）。

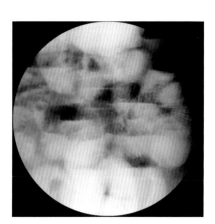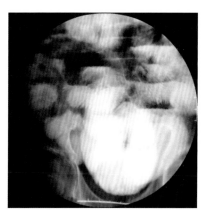

X线碘水造影
口服碘水X线造影示小肠肠管扩张，最宽径约43mm，立位见多个液气平面，未见肠管狭窄或梗阻点。3h后复查，造影剂到达横结肠

**图6-42　麻痹性肠梗阻**

**【临床影像诊断要点】**

1. 临床上具有引起小肠动力性肠梗阻的因素和腹胀不适、消化不良症状。

2. 麻痹性小肠梗阻的X线造影检查原则上选用碘造影剂进行检查，透视下观察小肠弥漫性扩张，小肠蠕动明显减弱，无管腔狭窄或梗阻点。

## 三、肠套叠

**【概论】**　肠套叠（intussusception）指由于肠道舒缩功能失调或肠道疾病引起近端肠管（套入部）及其肠系膜套入远端肠管（套鞘部）而造成肠道梗阻。若肠系膜血管被套入受压时间较长，则会引起套入部肠壁血运障碍，发生肠水肿、坏死。

幼儿的肠套叠大多数为功能性肠套叠，好发于回盲部，为回肠末端套入结肠（回结型肠套叠），

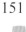

目前常采用空气灌肠X线检查进行儿童肠套叠诊断和整复治疗。成人的肠套叠大多数同时伴有肠道原发病变（肠道炎症、肿瘤或憩室等），可为结肠型、回结型和回回型肠套叠，常采用钡灌肠X线检查进行成人肠套叠的诊断，同时进行CT检查排除并存的肠道原发病变。

幼儿的肠套叠在腹部X线平片上表现为大肠积气，小肠无气体，有时在充气肠腔的衬托下局限性软组织肿块影（套头部）。成人的肠套叠在腹部X线平片上表现为小肠梗阻征象，表现为肠管积气、积液，管腔扩张并见气液平面。

空气灌肠X线检查中经肛门注入结肠内的气体遇到套叠头部而通过受阻，随着注入气压不断逐步增加（自8kPa至13kPa），阻塞的软组织包块逐渐向近端退缩直至消失，大量气体进入小肠使小肠充气呈网格状，达到肠套叠整复的目的（图6-43）。部分患儿因肠套叠时间较长，局部肠壁水肿、出血使肠套叠整复不能（图6-44）或出现肠破裂穿孔并发症。

CT对于成人肠套叠伴发的肠道原发病变的诊断具有很大价值（图6-45、图6-46）。肠套叠横轴面CT表现为同心环样结构，自外向内分别由套鞘部肠壁、反折部肠壁、套入部肠系膜脂肪和套入部肠壁组成。肠套叠纵轴面CT表现为香肠状改变，可观察套入部和套鞘部肠壁情况。

【典型病例】

病例1　男，11个月，阵发哭闹24h伴呕吐3次（图6-43）。

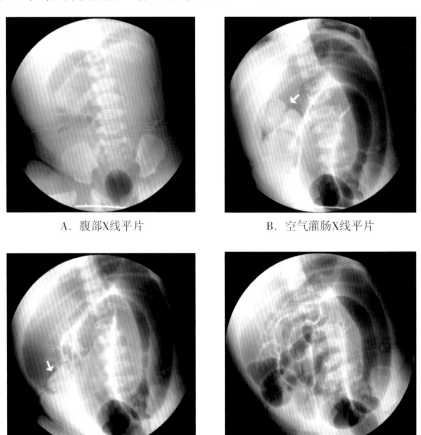

A. 腹部X线平片　　　　　　B. 空气灌肠X线平片

C. 空气灌肠X线平片　　　　D. 空气灌肠X线平片

腹部X线平片（图A）示大肠积气，小肠内未见气体影。经肛门插入带气囊尿管，注入空气，压力维持在8kPa，大肠充气，横结肠中部见团状肠套叠套头影（↑）。增加充气压力至12kPa，套叠头部逐渐退缩至回盲部水平进而消失，小肠充气呈网格状

图6-43　回结型肠套叠空气灌肠复位成功

病例2　男，6岁，阵发性腹痛5天（图6-44）。

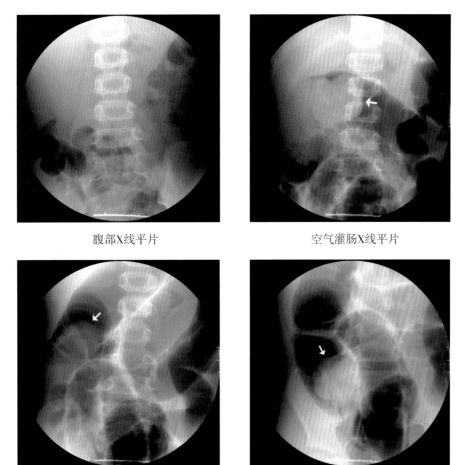

腹部X线平片　　　　　　　　　　　空气灌肠X线平片

空气灌肠X线平片

　　腹部X线平片示大肠少许积气，膈下未见游离气体。经肛门插入带气囊尿管，注入空气，压力维持在8kPa，大肠充气，横结肠中部见团状肠套叠套头影（↑）。增加充气压力，套叠头部逐渐退缩至回盲部水平。反复充气，最高维持压力13kPa，套叠头部未能回缩

**图6-44　回结型肠套叠，空气灌肠整复不成功**

病例3　男，64岁，间歇性腹痛1个月（图6-45）。

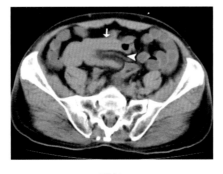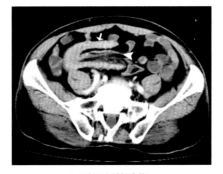

CT平扫　　　　　　　　　　　　　CT增强门静脉期

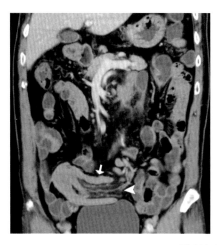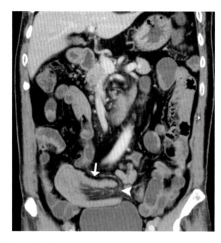

CT增强门静脉期冠状位

CT平扫示回肠下段局部肠壁均匀增厚（↑），密度均匀，CT增强门静脉期轻度强化，周围脂肪间隙尚清晰。回肠下段肠腔内见套入的近端回肠及其相应肠系膜脂肪及血管影（△），呈"香肠状"改变

图6-45　回肠淋巴瘤伴回回型肠梗阻

病例4　男，65岁，反复腹痛伴大便性状改变3个月（图6-46）。

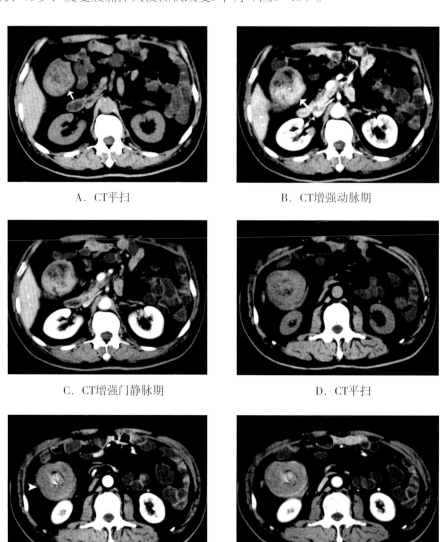

A．CT平扫

B．CT增强动脉期

C．CT增强门静脉期

D．CT平扫

E．CT增强动脉期

F．CT增强门静脉期

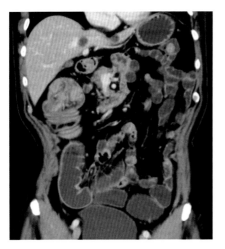
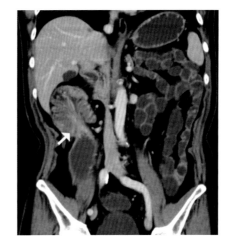

G．CT增强门静脉期冠状位　　　　　　　　H．CT增强门静脉期冠状位

CT平扫示横结肠肝曲肠壁不规则增厚（↑），CT增强动脉期明显强化，门静脉期密度有所下降（图A至图C）。回肠末端套入升结肠内，内见肠系膜脂肪及血管影，横轴面呈同心环状（△），纵轴面呈"香肠状"（↑）（图D至图H）

**图6-46　横结肠肝区腺癌伴回结型肠套叠**

【临床影像诊断要点】

1. 患者有腹痛、呕吐、便血、腹部包块和肠梗阻临床症状。

2. X线造影检查中造影剂通过套叠处受阻并显示套头部即可做出诊断。

3. 肠套叠横轴面CT表现为"同心环"样结构，纵轴面CT表现为"香肠状"改变。

# 第十三节　小　肠　瘘

【概论】　小肠瘘（small intestinal fistula）是指因腹部手术、创伤、炎症或恶性肿瘤等原因引起的小肠肠管之间、小肠与其他脏器或体外之间的病理性通道，可分为内瘘和外瘘两类，常见的有：小肠间内瘘、小肠结肠瘘、小肠胆囊瘘、小肠膀胱瘘和腹壁小肠造瘘等。X线造影检查有助于小肠瘘的诊断，可显示小肠瘘口的位置、瘘道（管）的走行以及脓腔的形成（图6-47）。CT检查亦可被有选择地用于小肠瘘的诊断和邻近周围结构情况的评估（图6-48）。

口服、灌肠或插管法碘水或稀钡X线消化道造影检查常用于显示小肠内瘘，表现为小肠内造影剂进入邻近的小肠、大肠或其他脏器，或大肠造影剂进入小肠。

经腹壁瘘口X线造影检查常用于显示小肠外瘘，表现为经腹壁外瘘口注入的造影剂进入小肠肠腔内。

【典型病例】

病例1　男，32岁，小肠克罗恩病史2年，右下腹痛伴包块6个月（图6-47）。

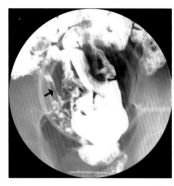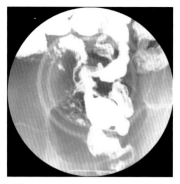

X线稀钡餐造影

X线稀钡餐造影示回肠末段管腔不规则狭窄，黏膜破坏紊乱，局部管壁粘连固定，少量造影剂外漏于肠管外，回肠末段与阑尾间见线条状瘘道（↑）

**图6-47　回肠克罗恩病伴回肠-阑尾-腹腔瘘**

病例2　男，35岁，右下腹疼痛19月，腹壁窦道9个月（图6-48）。

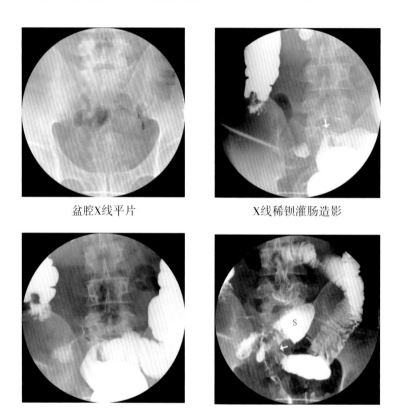

盆腔X线平片　　　　　　X线稀钡灌肠造影

X线稀钡灌肠造影

盆腔X线平片上未见异常征象。肛门插管注入适量稀钡剂X线造影示乙状结肠局部狭窄（↑）并见造影剂外溢，盆腔内部分小肠（S）显影。排钡后观察乙状结肠狭窄段黏膜破坏，与小肠相连，部分造影剂经小肠进入腹腔，经腹腔引流管流出下腹壁窦管外口

**图6-48　小肠克罗恩病伴小肠-乙状结肠-腹腔-腹壁瘘**

【临床影像诊断要点】

1. 临床表现因小肠瘘口的部位和大小不同而异。

2. X线消化道造影和经腹壁瘘口X线造影检查常分别用于诊断小肠内瘘和外瘘，表现为小肠肠管之间、小肠与其他脏器或体外之间有造影剂充盈的异常通道。

（高振华）

# 第七章
# 大肠疾病放射诊断

## 第一节　大肠放射学检查方法及正常表现

### 一、大肠放射学检查方法

1. X线平片　腹部立位片可观察大肠外伤破裂或溃疡穿孔后形成的膈下游离气体。

2. 钡灌肠X线造影　通过肛门注入浓度合适的适量钡剂观察大肠的位置、形态、管腔充盈和黏膜情况，用于大肠病变的诊断。X线钡灌肠造影检查前要做好大肠肠道清洁准备工作，一般口服泻剂即可达到肠道清洁要求，必要时需加行清洁灌肠。清洁灌肠后，需等待2h后再行钡灌肠检查，以避免清洁灌肠后肠道内水分稀释钡剂所造成的肠黏膜涂布不良。钡剂灌入过程中即可观察大肠各段充盈像，嘱患者排便后再复查观察大肠黏膜像。

3. 气钡双重对比X线造影　经肛门注入稀钡剂后再注入适量气体进行大肠造影检查，借助注入的气体充盈大肠管腔和钡剂涂布肠黏膜表面来达到双对比效果。良好的肠道清洁准备是此造影检查成功的必要前提，注意借助体位的变化和气钡的移动来观察大肠各段的情况。

4. CT　观察大肠壁及其壁外周围结构情况，评估大肠病变累及范围。CT检查前的准备工作类同胃十二指肠检查。

5. 排粪造影X线检查　先行钡灌肠至钡剂达横结肠，嘱患者采取侧位，坐于特制的坐便器，调整体位使双侧闭孔重合，模拟排粪过程，分别摄取静坐、提肛（肛门缩紧上提）和力排（用力排便，肛门开大，包括初排充盈像和最大用力黏膜像）时的直肠侧位像，此外还要摄取直肠肛管正位黏膜像，用于显示直肠肛管区的器质性病变（如直肠癌、肛瘘和直肠炎等）和功能性异常（如盆底痉挛综合征、直肠内套叠、直肠外脱垂、直肠前突和骶直分离等），多用于便秘或排便困难患者的诊断。

### 二、大肠正常放射学表现

1. X线平片正常表现　正常大肠内有少量积气、积粪，未见肠管扩张或较大气液平面（图7-1）。

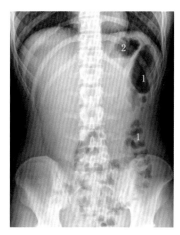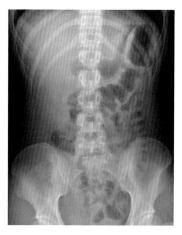

腹部立位X线平片 腹部卧位X线平片
1-大肠；2-胃

图7-1 腹部立位和卧位X线平片大肠正常表现

2. X线钡灌肠和气钡双重对比X线造影正常表现 大肠可分为盲肠、升结肠、结肠肝曲、横结肠、结肠脾曲、降结肠、乙状结肠、直肠和肛管。除直肠外，结肠壁可见对称膨隆的囊袋状含钡影为结肠袋，结肠袋之间的短条状负性充盈缺损为半月皱襞。排钡后大肠黏膜清晰、规则，呈纵横斜交错状（图7-2、图7-3）。

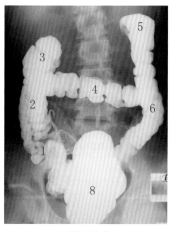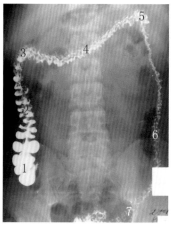

大肠充盈像 大肠黏膜像
1-盲肠；2-升结肠；3-结肠肝曲；4-横结肠；5-结肠脾曲；6-降结肠；7-乙状结肠；8-直肠

图7-2 X线钡灌肠造影正常表现

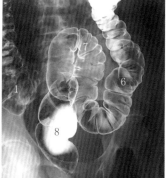

1-盲肠；2-升结肠；3-结肠肝曲；4-横结肠；5-结肠脾曲；6-降结肠；7-乙状结肠；8-直肠

图7-3 大肠气钡双重对比X线造影的正常表现

3. 正常排粪造影X线表现 排粪造影X线检查获得的图像包括直肠侧位静坐像、提肛像、力排末期像和直肠肛管正位黏膜像（图7-4），测量的径线和角度如下（图7-5）：

（1）肛直角（anorectal angle）指直肠侧位像上直肠轴线和肛管轴线的后交角，其角度的大小反映盆底肌群主要是耻骨直肠肌的松弛和收缩活动。正常时肛直角的角度随不同时相状态而异：提肛时肛直角<静坐时肛直角（101°±16°）<力排时肛直角（120°±16°）。

（2）耻尾线指耻骨联合下缘至尾骨尖的连线，相当于盆底的解剖位置。肛管上部即直肠肛管结合部（转折处），正常静坐时位于耻尾线以下。肛上距为肛管上部（转折处）中点至耻尾线的垂直距离。力排时较静坐时明显增大，正常值<30mm。力排时>30mm（经产妇>36mm）即为会阴下降。

（3）乙耻距和小耻距分别指充钡的乙状结肠和小肠最下缘与耻尾线的垂直距离。正常力排时肠管下缘应在耻尾线水平以上，位于耻尾线水平以下者即为内脏下垂。

（4）骶直间距指充钡的直肠后缘至骶骨前缘的距离。正常骶直间距均匀等宽，与骶骨前缘平行，骶直间距<10mm。若骶直间距>20mm，则为骶直分离，反映直肠有系膜和盆底结构松弛。

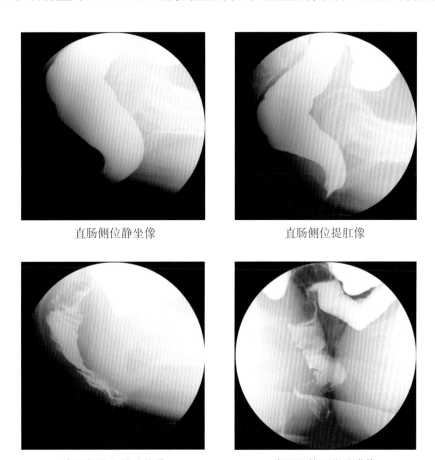

直肠侧位静坐像　　　　　　　　　　直肠侧位提肛像

直肠侧位力排末期像　　　　　　　　直肠肛管正位黏膜像

静坐时肛直角约106°，肛上距约22mm。嘱患者排便，见会阴下降，肛直角开大，力排时肛直角约110°，肛管开大，钡剂排空顺畅，肛上距约28mm，骶直间距与静坐态大致相同。直肠正位黏膜像未见直肠内套叠征象

**图7-4 排粪造影X线检查时各状态图像的正常表现**

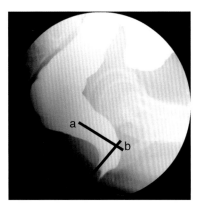

肛直角（静坐像）：a线-直肠轴线；b线-肛管轴线

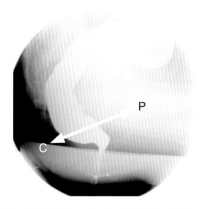

耻尾线（提肛像）：P点-耻骨联合下缘点；C点-尾骨尖；PC线-耻尾线

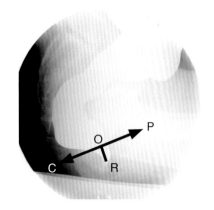

肛上距（静坐像）：PC线-耻尾线；R点-直肠肛管转折处；RO线-肛上距

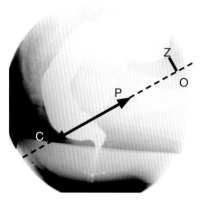

乙耻距（力排初期）：PC线-耻尾线；Z点-乙状结肠最下缘点；ZO线-乙耻距

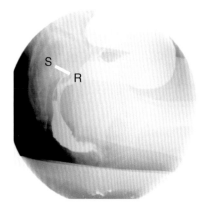

骶直间距（力排末期）：R点-直肠后缘点；S点-骶骨前缘点；RS线-骶直间距

图7-5 排粪造影X线测量时常用的径线和角度

4. 正常CT表现 大肠在CT上横轴面表现为环形软组织密度影，纵轴面为管状软组织密度影，结肠袋清晰可见，管腔无狭窄或扩张，管壁无增厚，肠壁外周脂肪层清晰；CT增强大肠黏膜及半月皱襞均匀明显强化（图7-6、图7-7）。

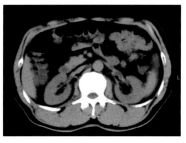 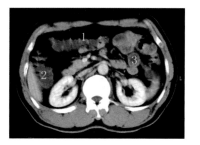

CT平扫                         CT增强

1-横结肠；2-结肠肝曲；3-小肠

图7-6 同一层面大肠CT平扫和增强正常表现

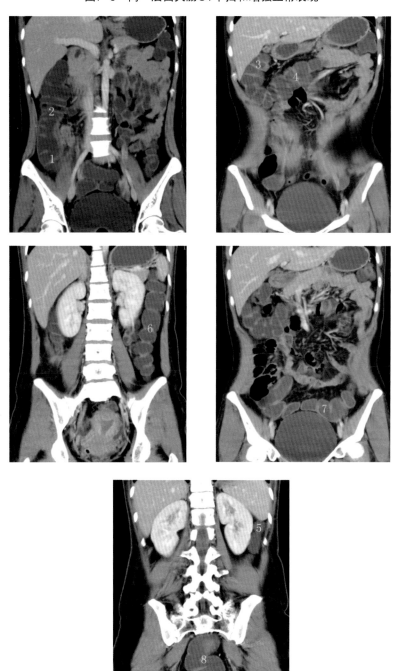

1-盲肠；2-升结肠；3-结肠肝曲；4-横结肠；5-结肠脾曲；6-降结肠；7-乙状结肠；8-直肠

图7-7 大肠CT增强冠状位不同层面的正常表现

# 第二节　先天性巨结肠

【概论】　先天性巨结肠（congenital megacolon）是结肠肠壁肌间神经丛或黏膜下神经丛内的神经节细胞缺如或减少，引起肠壁持久痉挛并形成功能性肠腔狭窄的结肠发育畸形，多见于2岁以内的儿童，男女性别比约4：1。肠腔狭窄段为病变部位，自直肠开始向上延伸累及结肠，狭窄段近侧结肠常代偿性扩张且管壁增厚。钡灌肠X线造影检查是诊断先天性巨结肠的重要手段，其典型X线征象包括大肠的狭窄段、扩张段及其两者之间的移行段（图7-8、图7-9）。

在钡灌肠X线造影诊断先天性巨结肠中需要注意以下几点：①狭窄段位于直肠末端的超短型先天性巨结肠，狭窄段常显示不佳，仅表现为近端大肠的明显扩张（图7-10）；②钡灌肠时肛管插入不宜过深，肛管头端达直肠下端即可，以免漏诊超短型先天性巨结肠；③钡剂注入最好采用50mL注射器缓慢推注，压力不宜太高，以利于狭窄段的显示；④钡剂灌肠检查后应立即采用0.9%生理盐水清洁灌肠，以清除扩张段内的钡剂，以免钡剂干结而损伤肠黏膜。

【典型病例】

病例1　男，7个月，出生后出现排便困难（图7-8）。

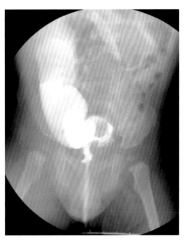

X线稀钡灌肠正位

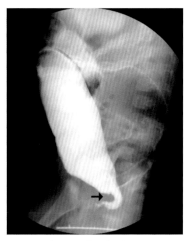

X线稀钡灌肠侧位

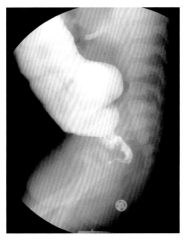

X线稀钡灌肠侧位

X线稀钡灌肠示直肠中下段管腔狭窄（↑），近侧管腔明显扩张，狭窄段与扩张段之间见逐渐移行段，肛门口贴金属标记物

**图7-8　典型先天性巨结肠**

病例2 女，2岁，出生后出现排便困难（图7-9）。

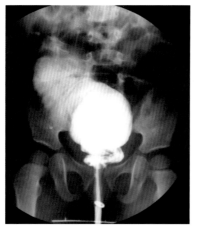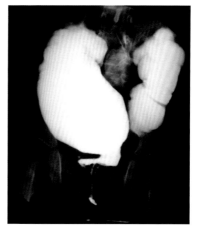

X线稀钡灌肠正位

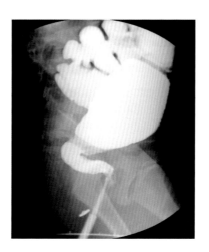

X线稀钡灌肠侧位

X线稀钡灌肠示直肠下段管腔狭窄，近侧管腔明显扩张，狭窄段与扩张段之间见逐渐移行段，肛门口贴金属标记物

**图7-9　典型先天性巨结肠**

病例3 男，4岁，出生后出现排便困难（图7-10）。

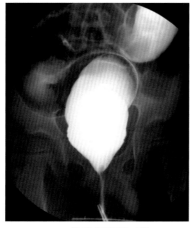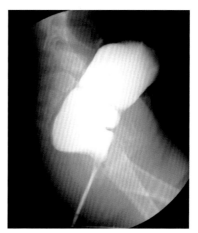

X线稀钡灌肠正位　　　　　　　　　X线稀钡灌肠侧位

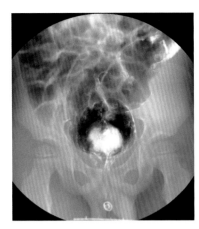
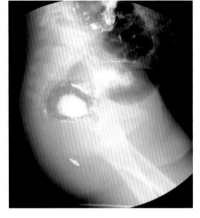

清洁洗肠后X线复查正位　　　　　　清洁洗肠后X线复查侧位

　　X线稀钡灌肠示直肠末端管腔狭窄，管壁光滑，其以上肠管明显扩张，最宽处直径50mm，狭窄段与扩张段间的移行段不明显。稀钡灌肠X线检查结束后行清洁灌肠复查X线平片，肛门口贴金属标记物

**图7-10　超短型先天性巨结肠**

【临床影像诊断要点】

1. 患者出生后出现腹胀、便秘或呕吐的临床症状。

2. 钡剂灌肠X线造影检查是先天性巨结肠诊断的主要方法，大肠狭窄段的显示为该病的诊断关键。

# 第三节　大肠憩室

【概论】　　大肠憩室（colonic diverticulum）是发生于大肠的憩室，但直肠罕见，可单发（图7-11）或多发（图7-12）。

　　钡灌肠X线造影是诊断大肠憩室最佳的检查方法，表现为与大肠腔相通的囊袋状突出于肠壁外的含钡影，内有黏膜皱襞通入。大肠憩室合并炎症时，表现为憩室外形不光滑，黏膜增粗、紊乱（图7-13）。

【典型病例】

　　病例1　女，54岁，反复腹胀、大便干结1年（图7-11）。

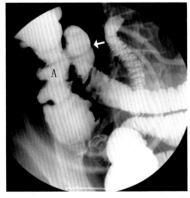
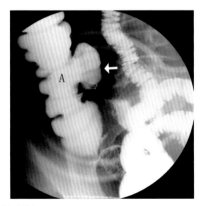

钡灌肠X线造影

钡灌肠X线造影示升结肠（A）内侧回盲瓣上方见一较大的囊袋状突出影（↑），边缘光滑

**图7-11　大肠单发憩室**

病例2　男，42岁，腹痛、腹泻3个月（图7-12）。

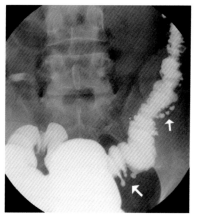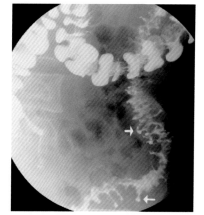

钡灌肠X线造影

钡灌肠X线造影示降结肠多发小囊袋状突出影（↑），边缘光滑，内有大肠黏膜皱襞通入

**图7-12　大肠多发憩室**

病例3　女，52岁，右下腹疼痛6个月（图7-13）。

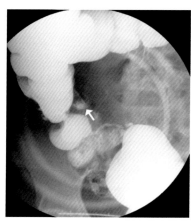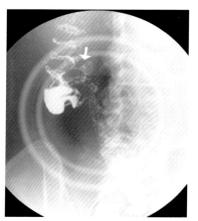

钡灌肠X线造影

钡灌肠X线造影示升结肠内侧见一与大肠腔以细颈相通的囊袋状突出影（↑），其内黏膜增粗、紊乱

**图7-13　大肠单发憩室炎**

【临床影像诊断要点】

1. 患者多无明显临床症状，憩室炎时多表现为腹痛。

2. 钡灌肠X线造影表现为与大肠腔相通的囊袋状突出影，内见对比剂或（和）气体。

# 第四节　溃疡性结肠炎

【概论】　溃疡性结肠炎（ulcerative colitis）是发生于大肠的非特异性慢性炎性病变，多见于青壮年，极少累及回肠末端，具有病变无节段性跳跃分布的特点。

钡灌肠X线造影早期表现为大肠黏膜粗乱，呈不规则颗粒状，黏膜水肿或炎性肉芽组织增生引起卵石样充盈缺损，黏膜多发溃疡形成大小不一的龛影，结肠边缘呈锯齿状改变；晚期表现为肠壁增厚和纤维化所致的肠管狭窄、缩短，结肠袋消失，肠壁变硬呈铅管状（图7-14）。

【典型病例】

病例　女，61岁，腹泻、腹痛、血便19年（图7-14）。

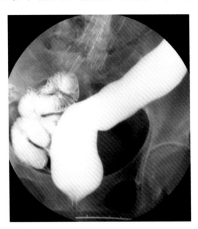 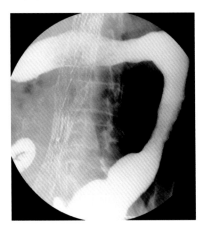

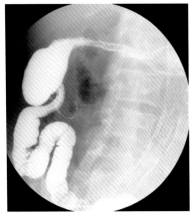

钡灌肠X线造影

钡灌肠X线造影示降结肠、横结肠及升结肠结肠袋消失，各段结肠管壁较僵直且欠光滑。升结肠较短，盲肠位置较高

**图7-14　溃疡性结肠炎**

【临床影像诊断要点】

1. 患者具有腹痛、腹泻和便血等临床症状。

2. 钡灌肠X线造影早期表现为大肠黏膜增粗，呈卵石样充盈缺损；晚期表现为管壁僵硬，结肠袋消失，管腔狭窄。

# 第五节　大肠息肉

**【概论】**　大肠息肉（colonic polyp）可为炎性息肉、腺瘤性息肉或错构瘤性息肉，好发于直肠、乙状结肠，以单发多见、多发少见。

钡灌肠X线造影表现为边界光滑的类圆形充盈缺损（图7-15），带蒂息肉则具有一定活动性，周围黏膜正常，大肠壁柔软，蠕动正常。息肉恶变的征象包括息肉较大，息肉表面粗糙不规则，呈分叶状或菜花状。

结肠多发息肉也称结肠息肉病（图7-16），息肉广泛累及整个结肠，有明显家族倾向，息肉恶变率高。结肠息肉患者同时出现皮肤、黏膜黑色素斑者则亦属于黑斑息肉病或P-J综合征。

CT平扫表现为与结肠壁相连的乳头状结节或肿块，边界清楚，CT增强后较明显强化（图7-17）。

**【典型病例】**

病例1　女，73岁，间断性腹泻6个月（图7-15）。

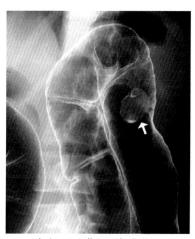

气钡双重灌肠X线造影

结肠脾曲见一类圆形结节（↑），边缘光滑。结肠壁光滑柔软，黏膜未见中断破坏

**图7-15　大肠单发息肉**

病例2　男，24岁，血便6年，其父亦患此病并恶变死亡（图7-16）。

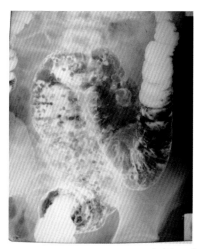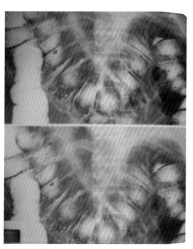

气钡双重灌肠X线造影

直肠、乙状结肠及横结肠内弥漫散在分布直径3～5mm大小不等的类圆形结节，边界光滑，管壁柔软

**图7-16　结肠息肉病**

167

病例3 女，18岁，P-J综合征患者，反复便血2年（图7-17）。

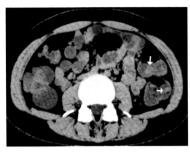
CT平扫

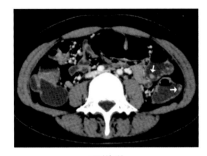
CT增强

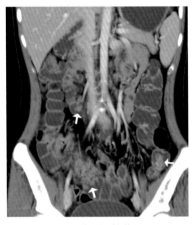
CT增强冠状位

CT平扫示升结肠、横结肠及降结肠、乙状结肠内多发大小不等的与肠壁相连的软组织密度结节（↑），CT增强较明显强化

图7-17 大肠多发息肉

【临床影像诊断要点】

1. 大肠息肉较小者多为明显症状或体征，息肉较大时可出现便血症状。

2. 钡灌肠X线造影表现为大肠管腔内边界光滑的类圆形充盈缺损或结节。

3. CT平扫表现为与结肠壁相连的乳头状结节或肿块，边界清楚，局部肠壁无增厚，CT增强后强化较明显。

# 第六节 大 肠 癌

【概论】 大肠癌（colonic carcinoma）是起源于大肠黏膜上皮的腺癌，好发于直肠和乙状结肠。大肠癌按大体形态不同而分为增生型、浸润型和溃疡型，在钡灌肠X线造影检查上表现有所不同：①增生型：肠腔内菜花状充盈缺损，形状不规则，表面凹凸不平（图7-18）；②浸润型：受累肠腔狭窄，肠壁僵硬，肿瘤区黏膜破坏中断（图7-19、图7-20）；③溃疡型：肠壁增厚，局部形成软组织肿块，内见较大的不规则龛影。

CT平扫表现为受累肠管管壁不规则增厚，局部可形成向腔内外生长的软组织肿块，内可出现不规则溃疡，CT增强肿块较明显强化。多层CT和三维图像重组技术可清楚显示肿瘤侵犯的范围和周围淋巴结情况，协助临床对进展期大肠癌进行术前分型和T分期（图7-21、图7-22）。

**【典型病例】**

病例1　男，28岁，右中腹部疼痛1个月（图7-18）。

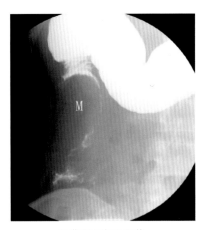 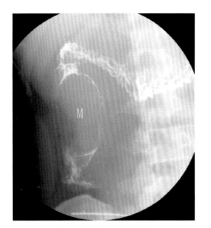

钡灌肠X线造影像　　　　　　　　　钡灌肠X线造影黏膜像

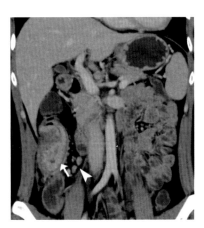

CT增强冠状位

　　钡灌肠X线造影示升结肠中段肠腔明显狭窄，局部见较大充盈缺损（M）。CT增强示升结肠腔内软组织肿块（↑），浆膜面毛糙，结肠周围脂肪间隙内见多发稍大淋巴结（△）

**图7-18　增生型升结肠癌**

病例2　女，47岁，反复腹胀、腹痛9个月（图7-19）。

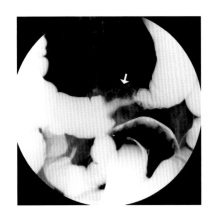 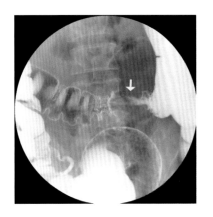

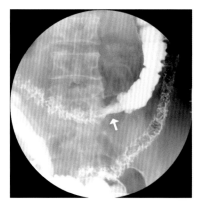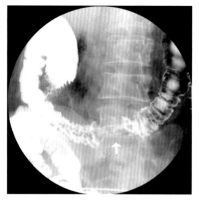

钡灌肠X线造影

钡灌肠X线造影示横结肠中段管腔狭窄（↑），管壁僵硬，肿瘤区黏膜破坏中断

**图7-19 浸润型横结肠癌**

病例3 男，53岁，腹胀3个月，大便带血2个月（图7-20）。

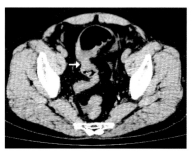

CT平扫       CT增强

乙状结肠管壁增厚（↑），管腔狭窄，狭窄以上肠管明显扩张，病变周围局部脂肪间隙模糊

**图7-20 浸润型乙状结肠癌伴肠梗阻**

病例4 男，48岁，大便带血6个月（图7-21）。

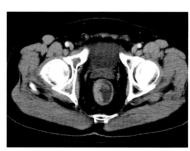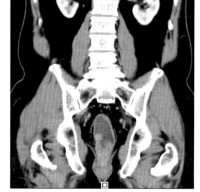

CT增强       CT增强冠状位

CT增强示直肠下段肠壁不规则增厚且明显强化，局部肠腔稍变窄，直肠周围脂肪间隙清晰

**图7-21 直肠癌未侵及周围脂肪间隙**

病例5 男，41岁，大便变细6个月（图7-22）。

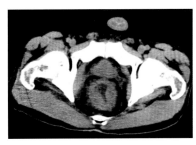
CT平扫

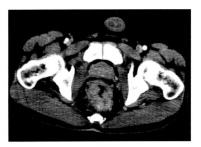
CT增强

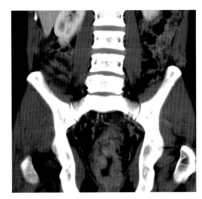
CT增强冠状位

CT平扫示直肠肠壁明显不规则环形增厚，CT增强后明显强化，局部管腔狭窄，直肠周围脂肪间隙模糊

**图7-22 直肠癌侵及周围脂肪间隙**

**【临床影像诊断要点】**

1. 早期患者多无临床症状，中晚期患者可出现大便习惯改变和血便症状。

2. 钡灌肠X线造影表现为肿瘤区肠壁僵硬，舒张度下降，肠黏膜中断破坏，并根据肿瘤大体形态不同而表现有所差异。

3. CT可清楚显示肿瘤侵犯的范围和周围淋巴结情况，协助临床对进展期大肠癌进行术前分型和T分期。

# 第七节 大 肠 瘘

**【概论】** 大肠瘘（colonic fistula）是指因腹部手术、创伤、炎症或恶性肿瘤等原因引起的大肠与腹腔之间、大肠与其他脏器或体外之间的异常通道，可分为内瘘和外瘘两类，常见的有结肠-腹腔瘘（图7-23）、直肠吻合口瘘（图7-24）、大肠-阴道瘘（图7-25）、大肠-膀胱瘘（图7-26）和升结肠-腹壁瘘（图7-27）。

X线造影检查有助于大肠瘘的诊断，可显示大肠瘘口的位置、瘘道（管）的走行以及是否有脓腔的形成。稀钡或碘水灌肠X线造影检查常用于显示大肠内瘘，表现为大肠内对比剂进入腹腔、邻近的大肠或其他脏器。经腹壁瘘口X线造影常用于显示结肠造瘘口远端大肠的情况。CT检查亦可用于大肠瘘的诊断，但不作为常规检查。

**【典型病例】**

病例1 男，63岁，胰十二指肠术后2个月（图7-23）。

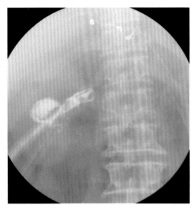
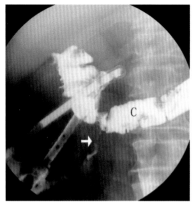

X线碘水造影
经腹腔引流管注入的碘水对比剂进入大肠（C）和腹腔（↑）

**图7-23 结肠-腹腔瘘**

病例2　男，54岁，直肠癌术后9个月，腹部无明显不适（图7-24）。

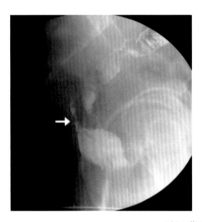
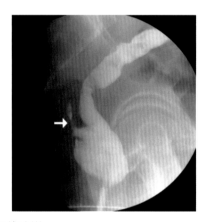

稀钡灌肠X线造影
经肛管注入稀钡X线造影示少许稀钡由直肠吻合口后方漏出（↑）

**图7-24 直肠吻合口瘘**

病例3　女，51岁，阴道排除粪便物3个月（图7-25）。

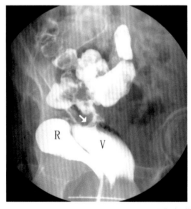
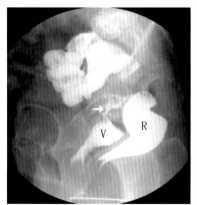

碘水灌肠X线造影
经肛管注入碘水X线造影示大量碘水由直肠上段（R）的瘘管（↑）进入阴道（V）

**图7-25 大肠-阴道瘘**

病例4　女，76岁，尿频、尿急、尿痛1个月（图7-26）。

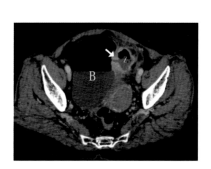
CT平扫

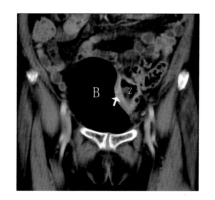
CT增强冠状位

膀胱（B）内积气、积液并见气液平面，膀胱左侧壁明显增厚并见一窦道（↑）与左侧的乙状结肠（Z）相通，窦道宽约3mm，局部肠壁增厚，内亦见液平，肠管周围间隙模糊不清

**图7-26　大肠-膀胱瘘**

病例5　男，39岁，升结肠穿孔造瘘术后6个月（图7-27）。

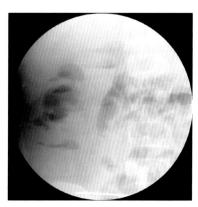
X线碘水造影前

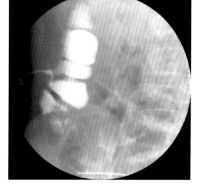
X线碘水造影后

经右下腹壁外瘘口注入碘水X线造影示造影剂进入盲肠和升结肠

**图7-27　升结肠-腹壁瘘**

【临床影像诊断要点】

1. 临床表现因大肠瘘口的部位和大小不同而异。

2. 稀钡灌肠X线造影和经腹壁瘘口X线造影常分别用于诊断大肠内瘘和外瘘，表现为大肠肠腔内对比剂流出于肠管之外而进入异常通道。

# 第八节　盆底痉挛性功能异常

## 一、盆底痉挛综合征

【概论】　盆底痉挛综合征（spastic pelvic floor syndrome）是排粪造影力排时盆底肌肉收缩不能松弛的功能性疾病，其X线诊断特征性表现为直肠侧位力排时肛直角增大不明显，多出现耻骨直肠肌痉挛压迹（图7-28）。合并直肠前突时，100%患者出现"鹅征（goose sign）"。

【典型病例】

病例　男，17岁，便秘5年，3天解1次大便（图7-28）。

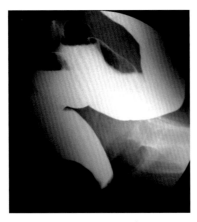

排粪造影静坐像

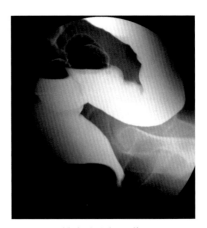

排粪造影提肛像

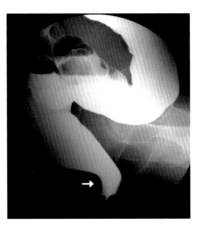

排粪造影力排初期

排粪造影X线检查示静坐时肛直角约113°，肛上距约20mm，骶骨与直肠间距<10mm，乙状结肠下缘位于尾耻线上约23mm，提肛时肛直角变小。嘱患者排便，力排时肛管稍开大，仅有少量对比剂排出，出现耻骨直肠肌痉挛压迹（↑），肛上距约27mm，力排期肛直角与静坐态相似，未见直肠前突

图7-28　盆底痉挛综合征

【临床影像诊断要点】

1. 患者具有长时间便秘或排便困难的临床症状。

2. 排粪造影X线检查表现为力排时肛直角增大不明显，直肠内对比剂排出不畅。

## 二、耻骨直肠肌肥厚症

【概论】　耻骨直肠肌肥厚症（puborectalis muscle hypertrophy）：排粪造影X线检查在直肠侧位像上表现为肛直角变小、肛管变长、造影剂不排或少排以及耻骨直肠肌压迹处的"搁架征（shelf sign）"。"搁架征"的出现具有诊断意义，X线造影表现为静坐、提肛和力排时耻骨直肠肌部形态均保持平直不变或极小变化而形似搁板状（图7-29）。

【典型病例】

病例　男，45岁，便秘并且排便困难6个月（图7-29）。

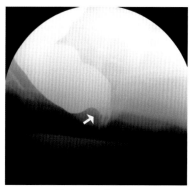
排粪造影静坐像

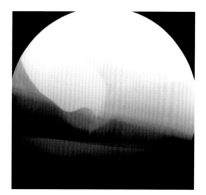
排粪造影提肛像

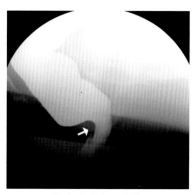
排粪造影力排末期

排粪造影X线检查示静坐时肛直角约115°，肛上距约22mm，骶直间距未见异常，提肛时肛直角变小。嘱患者排便，见会阴下降，肛上距约18mm。肛直角缩小，肛直角约111°，肛管开大，仅有少量对比剂排出。排粪造影过程中耻骨直肠压迹处保持搁板状（↑）

**图7-29　耻骨直肠肌肥厚症**

【临床影像诊断要点】

1. 患者具有长时间便秘或排便困难的临床症状。

2. 排粪造影X线检查表现为静坐、提肛和力排时耻骨直肠肌压迹处形态均保持平直不变或少变，呈搁板状。

# 第九节　盆底松弛性功能异常

## 一、直肠前突

【概论】　直肠前突（rectocele）或称直肠膨出，即直肠壶腹部远端呈囊袋状突向前方（阴道）深度 >6mm，其测量方法是在直肠侧位力排初期充盈像上测量直肠前突的长度和深度，长度即指模拟正常直肠远端的前缘所假想的弧线长，深度即指弧线的最突出点至直肠突出部顶点的距离。直肠前突依据其前突深度不同而分为以下三度：轻度即直肠前突深度在6～15mm（图7-30）；中度即直肠前突深度在16～30mm（图7-31）；重度即直肠前突深度 >31mm且常伴有其他异常改变（图7-32）。

【典型病例】

病例1　女，39岁，便秘6个月，大便开始干结（图7-30）。

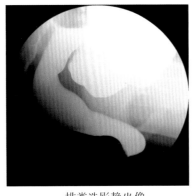
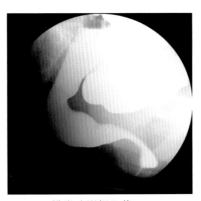

排粪造影静坐像                                    排粪造影提肛像

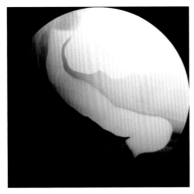
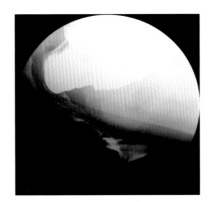

排粪造影力排初期                                  排粪造影力排末期

排粪造影X线检查示力排初期时直肠壶腹部远端呈囊袋状突向前方，深度约14mm

**图7-30　轻度直肠前突**

病例2　女，47岁，便秘6个月，大便不干结（图7-31）。

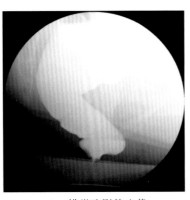
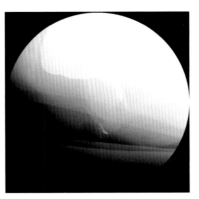

A. 排粪造影静坐像                                  B. 排粪造影提肛像

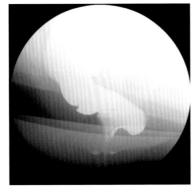
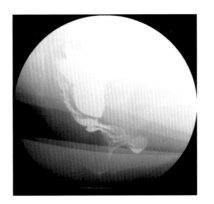

C. 排粪造影力排初期                                D. 排粪造影力排末期

排粪造影X线检查示力排初期（图C）直肠壶腹部远端呈囊袋状突向前方深度约23mm

**图7-31　中度直肠前突**

病例3　女，39岁，便秘10年（图7-32）。

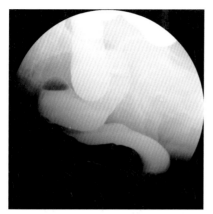
A．排粪造影静坐像

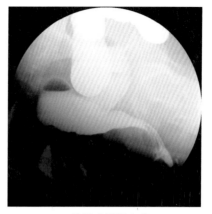
B．排粪造影提肛像

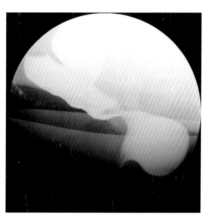
C．排粪造影力排初期

排粪造影X线检查示直肠明显前突，力排初期（图C）直肠壶腹部远端前突约48mm，钡剂排空困难

**图7-32　重度直肠前突**

**【临床影像诊断要点】**

1．患者具有长时间便秘或排便困难的临床症状。

2．排粪造影X线检查表现为力排初期充盈像上直肠壶腹部远端呈囊袋状突向前方深度＞6mm，并根据直肠前突的深度不同而分度。

## 二、直肠内套叠

**【概论】**　直肠内套叠（internal rectal intussusception）指排粪造影X线检查时，增粗而松弛的直肠黏膜脱垂于直肠内形成厚约3mm的环形套叠，常需借助直肠正位黏膜像进行观察（图7-33）。

**【典型病例】**

病例　女，42岁，排便费力6个月（图7-33）。

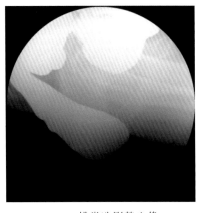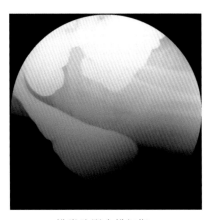

A. 排粪造影静坐像                 B. 排粪造影力排初期

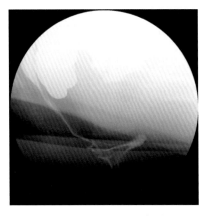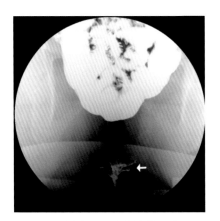

C. 排粪造影力排末期侧位          D. 排粪造影力排末期正位

　　排粪造影X线检查示静坐时肛直角约125°，肛上距约30mm。嘱患者排便，见会阴下降，肛上距约41mm，肛直角开大，肛直角约135°。直肠壶腹部远端呈囊袋状突向前方，力排初期（图B）前突深度约25mm。力排末期正侧位（图C、图D）示直肠左侧壁黏膜皱褶，呈内套叠征象（↑）

**图7-33　直肠内套叠伴中度直肠前突**

【临床影像诊断要点】

1. 患者具有长时间便秘或排便困难的临床症状。

2. 排粪造影X线检查表现为增粗而松弛的直肠黏膜脱垂于直肠内形成环形套叠。

## 三、直肠脱垂

【概论】　　直肠外脱垂（external rectal prolapse）或称直肠脱垂，即直肠向下脱垂于肛门外，形成肛门外脱垂肿物。排粪造影X线检查力排末期可清楚地显示直肠黏膜脱垂于肛门外（图7-34）。

【典型病例】

病例　女，42岁，反复性肛门脱出肿物1年（图7-34）。

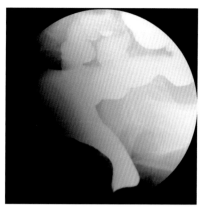
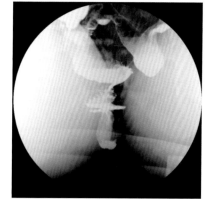

排粪造影力排初期　　　　　　　　　　　排粪造影力排末期
排粪造影X线检查力排末期示直肠黏膜脱出于肛门

**图7-34　直肠脱垂**

## 【临床影像诊断要点】

1. 患者具有长时间便秘或排便困难的临床症状。
2. 排粪造影X线检查表现为直肠脱垂于肛门外。

## 四、内脏下垂

【概论】　内脏下垂（splanchnoptosis）指排粪造影X线检查力排时，盆腔脏器如小肠和乙状结肠下垂最下缘在耻尾线以下。内脏下垂可视为Ⅱ度盆底疝（图7-35）。盆底疝（pelvic floor hernia）的疝内容物多为小肠和乙状结肠，疝位多为阴道、直肠子宫陷窝或直肠膀胱陷窝、会阴皮下。对于内脏下缘位于耻尾线以上但对直肠有压迫的乙状结肠或小肠，力排时其最低点距肛门<7cm者则视为Ⅰ度盆底疝。

【典型病例】

病例　女，65岁，便秘10年（图7-35）。

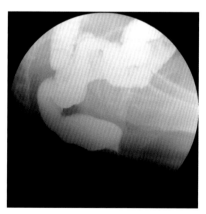
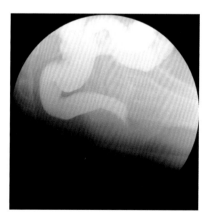

排粪造影静坐态　　　　　　　　　　　排粪造影提肛态

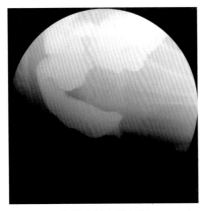
排粪造影力排初期

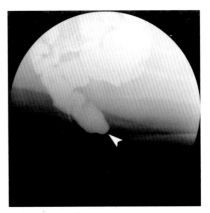
排粪造影力排末期

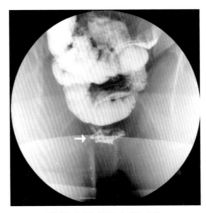
排粪造影力排末期正位

排粪造影X线检查示静坐态肛直角约100°，肛上距约18mm。嘱患者排便，见会阴下降，肛上距约34mm，肛直角开大，肛直角约125°。力排末期回肠最下缘（△）低于耻尾线水平，可见直肠内套叠征象（↑）

图7-35　内脏下垂伴直肠内套叠

【临床影像诊断要点】

1. 患者具有长时间便秘或排便困难的临床症状。

2. 排粪造影X线检查表现为力排时盆腔脏器如小肠和乙状结肠下缘下垂在耻尾线以下。

## 五、骶直分离

【概论】　骶直分离（sacrum rectal separate）指排粪造影X线检查力排时骶骨与直肠之间距离加大，第3骶椎体水平的骶直间距＞20mm，直肠近段向前下移位并摺曲成角，部分小肠常可进入骶骨和直肠之间（图7-36）。

【典型病例】

病例　女，39岁，反复直肠黏膜脱出10年（图7-36）。

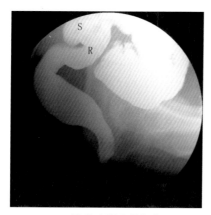 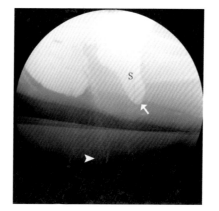

排粪造影力排初期　　　　　　排粪造影力排末期

排粪造影X线检查力排初期，骶骨与直肠（R）之间见疝入的小肠（S），第3骶椎体水平的骶直间距约40mm。力排末期小肠最下缘（↑）低于耻尾线水平，直肠黏膜脱出于肛门（△）

**图7-36　骶直分离伴直肠脱垂、内脏下垂**

【临床影像诊断要点】

1. 患者具有长时间便秘或排便困难的临床症状。

2. 排粪造影X线检查表现为骶直间距增大，部分小肠常可进入骶骨和直肠之间。

（王霁朏）

# 第八章
# 阑尾疾病放射诊断

## 第一节　阑尾放射学检查方法及正常表现

### 一、阑尾放射学检查方法

1. X线平片　腹部平片可观察高密度的阑尾粪石，急性阑尾炎所致的右下腹回盲部肠管反射性充气淤张，以及阑尾炎坏疽穿孔后出现的气腹征。

2. 钡灌肠X线造影　通过肛管注入足量钡剂充盈大肠及阑尾，观察阑尾的位置、形态、管腔充盈、黏膜和活动情况，用于阑尾病变的诊断。检查过程中要注意患者体位的变换以清楚显示阑尾及其周围结构；要正确使用压迫器和触诊，以发现回盲部有无固定深压痛。阑尾造影检查不宜采用钡气双重对比造影检查。

3. 口服钡剂法阑尾X线造影　口服适量钡剂6h后观察阑尾情况。检查过程中，要注意患者体位的变换以及压迫器和触诊的使用。

4. CT　薄层CT图像及其三维重组图像可较好地观察阑尾及其周围结构情况，显示阑尾炎伴发的局限性脓肿和腹膜炎改变。CT检查前的准备工作类同一般消化道检查。

### 二、阑尾正常放射学表现

1. 钡灌肠X线造影正常表现　阑尾根部位于盲肠内下方，阑尾呈蚓蚓状，有多种走向，尖部可指向盆腔或上方，阑尾管腔粗细较均匀，管壁光整，活动度良好，局部无深压痛（图8-1）。少数正常阑尾钡灌肠X线检查可不显影。

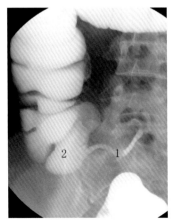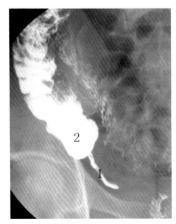

钡灌肠X线造影

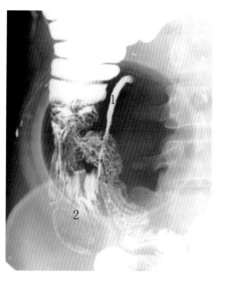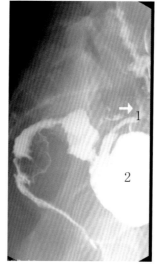

钡灌肠X线造影　　　　　　　　　　钡灌肠X线造影侧位

1-阑尾；2-盲肠

**图8-1　正常阑尾不同走向的钡灌肠X线造影表现**

2. 口服钡剂法阑尾X线造影正常表现　口服钡剂法阑尾X线造影正常表现同钡灌肠X线造影检查所见（图8-2），亦有少数正常阑尾口服钡剂法阑尾X线造影检查不显影。

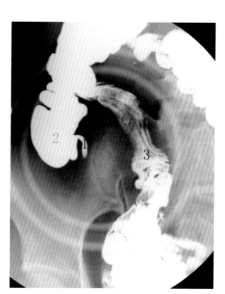

1-阑尾；2-盲肠；3-回肠末端

**图8-2　口服钡剂法阑尾X线造影**

3. 正常CT表现　阑尾根部位于盲肠内下方，阑尾呈蚯蚓状，管腔细小，管壁光整且厚薄均匀，CT增强后阑尾黏膜明显强化（图8-3）。

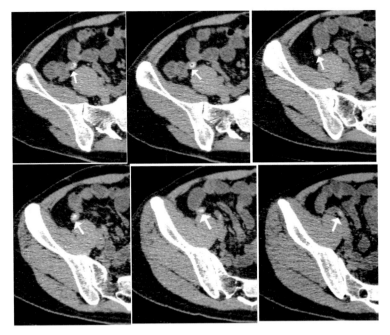

正常阑尾CT平扫薄层连续层面（阑尾腔内残留高密度造影剂）

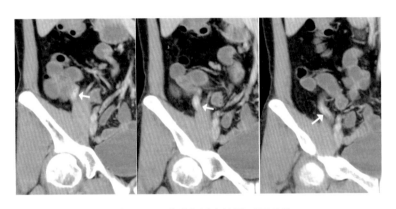

正常阑尾CT增强薄层连续层面冠状位

图8-3  阑尾CT平扫和增强正常表现

# 第二节  急性阑尾炎

【概论】  急性阑尾炎（acute appendicitis）是指各种病因引起的阑尾黏膜的急性炎症，可发生坏疽、穿孔，局部可形成脓肿，常伴局限性或弥漫性腹膜炎。急性阑尾炎典型的临床表现为转移性右下腹痛和阑尾区局限性压痛。

腹部X线平片常作为常规检查，但缺乏诊断特异性征象，可表现为右下腹回盲部肠管反射性充气淤张，右下腹脂线模糊（图8-4）。急性阑尾炎一般不做钡灌肠X线造影检查。

CT成为急性阑尾炎诊断的重要检查方法（图8-5），可直接显示炎性肿胀的阑尾，阑尾壁增厚，阑尾周围脂肪因炎性渗出浸润而密度增高，阑尾腔内可见粪石。阑尾周围脓肿形成时，CT表现为局部形态不规则的囊性包块，边界模糊，内部可见气体，CT增强后阑尾壁和脓肿壁明显强化（图8-6）。

【典型病例】

病例1　男，16岁，腹痛3h，右下腹痛固定压痛伴发热（图8-4）。

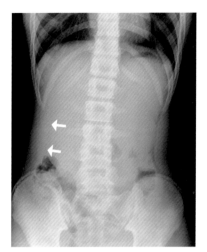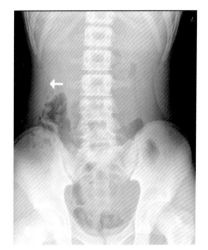

腹部X线立位平片　　　　　　　　　腹部X线卧位平片
腹部X线平片示右下腹肠管反射性充气淤张，右下腹脂线模糊（↑）

图8-4　急性阑尾炎

病例2　女，51岁，反复右下腹痛2周，加重2天，反跳痛明显（图8-5）。

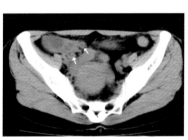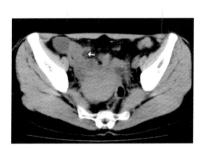

CT平扫

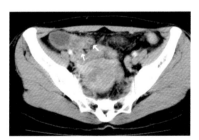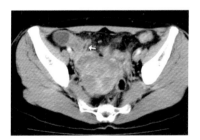

CT增强

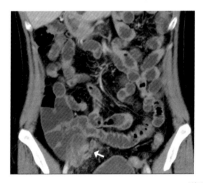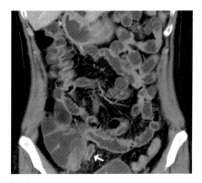

CT增强冠状位
CT平扫示阑尾增粗（↑），直径约7mm，管壁增厚，周围脂肪间隙斑片状密度增高，CT增强阑尾壁均匀强化

图8-5　单纯急性阑尾炎

185

病例3　男，27岁，腹部胀痛伴呕吐腹泻8天，右下腹压痛，反跳痛明显（图8-6）。

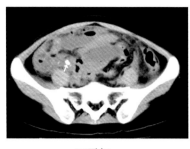
CT平扫

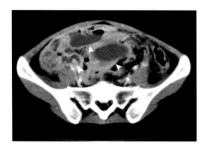
CT增强

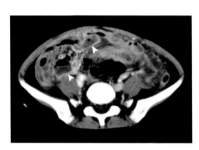
CT增强

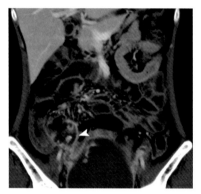
CT增强冠状位

CT平扫示右下腹回盲部肠壁结构紊乱，阑尾近端管壁增粗，远端显示不清，邻近脂肪间隙模糊，可见阑尾粪石（↑）和多发不规则脓腔，内含积气、积液；CT增强阑尾及脓肿壁较明显强化（△）

**图8-6　阑尾炎穿孔伴周围脓肿**

【临床影像诊断要点】

1. 患者具有转移性右下腹痛和阑尾区局限性压痛。
2. 急性阑尾炎腹部X线平片缺乏特异性征象，要密切结合临床作出诊断。
3. CT表现为阑尾增粗，管壁增厚，周围脂肪间隙模糊，可伴有阑尾周围脓肿。

# 第三节　慢性阑尾炎

【概论】　慢性阑尾炎（chronic appendicitis）多数由急性阑尾炎迁延而来，呈慢性过程但常急性发作。口服钡剂法阑尾X线造影（图8-7）和钡灌肠X线造影（图8-8）是诊断慢性阑尾炎的重要方法。

X线钡剂造影表现为阑尾不显影、部分显影或显影的阑尾管腔粗细不均匀，管腔内可见粪石，管壁毛糙不光滑，阑尾粘连固定，阑尾排空迟缓可达数日。

CT表现为阑尾壁不规则增厚且较明显强化，外缘不规则，阑尾腔管腔宽窄不规则，阑尾腔内可见结石，阑尾周围脂肪密度增高（图8-9、图8-10）。

【典型病例】

病例1　女，50岁，反复右下腹痛6个月（图8-7）。

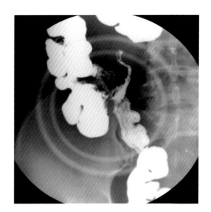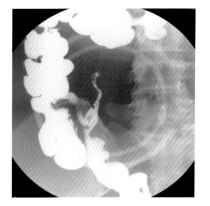

口服钡剂法阑尾X线造影

口服钡剂7h后X线造影示阑尾较长，管腔粗细不均匀，内见多发小圆形充盈缺损，局部深压痛明显

**图8-7　慢性阑尾炎**

病例2　女，70岁，反复右下腹痛1年（图8-8）。

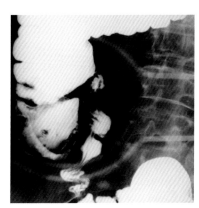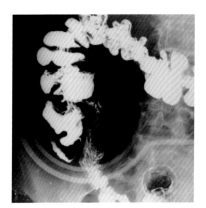

钡灌肠X线造影

钡灌肠X线造影示阑尾管腔粗细不均匀，管壁毛糙不光滑，局部明显深压痛，活动度良好

**图8-8　慢性阑尾炎**

病例3　女，32岁，反复右下腹痛8个月（图8-9）。

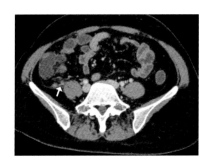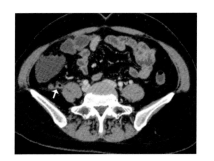

CT增强

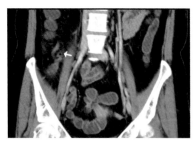
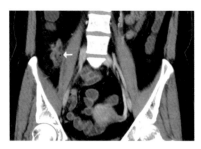

CT增强冠状位

CT增强示阑尾（↑）位于盲肠后方，阑尾壁增厚且明显强化，周围脂肪间隙模糊，邻近筋膜增厚

**图8-9　慢性阑尾炎**

病例4　女，34岁，反复右中下腹痛2个月，发热3天（图8-10）。

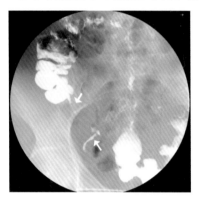

钡灌肠X线造影

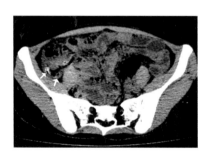

CT平扫

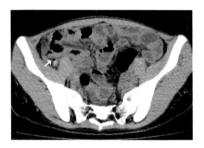

CT平扫

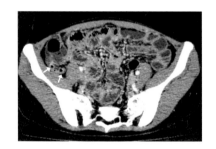

CT增强

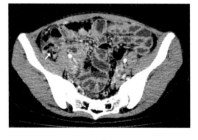

CT增强

钡灌肠X线造影示阑尾（↑）管腔粗细不均匀，管壁毛糙不光滑。CT平扫示阑尾（↑）增粗，壁增厚，阑尾腔内见积气，黏膜层残留钡灌肠检查后的高密度钡剂影；CT增强阑尾壁较明显强化，周围脂肪间隙模糊

**图8-10　慢性阑尾炎**

**【临床影像诊断要点】**

1. 患者多数具有急性阑尾炎的病史。

2. X线钡剂造影表现为阑尾不显影、部分显影或显影的阑尾管腔粗细不均匀，管腔内可见粪石，管壁毛糙不光滑。

3. CT表现为阑尾增粗，管壁增厚，周围脂肪间隙模糊。

# 第四节　阑尾腺癌

【概论】　　阑尾腺癌（appendiceal adenocarcinoma）是发生于阑尾黏膜上皮的恶性肿瘤。

钡灌肠X线造影多表现为阑尾不显影，盲肠内侧或回肠末端可呈外压性改变或肿瘤侵犯而出现肠壁不规则破坏。

CT平扫表现为阑尾壁局限性不规则增厚并可伴有软组织肿块形成，CT增强后较明显不均匀强化（图8-11）。肠腔偏心性狭窄，管壁外缘不光整，邻近腹腔和腹膜后可出现肿瘤转移性淋巴结肿大（图8-12）。

【典型病例】

病例1　男，52岁，右下腹肿物3个月（图8-11）。

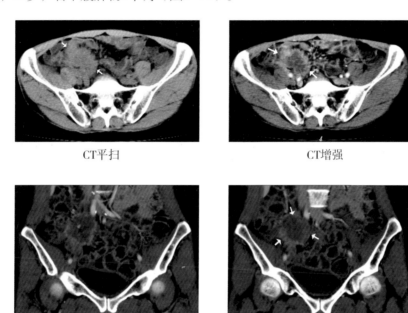

CT平扫　　　　　　　　　　　　　　CT增强

CT增强冠状位

CT平扫示右下腹部阑尾区见一形态不规则软组织肿块（↑），密度不均匀；CT增强肿块边缘明显环形强化，强化环厚薄不均匀，内部轻度不均匀强化，肿块周围脂肪间隙模糊。阑尾近段管壁不规则增厚，远段显示不清

图8-11　阑尾腺癌

病例2　男，44岁，右下腹痛2个月，血便3天（图8-12）。

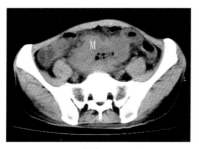
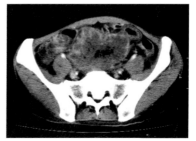

CT平扫　　　　　　　　　　　　　　CT增强

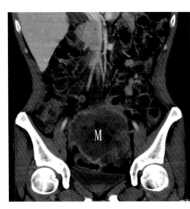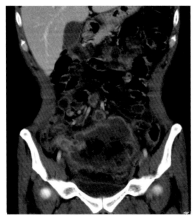

CT增强冠状位

CT平扫示阑尾近端壁增厚，阑尾中远段见一分叶状肿块（M），大小约72mm×10mm×86mm；肿块密度不均匀，中央部见少许气体密度影；CT增强肿块呈边缘环形强化，强化环厚薄不均匀，肿块内部无明显强化

图8-12 阑尾腺癌

【临床影像诊断要点】

1. 患者常有右下腹部不适症状，并可触及包块。

2. 钡灌肠X线造影表现不具有诊断特征性。

3. CT平扫表现为阑尾壁不规则增厚并可伴有软组织肿块，CT增强后较明显不均匀强化，邻近腹腔和腹膜后可出现肿瘤转移性淋巴结肿大。

（高忠博）

# 第九章
# 腹外疝和腹膜后疾病放射诊断

## 第一节　腹壁和腹膜后区放射学检查方法及正常表现

### 一、腹壁和腹膜后放射学检查方法

1. X线平片　X线平片上腹壁或腹膜后区与周围结构前后重叠且缺乏天然对比，对腹壁和腹膜后疾病诊断价值不大。但对于腹外疝可疑继发性肠梗阻或腹膜后病变钙化时，腹部立卧位X线平片对提示性诊断有一定价值。

2. 消化道钡餐X线造影　极少应用，部分腹股沟斜疝患者在胃肠道钡餐检查时偶然发现。

3. CT　直接显示腹壁和腹膜后病变及其与周围结构的关系，常作为临床首选的检查方法。

### 二、腹壁和腹膜后正常放射学表现

1. 正常X线表现　腹部区域未见异常致密影。双侧腹脂线清晰，腹脂线指两侧胁腹壁起自第10肋骨腋段水平，向下延伸至髂窝处的条形腹膜外脂肪透亮影（图9-1）。双侧骨盆的闭孔区密度相仿。

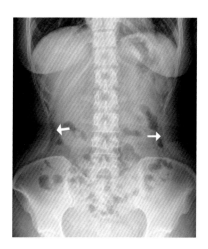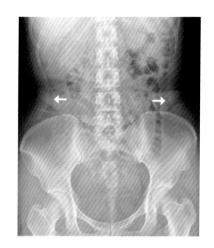

腹部立位X线平片　　　　　　　　腹部卧位X线平片

图9-1　腹部立卧位X线平片正常表现：双侧腹脂线清晰（↑）

2. CT正常表现　腹壁从外至内包含皮肤至腹膜之间的区域，由腹前壁、腹后壁和胁腹壁组成，腹壁内表面覆以腹膜壁层，覆盖于腹部器官表面的浆膜为腹膜脏层，腹膜壁层与腹膜脏层之间构成腹膜腔，再以骨盆入口为界分为腹腔和盆腔。腹前壁肌群包括腹直肌、腹外斜肌、腹内斜肌和腹横肌，腹后壁肌群包括腰大肌、腰方肌、竖脊肌和背阔肌（图9-2至图9-4）。

腹膜后区位于腹后壁的壁腹膜和腹横筋膜之间，上达横膈，下至盆腔，两侧与腹膜外蜂窝组织连接。腹膜后区以肾脏和肾前后筋膜为界分为肾旁前间隙、肾周间隙和肾旁后间隙，每个间隙内含有不同的腹膜后区器官，包括胰腺、十二指肠、升结肠、降结肠、肾上腺、肾脏、输尿管、腹主动脉及其分支、下腔静脉及其属支。

腹股沟区指脐与髂前上棘的连线、腹股沟韧带与腹直肌外缘三者围成的三角区，此区因缺乏肌肉组织而薄弱，常发生腹股沟疝。

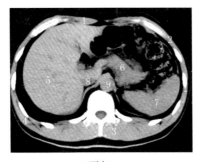

CT平扫

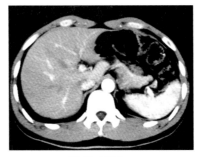

CT增强动脉期

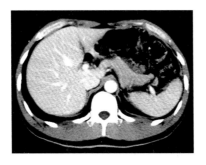

CT增强门静脉期

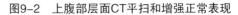

1-腹直肌；2-肋间肌；3-竖脊肌；4-背阔肌；5-肝脏；6-胰腺；7-脾脏；8-下腔静脉；9-腹主动脉

图9-2　上腹部层面CT平扫和增强正常表现

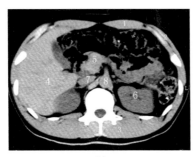

CT平扫

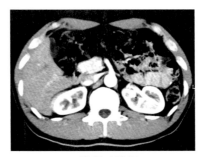

CT增强动脉期

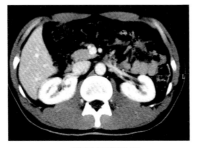

CT增强门静脉期

1-腹直肌；2-腹外斜肌；3-竖脊肌；4-肝脏；5-胰腺；6-肾脏；7-下腔静脉；8-腹主动脉

图9-3　中腹部层面CT平扫和增强正常表现

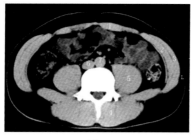

CT平扫

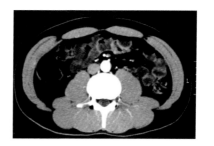

CT增强动脉期

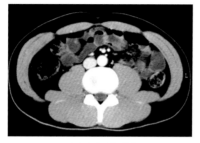

CT增强门静脉期

1-腹直肌；2-腹内斜肌；3-腹外斜肌；4-竖脊肌；5-腰大肌；6-下腔静脉；7-腹主动脉

图9-4　下腹部层面CT平扫和增强正常表现

# 第二节　腹　外　疝

**【概论】**　腹外疝（abdominal external hernia）是指腹腔内容物（腹内脏器或组织）经腹壁先天性或后天性的缺损或薄弱区向体表的突出，疝内容物即为小肠、大肠、网膜或脂肪组织，疝囊为壁层腹膜向外突入皮下形成的包绕疝内容物的囊袋。

腹外疝有不同的形成原因或发生部位，常见的有腹壁疝、脐疝、切口疝和腹股沟斜疝。临床共同表现为突出于体表的质软肿物。

## 一、腹壁疝

腹壁疝是指组成腹壁的肌肉先天发育不良所致的局部肌层不连续或薄弱，腹腔内容物经腹壁缺损或薄弱区向外疝出。CT显示腹壁肌层不完整，局部肠系膜或网膜脂肪或（和）肠管向外突入皮下组织（图9-5）。

**【典型病例】**

病例　男，56岁，左侧腹壁质软包块3年（图9-5）。

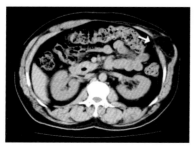

CT平扫

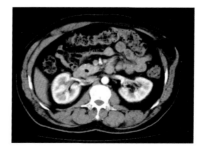

CT增强

193

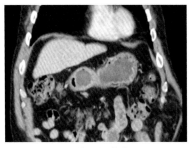

CT增强冠状位

CT平扫及增强示左侧腹壁肌层不连续，腹外肌下见类圆形脂肪密度影与肠系膜脂肪相延续（↑）

图9-5　腹壁疝

## 二、脐疝

脐疝是指婴幼儿脐环闭锁不全或脐部瘢痕组织强度不够所致的腹腔内容物经此脐环向外疝出。CT显示局部网膜脂肪或（和）肠管经脐部向外突入皮下组织（图9-6）。

【典型病例】

病例　男，3个月，身目黄染，胆管闭锁病史，脐部膨隆（图9-6）。

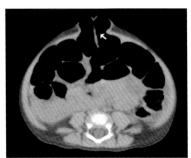

CT平扫　　　　　　　　　　　　CT增强
CT平扫及增强示腹腔内肠管见较多积气影，部分肠管经脐部向外突出（↑）

图9-6　脐疝

## 三、切口疝

腹部切口疝是发生于腹部手术切口部位的疝，腹部手术后腹壁切口缝合不严密或伤口愈合不良，腹腔内容物经此手术切口的薄弱区向腹外疝出。CT显示局部网膜脂肪或（和）肠管经切口区向外突入皮下组织（图9-7）。

【典型病例】

病例　男，64岁，腹腔术后3个月腹壁膨隆（图9-7）。

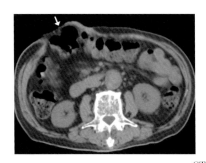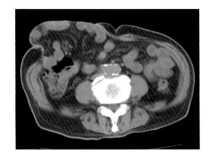

CT平扫
CT平扫示右侧腹直肌部分缺如，小肠及肠系膜和部分横结肠经腹壁缺损处突向腹壁外（↑）

图9-7　切口疝

### 四、腹股沟斜疝

腹股沟斜疝占全部腹外疝的90%，绝大多数发生于男性患者。腹腔内容物经腹股沟管内环向外突出，经腹股沟管于腹股沟外环穿出，继而可进入阴囊。

腹部立位X线平片显示闭孔区密度增高（图9-8）。少数疝入的肠管嵌顿而继发肠梗阻征象，表现为肠管扩张、积气、积液并见多个气液平面。

消化道造影检查显示局部肠管向前下方突出，并可进入阴囊区，部分疝内容物可回纳入腹腔（图9-9）。

CT显示局部肠系膜脂肪或（和）肠管经腹股沟区向腹壁外突入，并可进入阴囊（图9-10）。

【典型病例】

病例1　男，1岁，左侧阴囊肿大3个月，哭闹时明显（图9-8）。

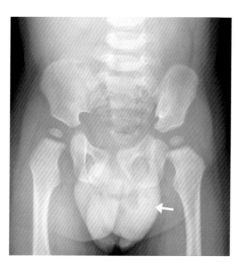

腹部X线立位片
腹部X线立位片示阴囊左部肿大，内见软组织影和气体影（↑）

**图9-8　腹股沟斜疝**

病例2　男，60岁，反复腹痛6个月（图9-9）。

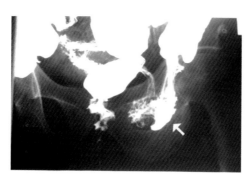 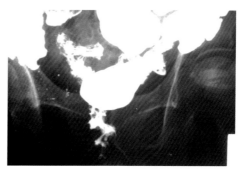

A．消化道钡餐X线造影立位　　　　　　　B．消化道钡餐X线造影卧位

消化道钡餐X线造影立位（图A）见左侧腹股沟斜疝，疝内容物为结肠（↑）；卧位（图B）疝内容物回纳入腹腔

**图9-9　腹股沟斜疝**

病例3　男，66岁，右侧腹股沟区无痛性包块1年（图9-10）。

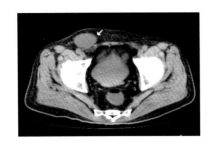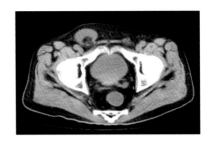

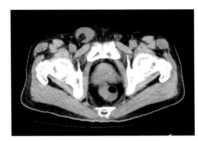

CT平扫

CT平扫示右侧腹股沟区有一大小约48mm×30mm的肿块（↑），边界清楚，内含脂肪密度的网膜结构

图9-10 腹股沟斜疝

【临床影像诊断要点】

1. 患者多可自行触及腹壁皮下质软包块。

2. CT表现为腹腔内容物经腹壁缺损或薄弱区向体外突出影，可直接显示腹外疝的部位、大小和疝内容物并作出明确诊断。

# 第三节 腹膜后肿瘤

【概论】 腹膜后肿瘤（retroperitoneal tumors）可来源于胰腺、十二指肠、升降结肠、肾及肾上腺等腹膜后固有器官，亦可来自腹膜后间隙组织。本节主要介绍来自腹膜后间隙组织如脂肪、肌肉、纤维、淋巴或神经组织的肿瘤，不包括腹膜后各器官所发生的肿瘤。腹膜后肿瘤分为良性肿瘤和恶性肿瘤，以恶性肿瘤多见。

对于腹膜后肿瘤的诊断，首先在于肿瘤的定位，判定肿瘤位于腹膜后的方法是根据胰腺、十二指肠、下腔静脉和升降结肠的前移位或前外侧移位，以及肾脏明显的旋转和移位征象。其次，腹膜后肿瘤的诊断在于肿瘤的良恶定性。

## 一、腹膜后良性肿瘤

1. 畸胎瘤 畸胎瘤（teratoma）为起源于生殖细胞的良性肿瘤，内含多种组织成分，CT常表现为混杂密度性肿块，包括脂肪样低密度、水样低密度、软组织样等密度和高密度钙化或骨化灶，边界清楚，无周围组织或结构的侵犯（图9-11）。

【典型病例】

病例1 女，6个月，腹部肿块1周（图9-11）。

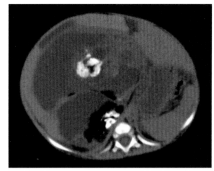

A. CT平扫

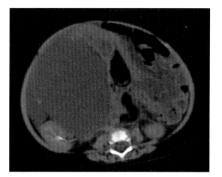

B. CT平扫

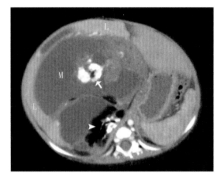

C. 与图A同一层面的CT增强

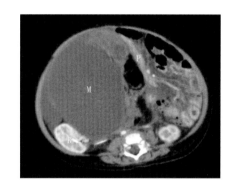

D. 与图B同一层面的CT增强

　　CT增强示右侧腹膜后巨大不规则型囊实性肿块（M），边界清楚，内密度不均匀，可见多发斑片状钙化或骨化（↑）、斑片状脂肪密度区（△）；CT增强示肿块呈分格状明显强化，肝脏（L）受压向前上移位，右肾（K）受压向右后移位，胰腺（P）受压向左前移位

**图9-11　腹膜后畸胎瘤**

　　2. 良性神经源性肿瘤　良性神经源性肿瘤以神经鞘瘤（图9-12）和神经纤维瘤（图9-13）常见，多位于腹膜后脊柱旁。CT平扫呈密度均匀或不均匀，稍低于肌肉密度；CT增强呈不同程度强化，密度不均匀，常见囊变区。

**【典型病例】**

　　病例2　男，39岁，超声发现腹膜后肿物3天（图9-12）。

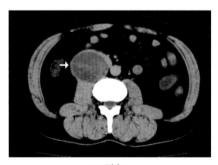

CT平扫

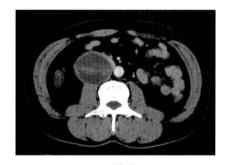

CT增强

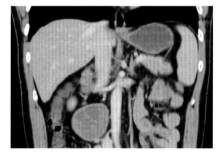

CT增强冠状位

　　CT平扫示右肾下极水平下腔静脉右后方一类圆形低密度肿块（↑），边界清楚，密度不均匀，CT增强后轻度不均匀强化，下腔静脉受压前移

**图9-12　腹膜后神经鞘瘤**

病例3 男，37岁，腰背部疼痛不适1年（图9-13）。

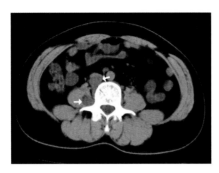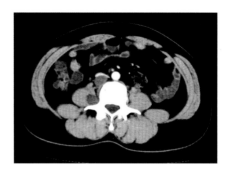

CT平扫        CT增强

CT平扫示下腔静脉右侧、椎体旁多个大小不等的类圆形密度影（↑），边界清晰，内密度均匀，CT增强后轻度强化

图9-13 腹膜后神经纤维瘤

【临床影像诊断要点】

1. 腹膜后良性肿瘤的共同表现为腹后部肿块。

2. CT平扫表现为肿块形态规则，常呈圆形或椭圆形，边界清楚，与周围结构多有明确分界，CT增强后有不同程度的强化。

3. 腹膜后畸胎瘤和神经源性肿瘤的CT表现具有一定的诊断特征性。

## 二、腹膜后恶性肿瘤

1. 脂肪肉瘤 脂肪肉瘤（liposarcoma）为腹膜后最常见的恶性肿瘤，在影像学上可分为含脂肪成分的高分化脂肪肉瘤（图9-14、图9-15）和不含脂肪成分的低分化脂肪肉瘤。CT表现为脂肪肉瘤密度不均匀，边界较清楚；肿块内含有数量不等的脂肪性低密度区，CT值为-120HU~-20HU，此为诊断脂肪肉瘤的关键点。CT增强非脂肪的软组织成分强化较明显。影像学检查包括CT常难以对不含脂肪成分的低分化脂肪肉瘤作出定性诊断。

【典型病例】

病例1 男，45岁，左腹部肿物伴消瘦3个月（图9-14）。

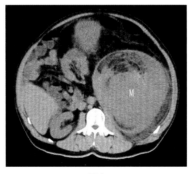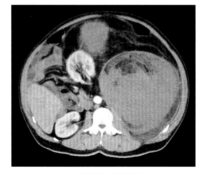

CT平扫        CT增强动脉期

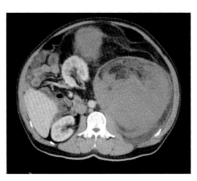
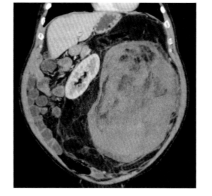

CT增强门静脉期          CT增强冠状位

CT平扫示左肾左后方巨大类圆形混杂密度肿块（M），密度不均匀，内见脂肪密度影和软组织密度影；CT增强示肿块内软组织密度成分强化，脂肪成分无强化

图9-14 腹膜后脂肪肉瘤

病例2 女，63岁，右腹部巨大无痛性包块5个月（图9-15）。

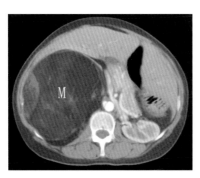
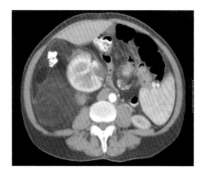

CT增强

CT增强示右侧腹膜后巨大不规则肿块（M），内以脂肪密度影为主，可见条片状、条索状软组织及结节状钙化。右肾受压向左前移位

图9-15 腹膜后脂肪肉瘤

2. 平滑肌肉瘤 平滑肌肉瘤（leiomyosarcoma）在CT上多表现为密度不均匀的软组织肿块，边界较清或不清楚，内常有坏死、囊变，CT增强后不均匀较明显强化（图9-16）。影像学检查缺乏诊断特征性，常难以作出术前定性诊断。

【典型病例】

病例3 女，50岁，反复右侧腰背痛及剑突下、下腹部疼痛4个月（图9-16）。

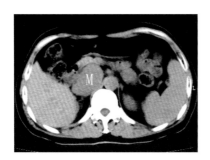
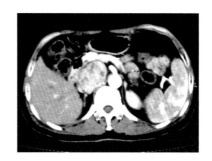

CT平扫          CT增强动脉期

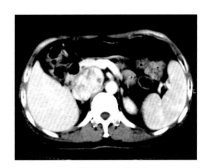 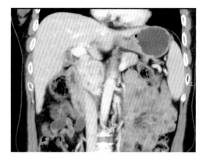

CT增强门静脉期　　　　　　　　　　　　CT增强冠状位

CT平扫示下腔静脉左前方、胰腺后方较大软组织肿块（M），密度较均匀，CT增强后明显不均匀强化。十二指肠水平段、胰头受压前移

图9-16　腹膜后平滑肌肉瘤

3. 淋巴瘤　淋巴瘤（lymphoma）是起源于腹膜后淋巴组织或淋巴结的恶性肿瘤，分为霍奇金病（图9-17）和非霍奇金淋巴瘤（图9-18）。CT表现为腹膜后局部区域内多个增大淋巴结或融合成团的分叶状肿块，密度较均匀，边界清楚，包绕推移但不侵犯血管；CT增强相对均匀轻度强化，但临床治疗后肿瘤坏死而出现环状强化。

【典型病例】

病例4　男，18岁，颈部肿大3个月（图9-17）。

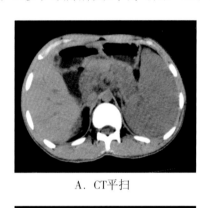 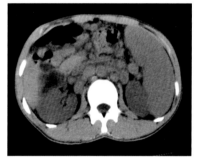

A. CT平扫　　　　　　　　　　　　B. CT平扫

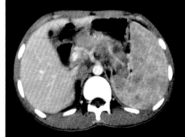 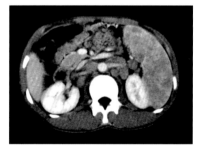

C. 与图A同一层面的CT增强　　　　　D. 与图B同一层面的CT增强

CT平扫示脾体积明显增大，内见弥漫分布的大小不等的结节，边界不清，CT增强后轻度强化。腹腔、腹膜后区见多发大小不等的肿大淋巴结，部分相互融合呈团块状，CT平扫密度均匀，CT增强后为均匀强化

图9-17　腹膜后霍奇金病

病例5　男，21岁，反复右上腹疼痛1个月，减重伴身目黄染1周（图9-18）。

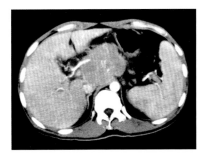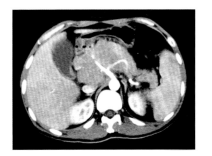

CT增强

CT增强示腹膜后胰头区肿大淋巴结融合成软组织肿块（M），肿块强化均匀，包绕腹腔干、肝总动脉、脾动脉及门静脉。胰腺受压向左前移位

**图9-18　腹膜后非霍奇金淋巴瘤**

4. 神经母细胞瘤　神经母细胞瘤（neuroblastoma）好发于儿童，常起源于肾上腺髓质，亦可起源于肾上腺外腹膜后交感神经节。CT平扫表现为腹膜后较大分叶状肿块，常跨中线生长，密度不均匀，内常见坏死、囊变、出血和钙化，CT增强后不均匀较明显强化（图9-19）。肿瘤边界常不清楚，推压并侵犯周围血管和组织器官。肿块跨中线生长，内部密度混杂并见大量钙化，常作为CT诊断神经母细胞瘤的提示性征象。

**【典型病例】**

病例6　男，4岁，左腹部包块6个月（图9-19）。

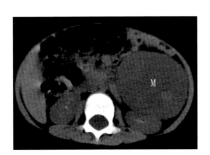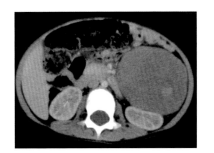

CT平扫　　　　　　　　　　　CT增强动脉期

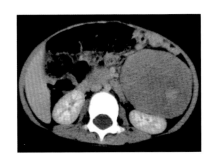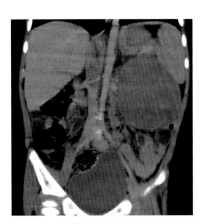

CT增强门静脉期　　　　　　　CT增强门静脉期冠状位

CT平扫示左侧腹膜后一巨大低密度软组织肿块（M），边界清楚，CT增强后较明显强化。左肾受压向后移位，胰腺受压向前上移位

**图9-19　腹膜后神经母细胞瘤**

【临床影像诊断要点】

1. 腹膜后恶性肿瘤的共同表现为后腹部肿块，CT平扫肿块密度不均匀，内有坏死、囊变所致的低密度区，CT增强后多呈不均匀较明显强化。

2. 腹膜后高分化脂肪肉瘤、淋巴瘤和神经母细胞瘤则具有一定的影像学特征。

# 第四节　腹膜后瘤样病变

## 一、腹膜后纤维化

【概论】　腹膜后纤维化（retroperitoneal fibrosis）是腹膜后纤维脂肪组织的非特异性非化脓性炎症引起的腹膜后组织的纤维化，常位于第4、5腰椎椎体前方，CT表现与腹膜后纤维化阶段相关（图9-20、图9-21）：早期病变以炎性渗出为主，表现为片状组织密度影，边界不清，增强后较明显强化；后期病变以组织纤维化为主，表现为不规则软组织密度影，边界清楚，CT增强后强化程度较早期略有减低。病变常包绕腹主动脉、下腔静脉和输尿管。

【典型病例】

病例1　女，74岁，双下肢浮肿，腹胀不适6个月（图9-20）。

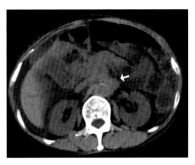
CT平扫

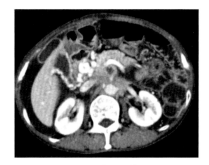
CT增强早期

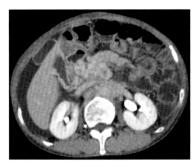
CT增强晚期

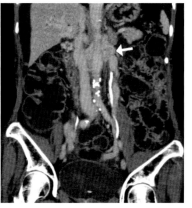
CT增强冠状位

CT平扫示腹主动脉周围脂肪密度明显增高并见软组织密度影（↑），CT增强后轻度强化。腹主动脉、腹腔干、肠系膜上动脉、双肾动脉、左肾静脉被包埋其中

图9-20　腹膜后纤维化

病例2　男，72岁，直肠癌术后1年（图9-21）。

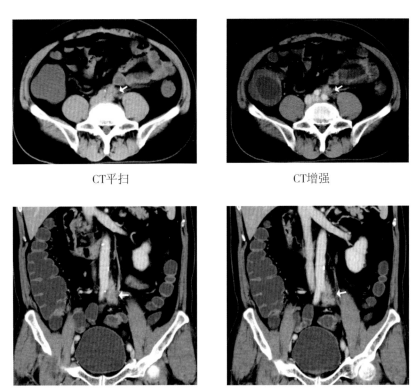

CT平扫 　　　　　　　　　　　　CT增强

CT增强冠状位
CT平扫示左右髂总动脉分叉处片块状高密度影（↑），CT增强后轻度不均匀强化

**图9-21　腹膜后纤维化**

【临床影像诊断要点】

1. 患者常无阳性临床表现，有时因输尿管受压而以肾积水就诊。
2. 病变好发部位及病变演变的CT表现对于腹膜后纤维化的诊断具有一定提示性。

## 二、腹膜后巨淋巴结增生症

【概论】　巨淋巴结增生症（Castleman病）是一种少见的原因不明的淋巴组织异常增生性疾病，病理主要为淋巴组织和小血管肿瘤样增生，可分为透明血管型和浆细胞型，透明血管型病灶血供丰富。临床常根据病变累及范围分为局限型和弥漫型，局限型Castleman病96%病理上为透明血管型，弥漫型Castleman病多数病理上为浆细胞型。

本病影像学表现与病理分型密切相关，局限型Castleman病具有一定特征性表现（图9-22），表现为密度均匀或不均匀的软组织肿块，边界清楚，内可见钙化灶，坏死极少见，CT增强早期明显强化，延迟扫描仍持续强化，这与局限型多为透明血管型的血供丰富有关。弥漫型Castleman病的影像学缺乏特征性表现（图9-23），CT平扫常表现为多发淋巴结肿大，CT增强后呈轻中度强化，较难与淋巴瘤鉴别。

【典型病例】

病例1　女，33岁，右下肢肿胀10个月（图9-22）。

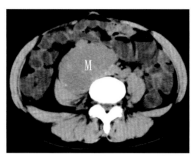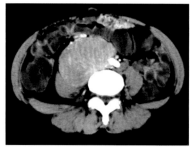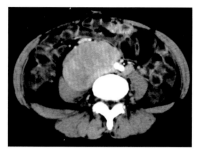

CT平扫 　　　　　　　　CT增强动脉期 　　　　　　　　CT增强门静脉期

CT平扫示右侧腰大肌前内缘巨大软组织肿块（M），边界清楚，CT增强后不均匀明显强化

**图9-22　局限型Castleman病**

病例2　男，47岁，胸痛3个月（图9-23）。

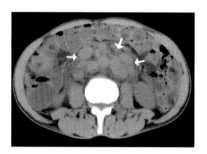

CT平扫

CT平扫示腹膜后、双侧髂血管旁多发肿大淋巴结（↑），密度均匀，边界清楚

**图9-23　弥漫型Castleman病**

【临床影像诊断要点】

1. 患者多无特异性的临床表现。

2. 弥漫型Castleman病的影像表现缺乏特征性，但局限型Castleman病CT平扫和增强表现具有一定的诊断特征。

（卢伟光）

# 第十章
# 肝脏疾病放射诊断

## 第一节　肝脏放射学检查方法及正常表现

### 一、肝脏放射学检查方法

1. X线平片　优质腹部平片可观察肝脏轮廓，但有时受结肠肝曲肠内容物的遮盖影响。X线检查对肝脏疾病诊断价值不大，有时可显示肝脏肿大（图10-1）或钙化。

2. CT　用于肝脏病变的诊断与鉴别诊断。

### 二、肝脏正常放射学表现

1. 正常X线表现　肝脏位于右上腹，呈软组织密度影，肝上缘与膈面紧贴，肝外缘与肋骨相贴，肝周脂肪间隙可衬托出肝脏轮廓。一般成人肝脏上下径≤15cm，肝脏下缘可稍超出肋弓下缘水平（图10-2）。

2. 正常CT表现

（1）位置：位于右侧季肋区。

（2）形态：肝轮廓光滑整齐，各肝叶比例协调。

（3）大小：肝门最大轴位层面面积一般不超过同层面腹腔面积的1/2。

（4）密度：CT平扫肝实质密度均匀，高于同层面脾脏密度；肝内血管和胆管密度均低于肝实质（图10-3A）。正常肝血供约25%来自肝动脉，75%来自门静脉，这决定了CT增强不同时期对比剂所处的具体部位不同而呈现不同的肝强化表现。肝动脉期（对比剂开始注射后约25s）CT表现为腹主动脉呈明显高密度，肝动脉强化密度接近同层面的腹主动脉，肝内门静脉未显示或显示不佳，肝实质强化密度均匀升高（图10-3B）；门静脉期（对比剂开始注射后约65s）CT表现为门静脉充分显示呈高密度，腹主动脉密度减低，肝实质强化密度进一步升高（图10-3C）；肝实质期（对比剂开始注射后3~5min）时门静脉和肝实质密度相似，下腔静脉密度较高。

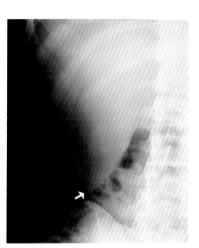

图10-1　腹部X线正位片示肝肿大，肝下缘（↑）近乎达髂嵴水平

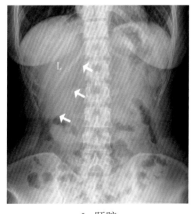

L-肝脏

图10-2　腹部卧位正位X线平片肝脏正常表现

205

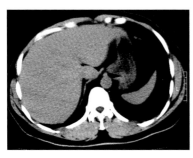
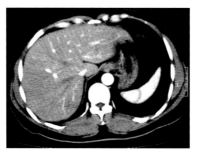
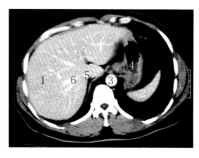

A. 肝CT平扫正常表现     B. 肝CT增强动脉期正常表现     C. 肝CT增强门静脉期正常表现

1-肝脏；2-脾脏；3-主动脉；4-胃；5-下腔静脉；6-肝右静脉

图10-3   肝脏同一层面CT平扫、增强动脉期、增强门静脉期的正常表现

（5）肝的叶段划分：临床可借助肝内3支主干静脉和门静脉分支来作为肝叶段分界的标志（图10-4A至图10-4I）。肝中静脉将肝分为左叶和右叶，肝左静脉将肝左叶分为左肝内侧段和外侧段，肝右静脉将肝右叶分为前段和后段；门静脉左右分支主干所在的界面将全肝分为上段和下段。如此一来，肝内分为8段（segment），顺次如下：尾状叶为$S_1$，左外上段为$S_2$，左外下段为$S_3$，左内侧段为$S_4$，右前下段为$S_5$，右后下段为$S_6$，右后上段为$S_7$，右前上段为$S_8$。

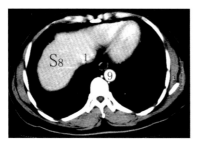
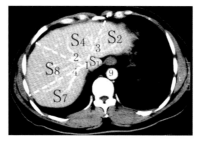

A. 肝顶部层面      B. 第二肝门（即肝左、中和右静脉

汇入下腔静脉处）层面

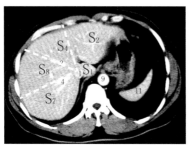
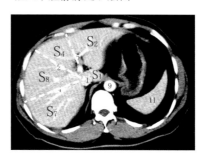

C. 第二肝门下部层面      D. 门静脉左支矢状部层面

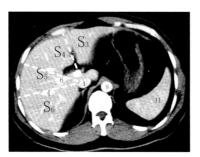
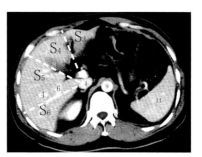

E. 门静脉右支层面      F. 第一肝门（即"H"沟处）层面

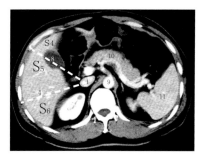
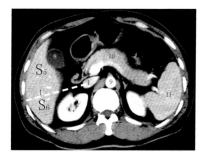
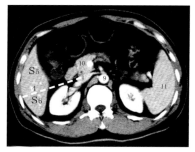

G. 胆囊窝层面　　　　　　　　　H. 胆囊层面　　　　　　　　　I. 胰头部层面

1-下腔静脉；2-肝中静脉；3-肝左静脉；4-肝右静脉或其属支；5-门静脉左支；6-门静脉右支；7-肝圆韧带裂；8-胆囊；9-主动脉；10-胰腺；11-脾脏；虚线-肝段的分界线

图10-4　肝脏CT增强门静脉期自上而下不同层面的正常表现与肝脏CT横轴位S₁~S₈各肝段的划分

# 第二节　肝脏外伤

【概论】　肝脏外伤（hepatic trauma）指肝脏受到不同类型和程度的外伤后引起的肝损伤，包括肝挫裂伤、肝包膜下血肿和肝破裂，其放射学表现有所不同，临床常表现为外伤后右上腹疼痛。

肝挫裂伤CT平扫示肝实质内片状低密度区，CT增强后无明显强化，可伴有裂伤所致的少量高密度出血影（图10-5）。肝包膜下血肿CT平扫呈新月形软组织密度影，急性血肿期呈高密度影，慢性期血肿密度减低，CT增强各期血肿均不强化（图10-6）。肝破裂CT表现为肝脏形态不规则，肝实质密度不均匀，边缘不连续，肝包膜亦中断（图10-7）。

【典型病例】

病例1　女，52岁，4天前高处坠落致伤右胸腹部疼痛不适（图10-5）。

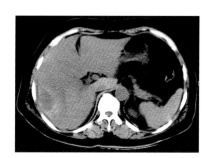
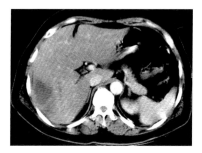

CT平扫　　　　　　　　　　　　CT增强门静脉期

CT平扫示肝S₈不规则低密度区，周围环形高密度影，CT增强门静脉期未见强化

图10-5　肝挫裂伤

病例2　女，52岁，4天前高处坠落致伤右胸腹部疼痛不适（图10-6）。

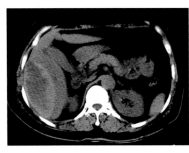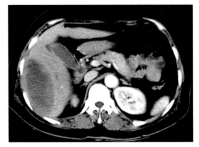

CT平扫 CT增强门静脉期

CT平扫示肝S₅、S₆包膜下梭形稍高密度影，边缘清楚，邻近肝实质受压向内侧移位；CT增强病灶未见强化

**图10-6 肝包膜下血肿**

病例3 女，49岁，3天前被电动车高速撞击右侧腹部疼痛不适（图10-7）。

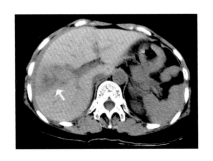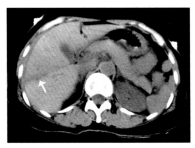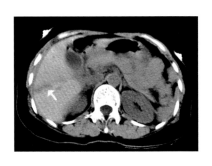

CT平扫

CT平扫示肝右叶片片状低密度区（↑），肝边缘不连续，肝周液体样密度影环绕（此节病例图片由广东医学院附属深圳市西乡人民医院放射科黄泽弟医生提供）

**图10-7 肝破裂**

**【临床影像诊断要点】**

1. 右上腹部外伤史，这是诊断肝脏外伤的前提条件。

2. 肝脏外伤因损伤部位不同而分为肝实质内的挫裂伤、肝包膜下血肿以及肝实质和包膜的破裂，相应CT表现不同。

3. 肝脏外伤性血肿因所处病程阶段不同，血肿CT平扫的密度高低亦不同，CT增强后均不强化。

# 第三节 肝细胞癌

**【概论】** 肝细胞癌（hepatocellular carcinoma）即肝细胞性肝癌，来源于肝细胞的最常见的肝脏恶性肿瘤，我国肝细胞癌患者中90%合并肝硬化，按瘤体大小和数目可分为小肝癌（直径≤3cm）（图10-8、图10-9）、结节型（3cm＜直径≤5cm）（图10-10）、块状型（5cm＜直径≤10cm）（图10-11、图10-12）、巨块型（直径≥10cm）（图10-13、图10-14）和弥漫型（弥漫分布的微小结节，直径＜1cm）（图10-15、图10-16）。

无论何种类型的肝细胞癌，典型肿瘤的血供特点基本相同，即肝动脉血增加，门静脉血减少，这就决定了肝细胞癌双期动态CT增强检查呈"快进快出"的时间-密度动态曲线特征，即动脉期肿瘤强化密度高于周围正常肝实质（对比剂呈"快进"表现），而门静脉期强化密度低于周围正常肝实质

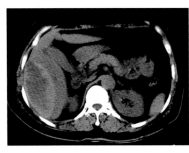
208

（对比剂呈"快出"表现），延迟期肿瘤强化密度亦低于周围正常肝实质。CT平扫肿瘤常呈均匀或不均匀低密度影，边界清楚或不清楚。

【典型病例】

病例1 男，49岁，超声体检发现肝内小结节（图10-8）。

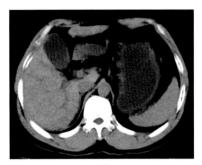
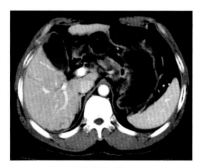

CT平扫　　　　　　　　　CT增强动脉期　　　　　　　　　CT增强门静脉期

肝S₆包膜下类圆形结节（↑），边缘清楚，直径约2cm，CT平扫呈稍低密度影，双期CT增强病变呈"快进快出"的强化特点

**图10-8　小肝癌**

病例2 男，47岁，肝硬化伴门脉高压病史多年（图10-9）。

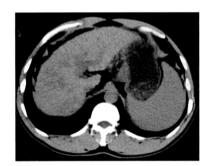
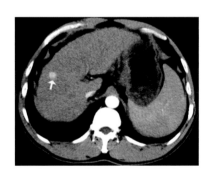
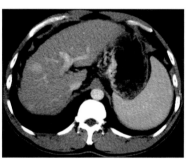

CT平扫　　　　　　　　　CT增强动脉期　　　　　　　　　CT增强门静脉期

肝S₈类圆形结节（↑），边缘清楚，直径约13mm，CT平扫呈略低密度影，双期CT增强病变呈"快进快出"的强化特点，但门静脉期病变密度稍高于肝实质。另见肝硬化、脾大、胃底黏膜下静脉及胃底周围静脉曲张征象

**图10-9　小肝癌**

病例3 男，66岁，体检发现肝右叶结节（图10-10）。

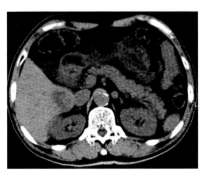
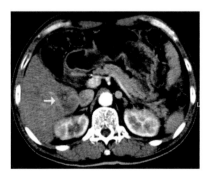

CT平扫　　　　　　　　　CT增强动脉期

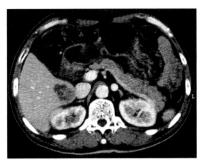
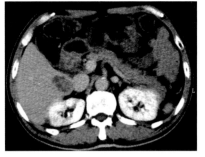

CT增强门静脉期　　　　　　　　CT增强延迟期（延迟3min）

肝S₅、S₆交界区类圆形结节（↑），边缘清楚，直径约4cm，CT平扫呈不均匀低密度影，双期CT增强病变呈"快进快出"的强化特点，延迟3min病变密度仍低于肝实质

图10-10　结节型肝细胞癌

病例4　男，32岁，体检发现肝S₈病变，血清甲胎蛋白（AFP）明显升高（图10-11）。

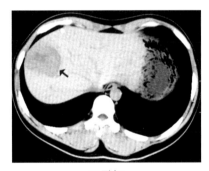
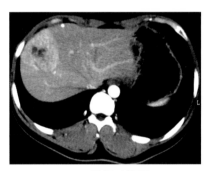

CT平扫　　　　　　　　　　　　CT增强动脉期

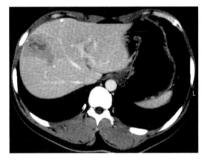

肝S₈不规则肿块（↑），边缘清楚，最大径约6cm，CT平扫呈不均匀低密度影，双期CT增强病变呈"快进快出"的强化特点

图10-11　块状型肝细胞癌

CT增强门静脉期

病例5　男，56岁，体检发现肝S₄、S₅交界区占位性病变（图10-12）。

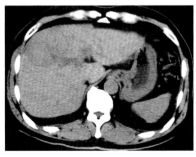
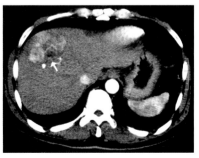

CT平扫　　　　　　　　　　　　CT增强动脉期

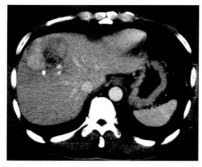

CT增强门静脉期

肝S$_4$、S$_5$交界区不规则肿块（↑），边缘清楚，最大径约8cm，CT平扫呈不均匀低密度影，双期CT增强病变呈"快进快出"的强化特点

**图10-12　块状型肝细胞癌**

病例6　男，56岁，右上腹痛5天（图10-13）。

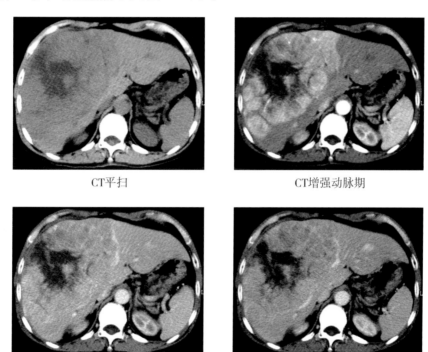

CT平扫　　　　　　　　　　CT增强动脉期

CT增强门静脉期　　　　CT增强延迟期（延迟3min）

肝右叶不规则巨大肿块，边缘清楚，CT平扫呈不均匀低密度影，双期CT增强病变呈"快进快出"的强化特点

**图10-13　巨块型肝细胞癌**

病例7　男，62岁，腹痛10个月，乙肝病史35年（图10-14）。

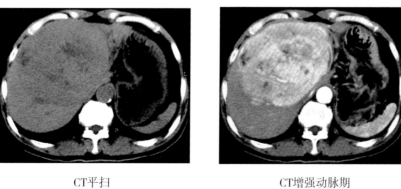

CT平扫　　　　　　　　　　CT增强动脉期

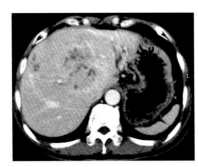
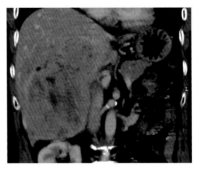

CT增强门静脉期　　　　　　　　　　CT增强门静脉期冠状位

肝右叶不规则巨大肿块、边缘清楚，CT平扫呈不均匀低密度影，双期CT增强病变呈"快进快出"的强化特点

图10-14　巨块型肝细胞癌

病例8　男，58岁，腹胀、乏力多年（图10-15）。

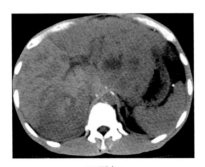
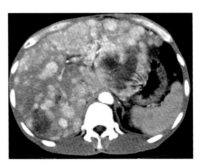

CT平扫　　　　　　　　　　　　　　CT增强动脉期

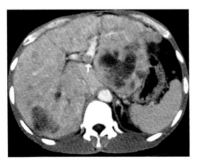
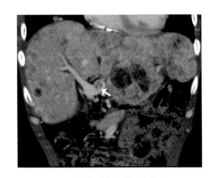

CT增强门静脉期　　　　　　　　　　CT增强门静脉期冠状位

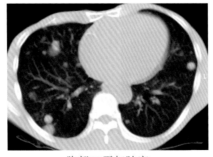

胸部CT平扫肺窗

肝内弥漫分布的类圆形结节，CT平扫呈稍低或等密度影，CT增强动脉期多数结节明显强化，门静脉期强化密度减退。门静脉左支腔内充盈缺损（↑），CT增强动脉期明显强化，门静脉期强化密度减退，类似肝内结节的动态强化特点。胸部CT平扫示肺内散在多发类圆形转移瘤结节

图10-15　弥漫型肝细胞癌伴门静脉左支癌栓、肺多发转移瘤

病例9　女，71岁，上腹疼痛不适3个月，有乙肝大三阳病史5年（图10-16）。

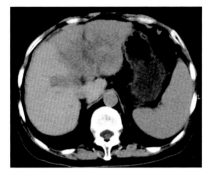
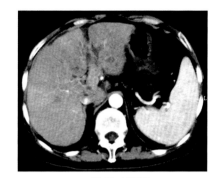

CT平扫　　　　　　　　　　　　　　　　CT增强动脉期

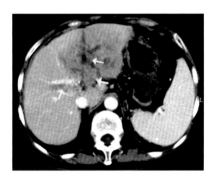
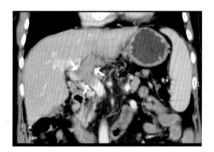

CT增强门静脉期　　　　　　　　　　CT增强门静脉期冠状位

　　肝左叶内弥漫分布的结节，CT平扫呈稍低或等密度影，CT增强动脉期多数结节较明显强化，门静脉期强化密度减退。门静脉期门静脉主干及左右支腔内充盈缺损（↑），CT增强动脉期明显强化，门静脉期强化密度减退，类似肝内瘤体的动态强化特点。门静脉主干周围形成侧支循环的迂曲小血管

**图10-16　弥漫型肝细胞癌伴门静脉癌栓、门静脉海绵样变**

病例10　男，43岁，腹胀不适3个月，酒精性脂肪肝2年（图10-17）。

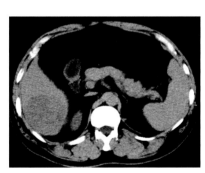
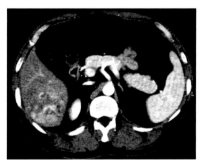

CT平扫　　　　　　　　　　　　　　　　CT增强动脉期

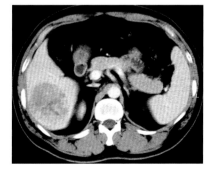

CT平扫示肝实质密度普遍性减低，低于同层面脾密度。S₆类圆形肿块，直径约8cm，CT平扫密度略低于周围肝实质；双期CT增强呈"快进快出"的强化特点

**图10-17　脂肪肝伴块状型肝细胞癌**

CT增强门静脉期

**【临床影像诊断要点】**

1. 临床多具有病毒性肝炎、肝硬化病史，血清甲胎蛋白（AFP）浓度常 > 400 μg/L（正常值 < 20 μg/L）。

2. 典型CT表现为增强动脉期肿瘤强化密度高于正常肝但低于同层主动脉的强化密度，而门静脉期和延迟期肿瘤强化密度均低于肝。

3. 巨块型肝细胞癌内常见粗大肿瘤血管（各期强化特点类似肿瘤实性部分）和明显坏死灶。

4. 弥漫型肝细胞癌多数具有肝硬化基础，癌结节与肝再生结节共存，CT动态增强表现常不同于其他类型肝细胞癌，在CT增强动脉期和门静脉期均可表现为弥漫分布的低于肝实质密度的微小结节，原因在于癌细胞在肝内浸润生长，增强动脉期时不含碘对比剂的肝窦内门静脉血稀释了肿瘤内含碘对比剂的动脉血。

5. 要注意脂肪肝的影响，在脂肪肝造成肝密度减低的背景下，肝细胞癌CT平扫和门静脉期肿瘤强化密度可略低于、等于或稍高于周围肝实质密度（图10-17）。

6. 常伴随的其他征象（图10-15、图10-16）

（1）肝硬化：见相关章节。

（2）肝内转移瘤：指主癌灶周围肝实质内出现的血行转移所致的结节灶，即子癌灶。多数子癌灶由肝动脉供血，仅在增强动脉期被强化而显示，故增强动脉期图像的观察非常重要。

（3）门静脉癌栓：门静脉期腔内充盈缺损或门静脉不充盈，后者管腔增粗，增强动脉期癌栓明显强化，门静脉期强化密度减退，类似肝内瘤体的动态强化特点。

（4）门静脉海绵样变：门静脉癌栓阻塞管腔而引起门静脉高压，门静脉主干周围形成侧支循环的迂曲小血管。

（5）肝门部和腹膜后转移性淋巴结肿大、远处器官的血行转移。

# 第四节　肝血管瘤

**【概论】**　肝血管瘤（hepatic hemangioma）的病理类型通常为海绵状血管瘤，是肝脏最常见的良性肿瘤，大多由薄壁血腔组成，主要由肝动脉供血，无包膜，部分血管瘤内见瘢痕组织。

CT平扫多为边界清楚的圆形低密度影，CT增强动脉期瘤体强化程度接近于同层面的主动脉密度。CT动态增强方式因瘤体结构和大小而有所不同：瘤体较小时，增强动脉期全瘤均匀或不均匀明显强化（图10-18）；瘤体较大时，增强动脉期边缘开始结节状强化，门静脉期强化范围逐渐向瘤体中央扩大，延迟期瘤体呈等或稍高于肝实质密度，呈"快进慢出"的强化特点（图10-19、图10-20）。CT平扫瘤体中央出现更低密度的瘢痕组织区时，中央瘢痕组织区可延迟强化或保持不强化。肿瘤可单发，亦可多发（图10-21）。

**【典型病例】**

病例1　男，57岁，B超检查发现肝内病变（图10-18）。

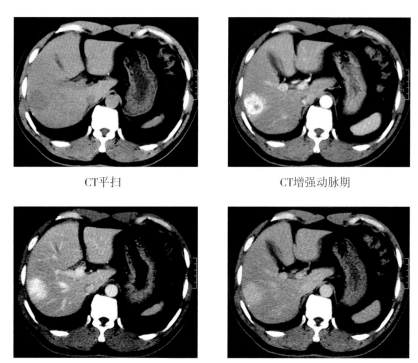

CT平扫　　　　　　　　　　　　　　　CT增强动脉期

CT增强门静脉期　　　　　　　　　CT增强延迟期（延迟3min）

CT平扫示肝$S_5$、$S_8$交界区类圆形低密度影，直径约4cm；CT增强动脉期全瘤不均匀明显强化，门静脉期病灶全部均匀明显强化，延迟扫描病灶密度仍高于周围肝实质密度

**图10-18　肝小血管瘤**

病例2　男，31岁，肝内血管瘤8年复查（图10-19）。

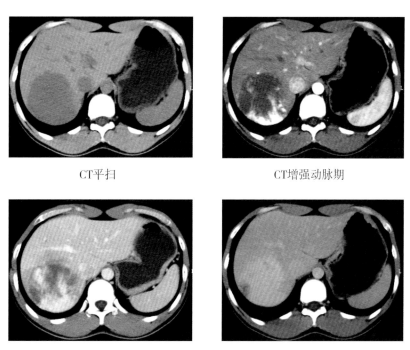

CT平扫　　　　　　　　　　　　　　　CT增强动脉期

CT增强门静脉期　　　　　　　　　CT增强延迟期（延迟5min）

CT平扫示肝$S_7$内较大类圆形低密度灶，直径约8cm；CT增强动脉期病灶边缘结节状明显强化，门静脉期强化范围逐渐向病变中央扩大，延迟期病变近乎全部强化且密度稍高于肝实质密度

**图10-19　肝大血管瘤**

病例3　女，44岁，体检发现肝内病变4年（图10-20）。

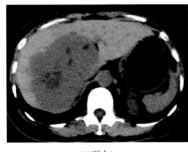
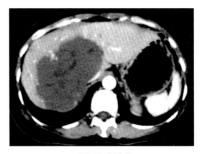

CT平扫　　　　　　　　　　　　CT增强动脉期

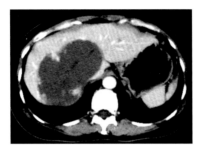
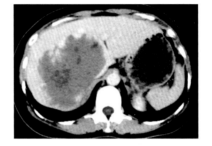

CT增强门静脉期　　　　　　　CT增强延迟期（延迟3min）

CT平扫示肝右叶巨大类圆形不均匀低密度区，最大径约12cm；CT增强动脉期病灶边缘多个小结节状强化灶，密度高于肝接近同层主动脉；门静脉期和延迟期强化范围向瘤体中央逐渐扩大，符合"快进慢出"的强化特点

图10-20　肝大血管瘤

病例4　女，30岁，肝内多发血管瘤5年复查，无腹部不适（图10-21）。

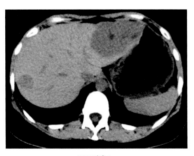
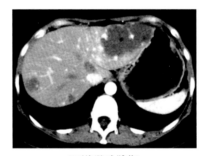

CT平扫　　　　　　　　　　　　CT增强动脉期

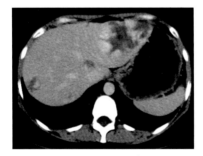

CT平扫示肝内多个大小不等的类圆形低密度灶，每个病灶CT双期增强扫描均符合"快进慢出"的强化特点

图10-21　肝多发血管瘤

CT增强门静脉期

【临床影像诊断要点】

1. 临床上多无相应的临床表现。

2. CT双期增强呈现的"快进慢出"强化特点有助于肝血管瘤的诊断。

# 第五节　肝血管内皮瘤

【概论】　肝血管内皮瘤（hepatic hemangioendothelioma）病理上分为上皮性血管内皮瘤和婴儿型血管内皮瘤，前者罕见且常见于成人，后者少见且常见于1岁以内。

肝血管内皮瘤的CT表现类似与肝海绵状血管瘤，可单发（图10-22）或多发（图10-23），CT平扫表现为低密度结节或肿块，CT双期增强后强化由病灶边缘向中心扩充，强化程度与主动脉强化密度近似。肝血管内皮瘤CT增强动脉期开始强化的形式为病变边缘环形厚壁强化，而肝海绵状血管瘤增强动脉期开始强化的形式为边缘结节状强化。

【典型病例】

病例1　男，4岁，腹胀胃纳差3个月（图10-22）。

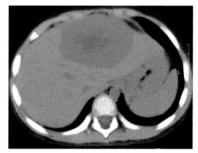

CT平扫

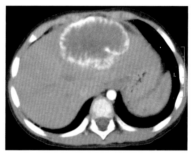

CT增强动脉期

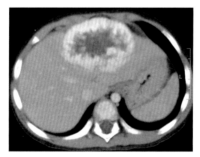

CT增强门静脉期

CT平扫示肝左叶内较大的类圆形低密度肿块，最大径约10cm，略呈分叶状；CT增强动脉期肿块边缘呈环状厚壁明显强化，密度高于肝接近同层主动脉密度，门静脉期肿块的高密度强化环增厚

图10-22　肝单发血管内皮瘤

病例2　女，6个月，肝大查因（图10-23）。

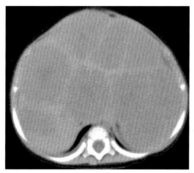

CT平扫

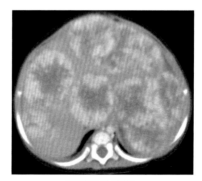

CT增强动脉期

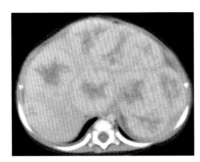
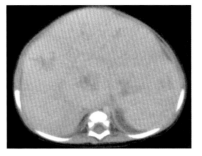

| CT增强门静脉期 | CT增强延迟期（延迟3min） |

CT平扫示肝内多个类圆形低密度灶，CT增强动脉期所有病灶均表现为边缘环形明显强化，强化程度高于肝脏，内部见不规则的低密度无强化区；门静脉期边缘病灶强化范围增大，强化程度略高于正常肝实质，内部见少许未强化区；延迟期病灶强化程度近似周围正常肝实质，内仍见少许未强化区

**图10-23 肝多发血管内皮瘤**

【临床影像诊断要点】

1. 肝血管内皮瘤的CT表现类似与肝海绵状血管瘤，但CT增强动脉期开始强化形式有所不同。

2. 肝婴儿型血管内皮瘤患者年龄小，半数以上患者有充血性心力衰竭，此征象为其主要临床表现。

# 第六节　肝淋巴瘤

【概论】　肝淋巴瘤（hepatic lymphoma）可根据肝外其他器官和淋巴结有无累及而分为原发性和继发性肝淋巴瘤，原发者罕见，继发者常见。肝淋巴瘤可依据瘤灶浸润范围分为单发性、多发性和弥漫性淋巴瘤。

单发性或多发性肝淋巴瘤CT平扫表现为单个或多个稍低密度结节或肿块，CT增强动脉期、门静脉期和延迟期均无明显强化，密度均匀，治疗前瘤灶内少见坏死形成的更低密度区（图10-24）。弥漫性肝淋巴瘤CT平扫表现为弥漫性肝肿大，密度普遍性减低，增强动脉期、门静脉期和延迟期均无明显强化，肝内静脉受压变细但未受侵犯（图10-25）。继发性肝淋巴瘤患者可同时伴有脾、肾或(和)腹膜后淋巴结受累：脾和肾淋巴瘤CT平扫表现为局限性或弥漫性低密度灶，CT增强无明显强化；淋巴结受累后肿大且可相互融合成较大肿块，包绕血管，CT平扫密度较均匀，CT增强均匀轻度强化。

【典型病例】

病例1　男，12岁，发热、无力2周（图10-24）。

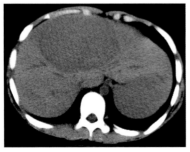
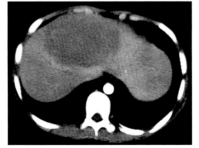

| CT平扫 | CT增强动脉期 |

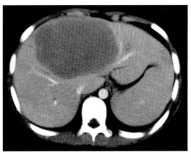

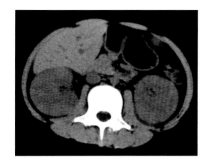

CT增强门静脉期　　　　　　　　　　　CT平扫

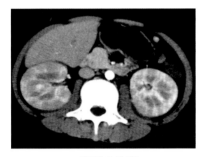

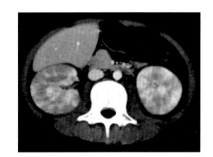

CT增强动脉期　　　　　　　　　　　CT增强门静脉期

CT平扫示肝弥漫性增大，肝S₈类圆形稍低密度肿块，密度均匀，CT增强肿块未见明显强化，病变周围血管受压移位。双肾和脾弥漫性增大，CT平扫密度普遍性减低，CT增强呈不均匀轻度强化

**图10-24　肝单发继发性淋巴瘤伴双肾和脾弥漫性淋巴瘤**

病例2　男，60岁，体检发现肝大（图10-25）。

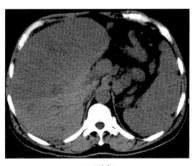

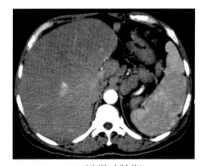

CT平扫　　　　　　　　　　　CT增强动脉期

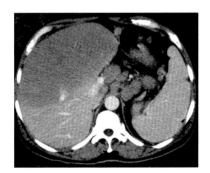

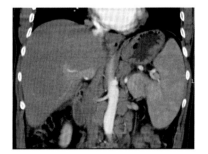

CT增强门静脉期　　　　　　　　　　　CT增强动脉期冠状位

CT平扫示肝弥漫性增大，CT平扫呈均匀低密度，CT双期增强肝右前叶强化程度减低，其内强化的血管影较少。肝门区、主动脉旁多发肿大淋巴结，密度均匀，部分融合。脾脏增大明显，CT平扫密度均匀，CT增强动脉期强化程度减低

**图10-25　肝弥漫继发性淋巴瘤伴脾弥漫性淋巴瘤**

【临床影像诊断要点】

1. 患者无特异性临床表现。

2. 肝淋巴瘤CT平扫表现为均匀低密度影，CT增强动脉期、门静脉期和延迟期均无明显强化，强化密度亦较均匀。

3. 肝淋巴瘤多为继发性，常同时伴有腹部其他器官或(和)腹膜后淋巴结受累。

# 第七节　肝母细胞瘤

【概论】　肝母细胞瘤（hepatoblastoma）是儿童常见的恶性肿瘤之一，多见于5岁以下儿童。多数肿瘤体积较大，瘤内常见出血、坏死、钙化（钙化约见于50%患者）和含有静脉性血窦的胶原纤维组织分隔，此病理基础决定了较为特征性的影像学表现。

CT平扫和动态增强肿瘤的密度表现类似肝细胞癌，即CT平扫为不均匀低密度肿块，双期CT增强呈"快进快出"的强化模式。瘤内大小不一、数量不等、形态不一的钙化灶和增强后瘤内多发条弧状强化灶（与病理上含有静脉血窦的胶原纤维分隔相对应）可强烈提示本病诊断（图10-26、图10-27）。

【典型病例】

病例1　男，1岁，因腹部膨隆发现肝内肿物2个月，血清AFP明显升高（图10-26）。

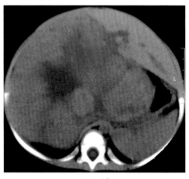

CT平扫

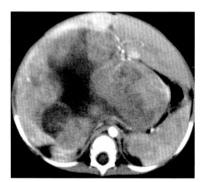

CT增强动脉期

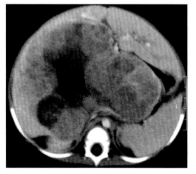

CT增强门静脉期

CT平扫示肝体积明显增大，肝右叶内巨大不规则形低密度为主的混杂密度性肿块，内未见钙化灶；CT增强动脉期肿块明显不均匀强化，内部见大片状低密度无强化区，门静脉期肿块密度低于肝实质

**图10-26　肝母细胞瘤**

病例2　男，9个月，上腹部包块2个月（图10-27）。

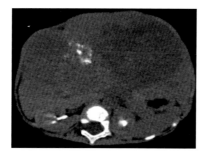
CT平扫

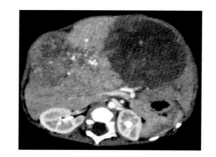
CT增强动脉期

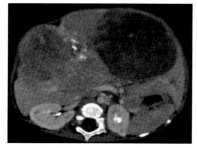
CT增强门静脉期

CT平扫示肝内巨大低密度肿块，密度不均匀，内见不规则片状更低密度影及多发小片状钙化灶；CT增强动脉期肿块明显不均匀强化，内见无强化的坏死区；门静脉期强化密度消退

图10-27　肝母细胞瘤

【临床影像诊断要点】

1. 患者年龄多小于5岁，临床主要表现为腹部包块，实验室化验血清AFP常明显升高。

2. CT平扫和双期增强肿瘤密度类似肝细胞癌，但瘤内钙化灶和增强扫描后瘤内多发条弧状强化灶可强烈提示本病诊断。

# 第八节　肝 转 移 瘤

【概论】　肝转移瘤（hepatic metastasis）按转移瘤灶数目不同分为单发转移瘤（图10-28、图10-29）和多发转移瘤（图10-30）；按血供多少不同分为乏血供转移瘤（图10-28）和富血供转移瘤（图10-29）。

【典型病例】

病例1　男，76岁，降结肠癌术后4个月（图10-28）。

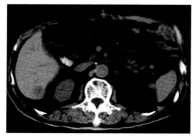
CT平扫

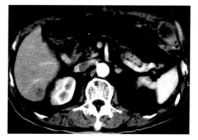
CT增强动脉期

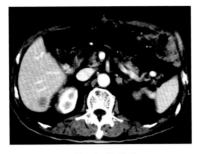

CT增强门静脉期

CT平扫示肝S_6类圆形稍低密度结节，直径约18mm，边界不清；CT增强动脉期和门静脉期均未见明显强化，病灶仍呈低密度影，边界较清

**图10-28 肝乏血供单发转移瘤**

病例2 女，67岁，右肾癌术后6个月（图10-29）。

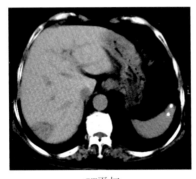

CT平扫

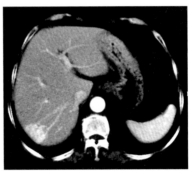

CT增强动脉期

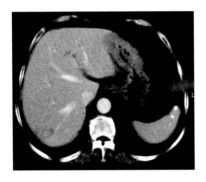

CT增强门静脉期

CT平扫示肝S_7内不规则形低密度灶，大小约38mm×30mm，边缘不清；CT增强动脉期明显强化，密度高于周围肝实质；门静脉期病灶密度呈等低混杂密度

**图10-29 肝富血供单发转移瘤**

病例3 男，41岁，发现乙状结肠癌2个月（图10-30）。

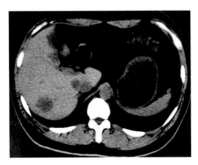

CT平扫

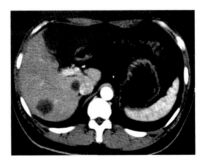

CT增强动脉期

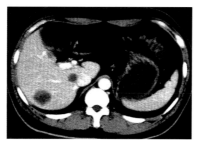

CT平扫示肝实质内3个类圆形低密度影，边缘不清；CT双期增强病灶环形强化，中央部坏死区无强化

图10-30 肝多发转移瘤

CT增强门静脉期

【临床影像诊断要点】

1. 患者具有原发恶性肿瘤的病史。
2. 肝转移瘤典型CT表现为增强后肝内多发环形强化的结节或肿块。

# 第九节　肝炎性假瘤

【概论】　肝炎性假瘤（inflammatary pseduotumor of liver）是由多种致炎因子引起的肝脏局部组织炎性细胞浸润、凝固性坏死和纤维增生形成的类肿瘤性病变。

影像学表现与病灶内不同组织成分的比例及其分布相关（图10-31）：凝固性坏死为主的病灶，血供极少，CT增强不强化；炎性细胞和纤维增生为主的病灶，血供较丰富，CT增强有较明显强化；凝固性坏死灶在病灶内的分布不同，引起CT强化形式的不同表现，分为中心强化、周围强化和网格状不均匀强化。

【典型病例】

病例　女，53岁，肝内炎性假瘤随访6年病灶明显变小，无腹部不适（图10-31）。

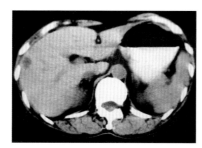

A. CT平扫

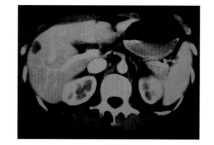

B. CT增强早期

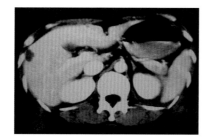

C. CT增强晚期

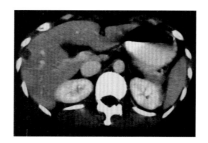

D. CT增强早期

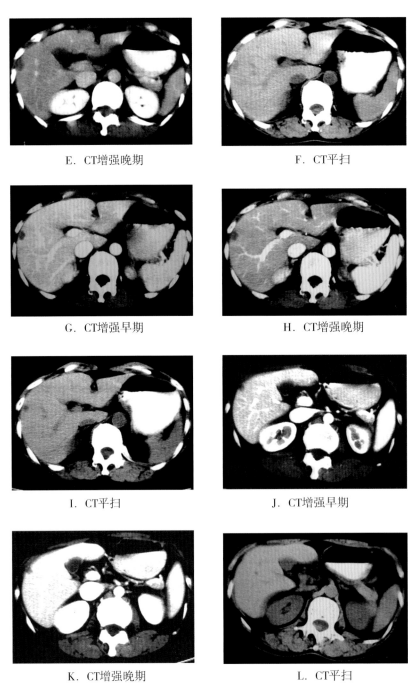

E. CT增强晚期                    F. CT平扫

G. CT增强早期                    H. CT增强晚期

I. CT平扫                        J. CT增强早期

K. CT增强晚期                    L. CT平扫

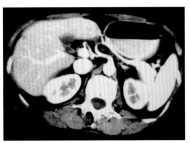        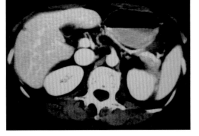

M. CT增强早期                    N. CT增强晚期

　　CT平扫示肝右叶包膜下不规则形低密度影，密度不均匀；CT增强早期和晚期病灶不均匀轻度强化（图A至图C，1997年10月24日）。6年内随访第1次（图D、图E，1998年3月18日）、第2次（图F至图H，2001年2月8日）、第3次（图I至图K，2002年10月20日）和第4次（图L至图N，2003年12月23日）示病灶体积逐渐变小，CT增强反映的血供无明显变化

图10-31　肝炎性假瘤

【临床影像诊断要点】

1. CT平扫表现为多种形态的低密度灶，边界较清楚。
2. CT增强表现与病灶内成分有关，可表现为不强化或不同形式和程度的强化。
3. 临床表现和影像学表现缺乏诊断特征性，常需要鉴别诊断。

# 第十节　细菌性肝脓肿

【概论】　细菌性肝脓肿（hepatic abscess）根据细菌感染途径不同可分为胆源性感染、血源性感染和直接感染3种，以前两者多见，常为单发病灶（图10-32至图10-34），亦可为多发病灶（图10-35、图10-36）。脓肿发展的阶段不同，组织坏死液化的程度不同，其放射学形态有所不同：早期脓肿内坏死液化灶小而多呈蜂窝样表现（图10-32），进展期脓肿内小坏死液化灶进一步扩大融合成较大的脓腔呈多房样表现（图10-33），后期脓肿内坏死液化彻底时呈单腔样表现（图10-34）。病理学上脓肿的构成：脓肿中央为液化坏死，脓肿壁为肉芽组织和纤维组织环，脓肿外周为水肿带，邻近肝实质常出现炎性充血。

　　肝脓肿CT平扫为不均匀低密度灶，CT增强病灶中央坏死液化腔不强化，脓肿壁和（或）脓腔内间隔均有强化，其强化密度高于肝实质且随动脉期、门静脉期和延迟期逐渐增高。CT增强动脉期和门静脉期显示脓肿壁与肝实质之间有环形低密度水肿带，延迟期环形低密度水肿带变为等密度。CT增强动脉期显示脓肿邻近肝实质因炎性充血而呈暂时性片状强化，门静脉期邻近强化的肝实质变为等密度。

【典型病例】

病例1　男，39岁，右上腹疼痛伴发热2周（图10-32）。

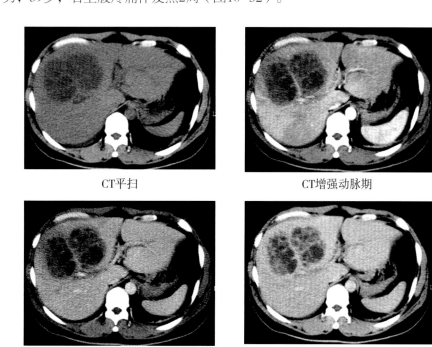

CT平扫　　　　　　　　　　　　　　CT增强动脉期

CT增强门静脉期　　　　　　　　　　CT增强延迟期

CT平扫示肝右叶巨大混杂低密度灶，边界不清，密度不均匀；CT增强后病变呈持续渐进性强化，内见多发条索状分隔呈蜂窝状

**图10-32　肝单发脓肿（较早期）**

病例2　男，74岁，上腹部疼痛伴发热10天（图10-33）。

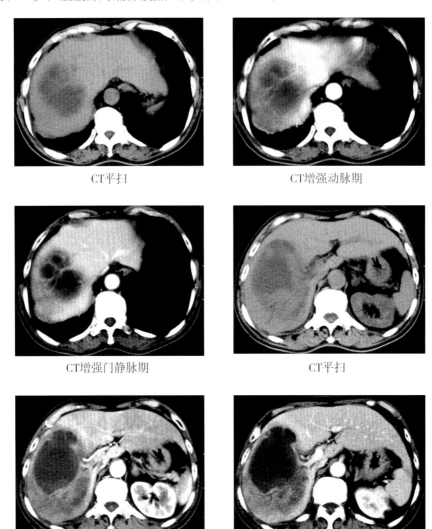

<table>
<tr><td>CT平扫</td><td>CT增强动脉期</td></tr>
<tr><td>CT增强门静脉期</td><td>CT平扫</td></tr>
<tr><td>CT增强动脉期</td><td>CT增强门静脉期</td></tr>
</table>

CT平扫示肝右叶巨大类圆形低密度区，边界不清；CT增强动脉期病灶呈明显多房环形强化，脓腔较大，内见大片低密度无强化区，周围见低密度无强化水肿带环绕，水肿带周围肝实质见片状明显强化区；门静脉期病灶环形强化区呈等密度，与正常肝实质密度相当，周围低密度水肿无强化

**图10-33　肝单发脓肿（进展期）**

病例3　男，53岁，体检发现肝内病变（图10-34）。

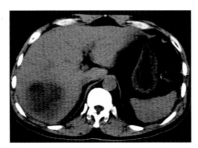

CT平扫

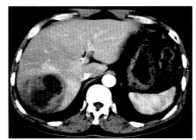

CT增强动脉期

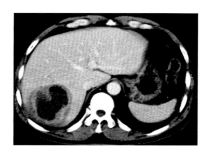

CT增强门静脉期

CT平扫示肝S$_6$、S$_7$交界区类圆形不均匀低密度影；CT增强动脉期呈不规则单腔样环形强化，边缘见片状高密度影；门静脉期囊壁进一步强化

**图10-34　肝单发脓肿（后期）**

病例4　男，29岁，右上腹隐痛伴高热1周（图10-35）。

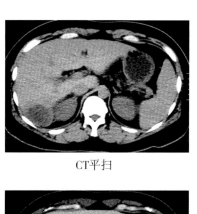

CT平扫

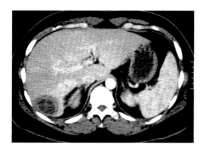

CT增强动脉期

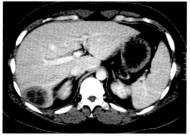

CT增强门静脉期

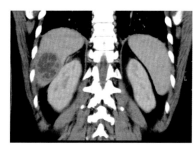

CT增强门静脉期冠状位

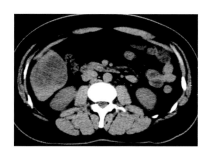

CT平扫

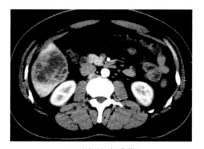

CT增强动脉期

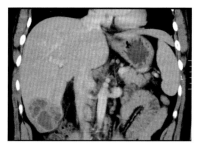

CT增强门静脉期冠状位

CT平扫示肝右叶见2个不均匀低密度病灶，边界不清楚；CT增强动脉期和门静脉期病灶边缘及内分隔持续明显强化，病灶呈多房样表现

**图10-35　肝多发脓肿**

227

病例5　男，53岁，胆结石行胆囊切除术后2年，反复发热、腹痛加重2天（图10-36）。

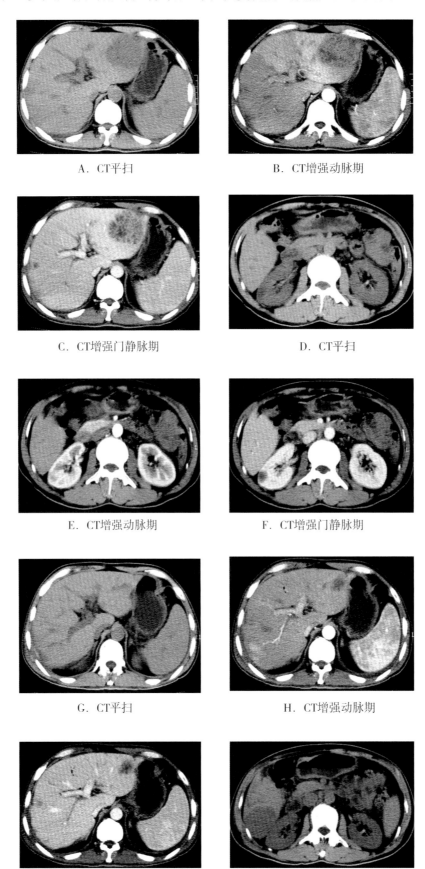

A. CT平扫　　　　　　　　　　　B. CT增强动脉期

C. CT增强门静脉期　　　　　　　　D. CT平扫

E. CT增强动脉期　　　　　　　　F. CT增强门静脉期

G. CT平扫　　　　　　　　　　　H. CT增强动脉期

I. CT增强门静脉期　　　　　　　　J. CT平扫

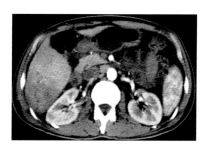 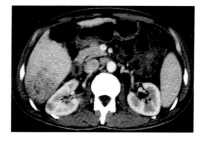

| K．CT增强动脉期 | L．CT增强门静脉期 |

CT平扫示肝左外叶类圆形不均匀低密度影，边界不清，CT增强呈蜂房样强化，动脉期病灶周围肝实质片状强化；肝S₆未见明确病灶（图A至图F为治疗前同一检查时间的不同CT层面）。临床抗炎治疗1个月后复查CT，肝左外叶脓肿明显变小，但肝S₆出现新发类似表现的脓肿病灶（图G至图L治疗后同一检查时间的不同CT层面）

**图10-36　肝单发脓肿治疗中出现新发肝脓肿**

【临床影像诊断要点】

1. 患者具有肝脏局部和全身感染症状。

2. 不同发展阶段的肝脓肿具有不同的CT表现形态：较早期脓肿呈蜂窝状，进展期呈多房状，后期呈单脓腔。

3. 肝脓肿CT增强扫描具有一定诊断特征性：中央坏死液化腔不强化，脓肿壁和（或）脓腔内间隔强化且强化密度随动脉期、门静脉期和延迟期逐渐增高。

# 第十一节　肝局灶性结节增生

【概论】　肝局灶性结节增生（focal nodular hyperplasia of liver）病理下为肝内结节状结构异常，内含有畸形血管和胆管增生，病灶中央星芒状纤维瘢痕及其内血管穿行的病理学特点是放射学表现的基础。此病单发（图10-37、图10-38）或多发（图10-39），极少发生于脂肪肝，无包膜，边缘可有分叶，多位于肝脏边缘。

CT平扫为类圆形稍低密度影，边界清楚，可呈分叶状，中央可见条状或星状更低密度影；CT增强动脉期病灶明显强化，可见病灶周围进入中央区的肝动脉小分支；门静脉期和延迟期强化密度减退为等或略低于肝密度，病灶周围可见肝静脉小属支。病灶中央更低的星状瘢痕可延迟明显强化，具有一定诊断特征（图10-40）。

【典型病例】

病例1　男，23岁，体检发现肝内病变2个月（图10-37）。

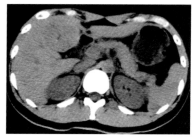 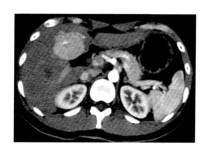

| CT平扫 | CT增强动脉期 |

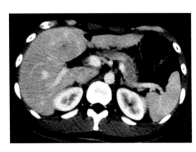
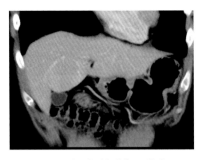

| CT增强门静脉期 | CT增强门静脉期冠状位 |

CT平扫示肝S₄类圆形低密度灶，中央见小片状更低密度区；CT增强动脉期病灶呈不均匀性强化，密度高于同层肝，但低于同层主动脉密度，病灶中央见条状强化血管影；门静脉期病灶强化减弱，密度类似周围正常肝组织，病灶边缘见肝静脉小属支

**图10-37 肝单发局灶性结节增生**

病例2　女，37岁，超声检查发现肝内病变10天（图10-38）。

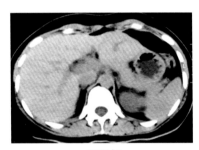
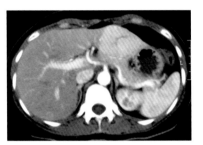

| CT平扫 | CT增强动脉期 |

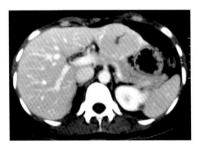
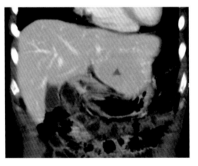

| CT增强门静脉期 | CT增强门静脉期冠状位 |

CT平扫示肝S₃类圆形稍低密度病灶，中央见星状密度更低区；CT增强动脉期病灶明显强化，高于周围肝实质；门静脉期密度略低于周围肝实质，中央星状密度更低区无强化

**图10-38 肝单发局灶性结节增生**

病例3　男，32岁，超声发现肝内多发病变3天（图10-39）。

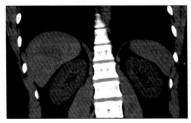
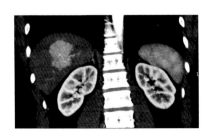

| A. CT平扫冠状位 | B. CT增强动脉期冠状位 |

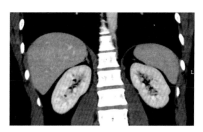
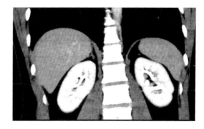

C. CT增强门静脉期冠状位　　　　　D. CT增强延迟期（延迟3min）冠状位

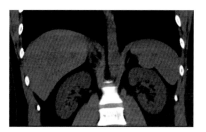
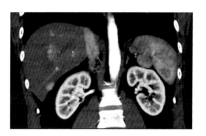

E. CT平扫冠状位　　　　　　　　F. CT增强动脉期冠状位

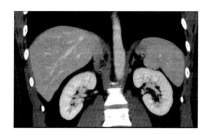
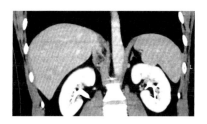

G. CT增强门静脉期冠状位　　　　H. CT增强延迟期（延迟3min）冠状位

肝S₆、S₇交界区（图A至图D）、S₆（图E至图H）于CT增强动脉期各见一类圆形明显强化结节，其中S₆、S₇交界区病灶内见自周围进入中央走行的迂曲小动脉影；CT平扫、增强门静脉期和延迟期均为等密度影

**图10-39　肝多发局灶性结节增生**

病例4　女，32岁，体检发现肝左叶病变2周（图10-40）。

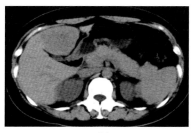
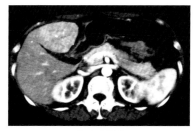

CT平扫　　　　　　　　　　CT增强动脉期

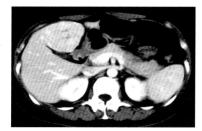
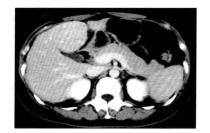

CT增强门静脉期　　　　　　CT增强延迟期（延迟3min）

CT平扫示肝S₄类圆形稍低密度灶；CT增强动脉期病灶明显强化，中央区见多条裂隙状稍低密度影；门静脉期病灶呈等密度，中央裂隙状影仍为低密度影；延迟期病灶密度呈等密度，中央裂隙影延迟强化亦变为等密度

**图10-40　肝单发局灶性结节增生**

231

【临床影像诊断要点】

1. 临床上无相应症状或体征，多为体检时偶然发现。

2. CT多期增强表现的特点有助于此病诊断：动脉期病灶周围可见肝动脉小分支进入中央区，门静脉期病灶周围可见肝静脉小属支；瘤体中央低密度的瘢痕区增强延迟后强化。

# 第十二节　肝　囊　肿

【概论】　肝囊肿（hepatic cyst）通常指的是单纯性肝囊肿，囊壁极薄，囊腔内多为透明浆液，体积大小不一，按其数目不同而分为单发性肝囊肿（图10-41、图10-42）和多发性肝囊肿（图10-43）。

CT平扫表现为边缘光滑的类圆形液体样低密度影，与肝内胆管不相通；CT增强囊腔液体不强化，囊壁极薄而不显示。

【典型病例】

病例1　男，57岁，体检（图10-41）。

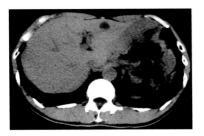 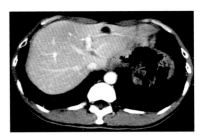

CT平扫　　　　　　　　　　CT增强动脉期　　　　　　　　　　CT增强门静脉期

CT平扫示肝S₂类圆形低密度影，大小约12mm×8mm，边界清晰，CT增强后未见强化

**图10-41　肝单发小囊肿**

病例2　男，77岁，黄疸查因，胆囊结石病史（图10-42）。

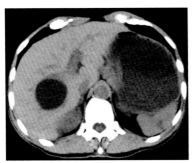 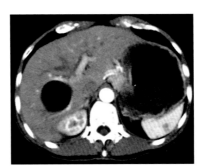 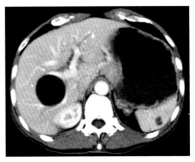

CT平扫　　　　　　　　　　CT增强动脉期　　　　　　　　　　CT增强门静脉期

CT平扫示肝内类圆形囊性低密度灶，大小约7mm×7mm，边界清楚，密度均匀，CT增强后未见强化

**图10-42　肝单发大囊肿**

病例3　男，57岁，体检（图10-43）。

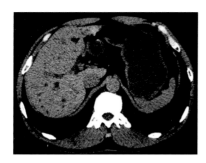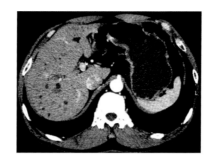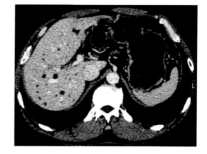

CT平扫　　　　　　　　　　CT增强动脉期　　　　　　　　　CT增强门静脉期

CT平扫示肝实质内大量散在分布、大小不等的小低密度影，边界清楚，直径4~12mm不等，CT增强后未见强化

**图10-43　肝多发囊肿**

**【临床影像诊断要点】**

1. 临床上大多无相应症状或体征。
2. CT平扫表现为肝内圆形、边缘锐利光滑的液体样低密度影，CT增强病灶不强化。

# 第十三节　多　囊　肝

**【概论】**　多囊肝（polycystic liver）为常染色体显性遗传性疾病，肝内弥漫分布大小不一的水样囊性病变，常合并多囊肾和多囊胰腺。

多囊肝CT平扫表现为肝内弥漫大小不一的水样低密度影，边缘光滑清楚，CT增强后无强化（图10-44）。

**【典型病例】**

病例　男，7岁，腹胀肝大5年（图10-44）。

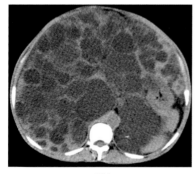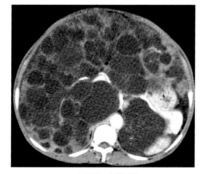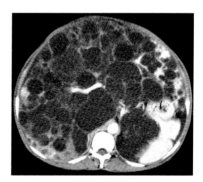

CT平扫　　　　　　　　　　CT增强动脉期　　　　　　　　　CT增强门静脉期

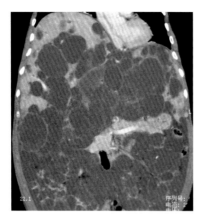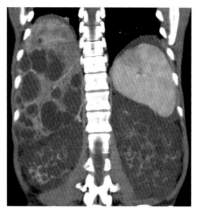

CT增强门静脉期冠状位

CT平扫示肝及双肾体积增大，肝实质内弥漫分布大小不等、类圆形的液体样低密度影，边界清楚，密度均匀；CT增强病灶无强化，边界更清楚

**图10-44 多囊肝并多囊肾**

【临床影像诊断要点】

1. 多囊肝中囊性病灶数目众多，但每个囊性病灶CT表现类似单纯性肝囊肿。
2. 临床常表现为肝增大。

# 第十四节 脂 肪 肝

【概论】 脂肪肝（fatty liver）为多种原因引起的肝细胞内脂肪过度沉积所致的慢性肝病。影像学检查可协助临床诊断和评估脂肪肝的程度和范围，根据肝内脂肪沉积的量不同可分为轻度脂肪肝和重度脂肪肝。轻度脂肪肝患者无临床表现，重度脂肪肝患者可伴有肝代谢功能异常（如血清谷丙转氨酶的升高）。根据肝内脂肪浸润的范围不同，脂肪肝又可分为局限性脂肪肝（图10-45、图10-46）和弥漫性脂肪肝（图10-47、图10-48）。

脂肪肝CT平扫和增强扫描表现为肝实质密度均匀减低且低于同层面的脾脏密度，无占位效应，肝血管在病灶内形态和走向均正常。依据CT平扫示肝实质、肝内血管与脾实质密度之间差值的大小将脂肪肝分度：轻度脂肪肝的肝实质密度低于同层面脾实质密度，肝内血管密度接近肝实质密度（图10-47）；重度脂肪肝的肝实质密度低于同层面脾实质密度，肝内血管密度高于肝实质密度（图10-48）。

肝岛指在弥漫性脂肪肝中残留的局限性非脂变或脂变较轻的肝实质（图10-49），CT表现为在低密度脂肪肝的背景中呈相对高密度的区域，无占位效应，内见正常走行的肝血管，常见于胆囊窝和肝裂处，注意勿误诊为肝内病变。

【典型病例】

病例1 男，58岁，体检（图10-45）。

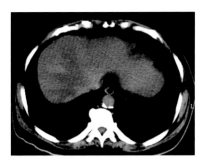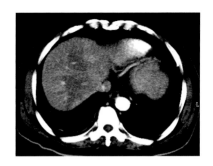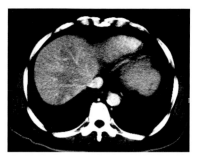

| CT平扫 | CT增强动脉期 | CT增强门静脉期 |

CT平扫示肝右叶片状低密度影，CT双期增强病灶强化密度均低于正常肝实质密度，肝内血管走行正常

**图10-45 局限性脂肪肝**

病例2 男，10岁，反复腹痛3个月（图10-46）。

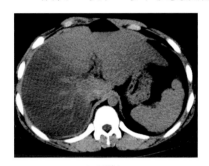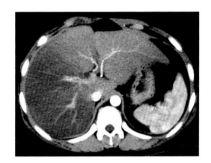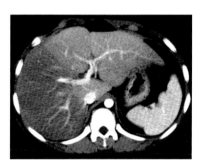

| CT平扫 | CT增强动脉期 | CT增强门静脉期 |

CT平扫示肝右叶片状低密度影，其内肝血管密度高于肝实质密度；CT双期增强病灶强化密度均低于正常肝实质密度，肝内血管走行正常

**图10-46 局限性重度脂肪肝**

病例3 男，67岁，腹痛3天（图10-47）。

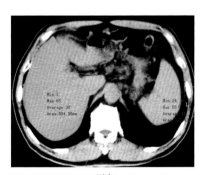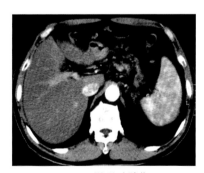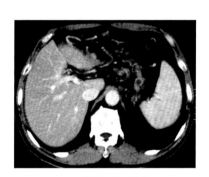

| CT平扫 | CT增强动脉期 | CT增强门静脉期 |

CT平扫示肝实质密度普遍性减低，密度均匀且低于同层脾脏密度，肝内血管显示不清；CT双期增强肝实质内未见占位性病灶，肝内血管影走行正常

**图10-47 弥漫性轻度脂肪肝**

病例4 男，50岁，阑尾类癌术后3个月（图10-48）。

235

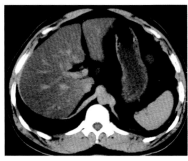
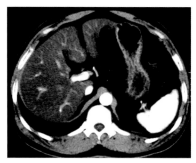
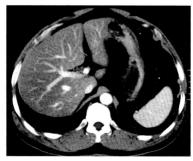

CT平扫　　　　　　　　　　CT增强动脉期　　　　　　　　　CT增强门静脉期

CT平扫示肝实质普遍性明显减低，肝内血管呈相对高密度；CT双期增强肝实质密度低于脾脏强化密度，肝内未见占位性病灶，肝内血管影走行正常

**图10-48　弥漫性重度脂肪肝**

病例5　女，58岁，腹痛3天（图10-49）。

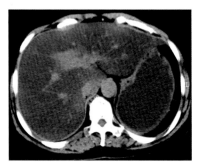
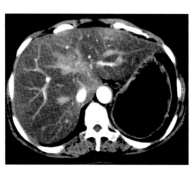
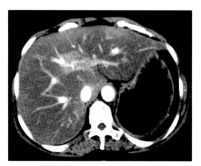

CT平扫　　　　　　　　　　CT增强动脉期　　　　　　　　　CT增强门静脉期

CT平扫示肝实质密度普遍性明显降低，明显低于脾脏，肝内血管呈相对高密度；CT双期增强强化程度较低，未见异常强化灶。CT平扫肝S₁和S₄片状相对高密度影（肝岛），其内肝内血管影走行正常

**图10-49　弥漫性重度脂肪肝和肝岛**

【临床影像诊断要点】

1. CT平扫和增强肝实质密度均匀减低且低于同层面的脾脏密度，无占位效应，肝血管在病灶内正常穿行为诊断脂肪肝的要点。

2. CT依据肝实质密度减低的范围大小分为局限性和弥漫性脂肪肝。

3. CT依据肝实质密度减低的程度分为轻度和重度脂肪肝，轻度脂肪肝的肝实质密度低于同层面脾脏，重度脂肪肝的肝实质密度低于肝内血管密度。

4. 临床上多无相应症状或体征。

# 第十五节　肝　硬　化

【概论】　　肝硬化（hepatic cirrhosis）早期缺乏特征性影像学表现，需借助临床表现和肝功能实验室检查作出诊断。肝硬化晚期常出现肝功能减退和门静脉高压的临床表现，此时影像学检查可观察肝的大小、形态和密度变化，以及脾大、腹水和门-体静脉侧支循环开放等继发改变。

肝硬化典型CT表现为肝体积缩小，肝叶比例失调，肝裂增宽，肝轮廓呈波浪状（图10-50）。脾大CT表现为脾厚度增加或（和）脾前后长径＞5个肋单元（图10-51）。腹水CT表现为腹腔内液体积聚，常围绕肝、脾周围或盆腔内（图10-52）。食管-胃底静脉曲张CT增强表现为食管和胃底黏膜下小静脉及其周围静脉增粗并且明显强化，常呈蚯蚓状或结节状（图10-52）。

【典型病例】

病例1　男，60岁，肝硬化病史多年（图10-50）。

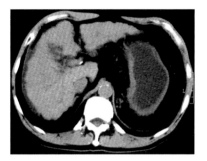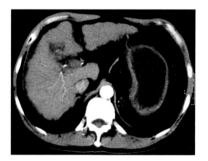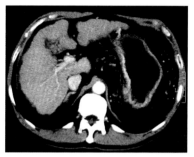

| CT平扫 | CT增强动脉期 | CT增强门静脉期 |

CT平扫示肝脏体积缩小，表面凹凸不平，各肝叶比例失调，肝裂增宽，肝实质密度不均匀，肝脏外周少许弧状水样密度影

**图10-50　肝硬化并少量腹水**

病例2　男，50岁，乙肝病史多年，肝硬化1年（图10-51）。

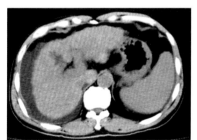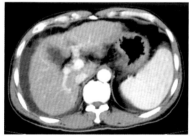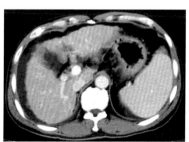

| CT平扫 | CT增强动脉期 | CT增强门静脉期 |

CT平扫示肝脏体积缩小、表面凹凸不平，各肝叶比例失调，肝裂增宽。脾脏增大。肝脾周围见水样密度影环绕

**图10-51　肝硬化并腹水、脾肿大**

病例3　男，53岁，肝硬化病史7年，脾切除术后4年，便血2周（图10-52）。

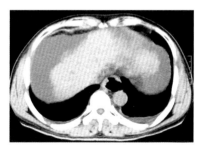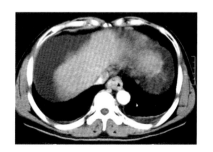

| CT平扫 | CT增强动脉期 |

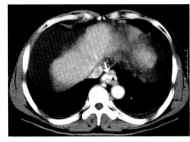 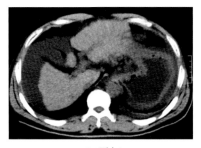

CT增强门静脉期　　　　　　　　　CT平扫

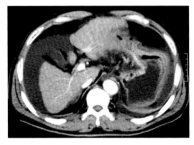 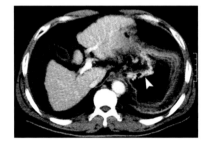

CT增强动脉期　　　　　　　　　CT增强门静脉期

CT平扫示肝脏体积缩小，表面凹凸不平，各肝叶比例失调，肝裂增宽。CT增强示食管下段（↑）、胃底周围（△）静脉迂曲增粗呈蚯蚓状、结节状。腹腔内见液体样密度影

**图10-52　肝硬化并腹水、食管下段-胃底周围静脉曲张**

【临床影像诊断要点】

1. 患者具有慢性肝病病史，如酒精性肝、病毒性肝炎等，实验室检查肝功能下降。

2. 肝硬化典型CT表现为肝体积缩小，肝叶比例失调，肝轮廓呈波浪状。

3. 肝硬化晚期常伴随门静脉高压的CT表现，包括脾大、食管静脉曲张、腹水。

# 第十六节　肝寄生虫病

## 一、肝包虫病

【概论】　肝包虫病是由棘球绦虫的幼虫经小肠黏膜进入门静脉至肝脏寄生所致肝内炎性细胞浸润和纤维组织增生，其中98%为细粒棘球蚴感染，以囊状形式生长，母囊内可出现子囊，母囊周围绕有纤维组织壁（称为外囊）。我国常见流行区包括新疆、甘肃、青海和西藏。肝包虫病单发或多发，可分为单囊型和母子囊型（图10-53）。

单囊型肝包虫病CT表现为单房囊肿样改变，即呈类圆形、边界清晰的水样密度影，囊壁薄且厚薄均匀，无壁结节，常难与肝囊肿鉴别。母子囊型肝包虫病CT表现为母囊内出现子囊，即大的囊肿（母囊）内见多个边界较清晰的多个含液小囊肿（子囊）。肝包虫病内囊破裂后，囊液进入内外囊壁之间而出现"双边征"，当内囊塌陷蜷缩并漂浮在囊液中形成"水上浮莲征"。肝包虫病后期常见囊壁线状钙化、囊内斑点状钙化或整个囊性病灶钙化。

【典型病例】

病例　女，29岁，肝区疼痛不适1年（图10-53）。

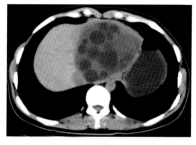
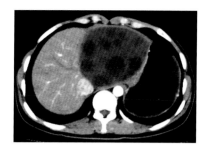

CT平扫　　　　　　　　　　　CT增强动脉期

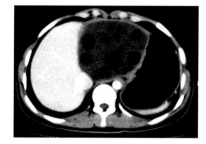
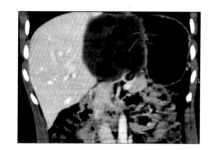

CT增强门静脉期　　　　　　　CT增强门静脉期冠状位

CT平扫示肝左叶内巨大类圆形病灶，边缘光整，边界清晰。病变内见多个大小不等类圆形囊性低密度影，囊性病灶密度均匀，边界清晰，直径为5~23mm，囊壁菲薄；CT增强动脉期和门静脉期病灶无强化

**图10-53　肝包虫病（母子囊型）**

**【临床影像诊断要点】**

1. 具有好发的流行病区，临床化验嗜酸性粒细胞数增高，包虫皮内试验阳性。

2. 母子囊型肝包虫病CT表现具有诊断特征性，即大的囊肿（母囊）内见多个边界清晰的含液小囊肿（子囊）。

## 二、肝血吸虫病

**【概论】**　肝血吸虫病是指含血吸虫尾蚴的疫水污染皮肤后，尾蚴随血流达门静脉系统发育成虫，虫卵沉积于肝脏（主要在汇管区）引起肝纤维化、钙化的寄生虫病。

CT常表现为肝包膜下肝表面的弧状钙化和肝实质内线状钙化，钙化纵横交错呈龟背状或地图状，具有一定诊断特征性（图10-54、图10-55）。肝血吸虫病晚期常出现肝硬化CT表现。

**【典型病例】**

病例1　男，77岁，腹痛腹胀1周（图10-54）。

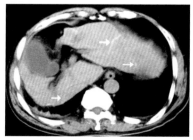
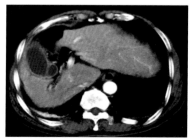

CT平扫　　　　　　　　　　　CT增强动脉期

239

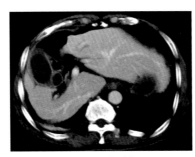

CT增强门静脉期　　　　　　　　　CT平扫薄层肝顶层面

CT平扫示肝叶比例失调，肝左叶及尾状叶增大而右叶萎缩，肝脏边缘欠光整，肝裂明显增宽，肝实质内多发条状钙化影（↑）；CT双期增强肝内无异常强化灶

**图10-54　肝血吸虫病伴肝硬化**

病例2　男，63岁，黄疸20天，伴腹痛、低热（图10-55）。

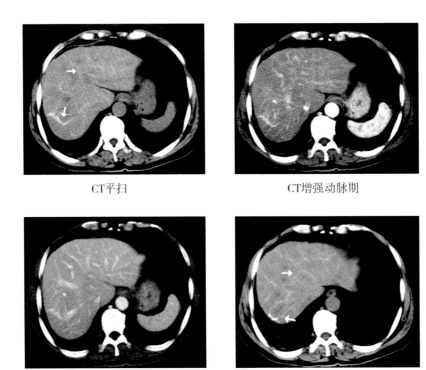

CT平扫　　　　　　　　　　　　　CT增强动脉期

CT增强门静脉期　　　　　　　　　CT平扫肝顶层面

CT平扫示肝脏表面凹凸不平，肝裂增宽。肝内见多发条索状钙化影（↑），呈"地图状"外观。CT增强动脉期和门静脉期肝内亦见条状不均匀强化影

**图10-55　肝血吸虫病伴肝硬化**

【临床影像诊断要点】

1. 具有好发的流行病区，临床上门静脉高压出现早，而肝功能改变相对轻微，粪便血吸虫卵检查阳性。

2. CT上特征性的肝内钙化具有强烈的诊断提示作用，包括包膜下肝表面的弧状钙化和肝内小叶间隔的线状钙化，大量纵横交错的钙化呈龟背状或地图状。

## 三、肝吸虫病

【概论】　肝吸虫病是肝华枝睾吸虫病的简称，食入未煮熟的含活华枝睾吸虫囊蚴的鱼或虾后，

囊蚴在十二指肠内发育为童虫，后经胆总管进入肝内胆管寄生并发育为成虫。成虫堆积阻塞中小胆管（尤其肝包膜下末梢胆管）而引起胆管扩张，较大的胆管和肝外胆管管径较大而不易引起胆管梗阻、扩张。本病常见于我国珠江三角洲地区。

　　肝包膜下胆管囊状或杵状扩张而肝外胆管无扩张是本病较为特异的诊断征象，CT增强胆管壁可呈线状强化。本病可伴发胆管结石、胆管癌或肝硬化，出现相应的CT表现。

**【典型病例】**

　　病例　男，52岁，反复右下腹痛3天（图10-56）。

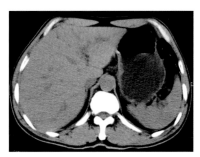
CT平扫

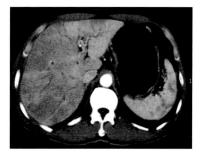
CT增强动脉期

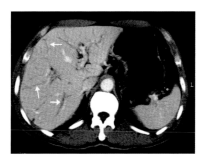
CT增强门静脉期

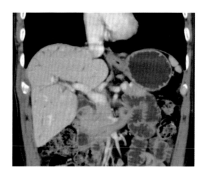
CT增强门静脉期冠状位薄层

　　CT平扫示肝内中小胆管扩张，左右肝管及肝总管未见明确扩张。CT增强动脉期肝实质呈地图样不均匀强化；门静脉期肝实质均匀强化，扩张的肝内中小胆管显示更加清晰（↑）

**图10-56　肝吸虫病**

**【临床影像诊断要点】**

　　1. 具有好发的流行病区，粪便华枝睾吸虫虫卵检查阳性。

　　2. 肝包膜下胆管囊状或杵状扩张而肝外胆管无扩张是本病较为特异的诊断征象，CT增强胆管壁可呈线状强化。

# 第十七节　肝血管肉瘤

　　**【概论】**　肝血管肉瘤（hepatic angiosarcoma）是肝最常见的肉瘤，发病率极低，常见于中老年人，临床预后较差。

　　CT平扫和多期增强的密度表现类似肝海绵状血管瘤。但肝血管肉瘤常为多灶性分布，形态不规则，CT平扫密度常不均匀，瘤内易坏死和出血，CT增强动脉期多呈边缘环状厚壁强化和中央点状强化（图10-57）。

【典型病例】

病例　男，49岁，肝区疼痛不适2年（图10-57）。

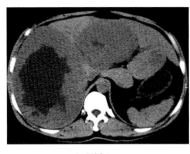
CT平扫

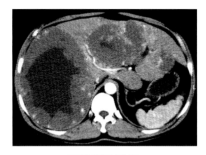
CT增强动脉期

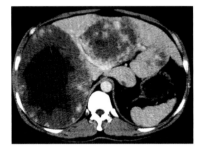
CT增强门静脉期

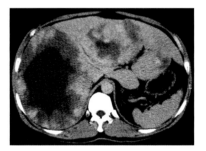
CT增强延迟期

　　CT平扫示肝实质内多个大小不一的低密度病变，边缘不规则，内见不规则更低密度区；CT增强动脉期病灶边缘见多个结节状显著强化，密度接近于主动脉；门静脉期和延迟期病变强化范围进一步扩大，但病变中央更低密度区仍见显示

**图10-57　肝血管肉瘤**

【临床影像诊断要点】

1. CT平扫和动态增强后的密度表现类似肝海绵状血管瘤。

2. 病灶常为多灶性分布，形态不规则，密度不均匀，动脉期多呈边缘环状厚壁强化和中央点状强化，有别于肝海绵状血管瘤。

3. 临床上无特异性症状或体征。

# 第十八节　肝脂肪瘤

【概论】　肝脂肪瘤（hepatic lipoma）由成熟脂肪组织构成，占病灶的全部或大部分，内可混杂少量其他成熟间叶组织成分，如血管、平滑肌或钙化。因此，肝脂肪瘤可分为单纯性脂肪瘤（瘤体全部由脂肪组织组成）（图10-58）和混合性脂肪瘤（瘤内合并一种或几种其他间叶组织成分）。当混合性脂肪瘤由血管、平滑肌和脂肪组成时，亦称为血管平滑肌脂肪瘤（hepatic angiomyolipoma）（图10-59）。

　　单纯性脂肪瘤CT平扫为均匀脂肪密度灶，边界清楚，CT增强后不强化。混合性脂肪瘤CT平扫为病灶边界清楚，大部分为清晰可辨的脂肪密度灶，灶内可见少量条索状或结节状软组织密度影；CT增强脂肪样密度区不强化，软组织密度区因血供不同而呈不同程度强化。

【典型病例】

病例1 男，55岁，体检发现肝内病变3天（图10-58）。

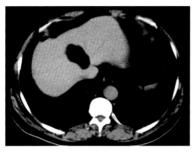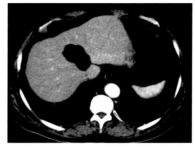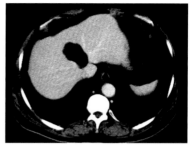

CT平扫　　　　　　　　CT增强动脉期　　　　　　　　CT增强门静脉期

CT平扫示肝$S_4$、$S_8$交界区近肝门处不规则形低密度影，密度均匀，CT值约-100HU，边界清楚，CT增强后未见强化

**图10-58　肝单纯性脂肪瘤**

病例2 女，36岁，肝内病变3年，无身体不适（图10-59）。

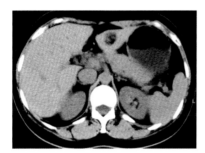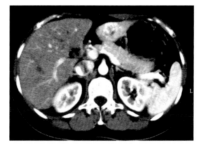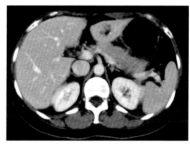

CT平扫　　　　　　　　CT增强动脉期　　　　　　　　CT增强门静脉期

CT平扫示肝$S_3$类圆形低密度结节，内部密度不均匀，可见脂肪密度影（CT值约-35HU）；CT增强动脉期结节呈明显不均匀强化，CT平扫呈脂肪密度灶的无强化，平扫呈稍低密度灶的则强化明显且门静脉期强化密度减低

**图10-59　肝血管平滑肌脂肪瘤**

【临床影像诊断要点】

1. 病灶内含有成形的脂肪成分是CT诊断肝脂肪瘤的主要征象。

2. 临床上多无相应症状或体征。

（于华龙　高振华）

# 第十一章
# 胆囊疾病放射诊断

## 第一节　胆囊放射学检查方法及正常表现

### 一、胆囊放射学检查方法

1. X线平片　腹部平片诊断胆囊疾病价值有限，可观察胆囊含钙结石（阳性结石）、胆囊壁钙化和胆囊积气。

2. 口服法胆囊X线造影　借助口服对比剂（常用碘番酸）观察胆囊形态和功能，用于胆囊病变，尤其胆囊炎的诊断，目前临床极少应用。

3. 内镜下逆行胆胰管X线造影（ERCP）　显示胆囊，用于协助诊断胆囊疾病。

4. CT　观察胆囊内病变（结石、息肉）、胆囊壁病变（胆囊炎、肿瘤）和胆囊窝周围肝脏情况。

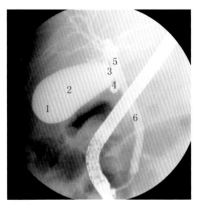

1-胆囊底；2-胆囊体；3-胆囊颈；
4-胆囊管；5-肝总管；6-胆总管

图11-1　胆囊ERCP造影正常表现

### 二、胆囊正常放射学表现

1. ERCP造影正常表现　胆囊位于右上腹锁骨中线内侧，约平第12肋骨及其下方，靠近前腹壁，边缘光滑整齐，呈圆形、梨形和长形，以梨形最常见。成人胆囊长7～10cm，宽3～5cm，容积25～50mL，分为底部、体部、漏斗部和颈部（图11-1）。

2. 正常CT表现　胆囊CT平扫表现为肝左右叶之间的胆囊窝内椭圆形的囊性液体影，胆囊窝内脂肪间隙清晰。胆囊壁厚薄较均匀，厚度为1～2mm，CT增强后均匀强化；胆囊内胆汁密度均匀，CT值略高于水，CT增强后不强化（图11-2）。

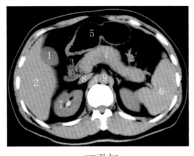

CT平扫　　　　　　　　　　　CT增强动脉期　　　　　　　　　　CT增强门静脉期
1-胆囊；2-肝脏；3-十二指肠；4-胰腺；5-胃；6-脾脏；7-肾；8-下腔静脉；9-腹主动脉

图11-2　胆囊CT平扫和增强正常表现

# 第二节　胆囊结石

【概论】　胆囊结石（cholecystolithiasis）以胆固醇性结石为主，胆管结石以胆色素性结石为主。胆囊结石因其钙盐含量不同，阻挡X线穿透的能力亦不相同，在X线平片表现为不同密度的结石：不透X线结石即阳性结石，多为胆色素性结石；可透X线结石即阴性结石，多为胆固醇性结石。阳性结石仅占胆结石的10%～20%，阴性结石占胆结石的80%～90%。

X线平片显示胆囊阳性结石为胆囊区大小不一的钙质样致密影，在腹部正位片上位于右上腹部，侧位片上靠近前腹壁（图11-3）。胆囊结石形态多呈圆形或环形，可单发或多发，其位置常随体位变化而改变。

X线造影检查显示胆囊阴性结石表现为胆囊内单个或多个充盈缺损，边缘光滑（图11-4、图11-5）。

CT平扫上胆囊结石与胆囊内胆汁的密度相比较，可分为高密度、等密度和低密度结石，呈类圆形或泥沙样，CT增强而各种密度的结石均不强化（图11-6、图11-7）。

【典型病例】

病例1　男，35岁，反复右上腹疼痛3个月（图11-3）。

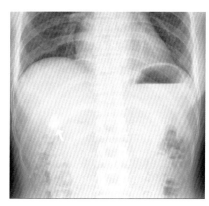 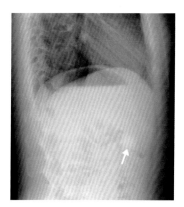

X线平片正位　　　　　　　　　　　X线平片侧位

胆囊区类圆形钙质样致密影（↑），在腹部正位X线平片位于右上腹部、侧位X线平片靠近前腹壁

**图11-3　胆囊单发阳性结石**

病例2　男，55岁，右上腹痛1周，伴身目黄染（图11-4）。

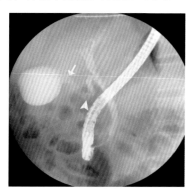

ERCP造影

ERCP造影示胆囊颈（↑）及胆囊管（△）内多发类圆形充盈缺损，边缘光滑

**图11-4　胆囊多发结石**

病例3 男，67岁，右上腹痛1个月，伴身目黄染（图11-5）。

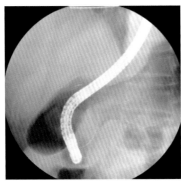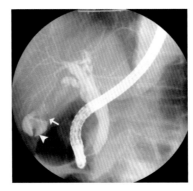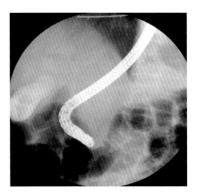

ERCP造影前X线平片　　　　　　　　　　　　　　　　ERCP造影

ERCP造影前X线平片未见胆囊阳性结石。造影后胆囊体（↑）和底部（△）多发类圆形充盈缺损，边缘光滑

**图11-5　胆囊多发阴性结石**

病例4 男，68岁，反复右上腹痛6个月（图11-6）。

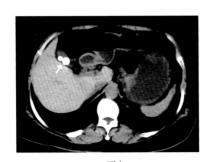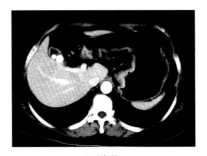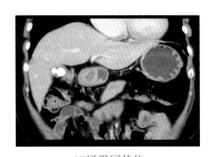

CT平扫　　　　　　　　　　　CT增强　　　　　　　　　　CT增强冠状位

CT平扫示胆囊腔较小，胆囊内见2个类圆形高密度结石（↑）。CT增强示胆囊壁均匀增厚，边缘清楚，胆囊窝周围脂肪清晰

**图11-6　胆囊阳性结石伴慢性胆囊炎**

病例5 男，68岁，反复右上腹痛6个月（图11-7）。

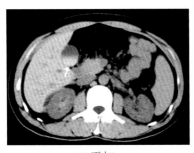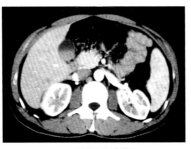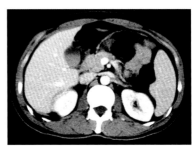

CT平扫　　　　　　　　CT增强动脉期　　　　　　　CT增强门静脉期

CT平扫示胆囊内泥沙样高密度结石（↑），CT增强后未见强化。胆囊窝脂肪清晰

**图11-7　胆囊泥沙样结石**

【临床影像诊断要点】

1. 患者可无症状，亦可出现右上腹胆绞痛症状。

2. X线平片检查仅显示胆囊内10%～20%的阳性结石，表现为胆囊区单个或多个大小不一的圆形或环形钙质样致密影。

3. 胆囊X线造影表现为胆囊内单个或多个边界光滑的充盈缺损影，其位置随体位改变而变化。

4. CT平扫可显示密度高于或低于胆汁的胆囊结石，CT增强后无强化。

# 第三节　急性胆囊炎

【概论】　急性胆囊炎（acute cholecystitis）常在胆结石梗阻的基础上合并急性感染所致，临床发病急，右上腹疼痛明显，局部胆囊区压痛，一般极少应用X线造影检查。急性胆囊炎根据病情轻重不同可分为急性单纯性胆囊炎、急性化脓性胆囊炎和急性坏疽性胆囊炎，相应CT表现有所不同。

急性单纯性胆囊炎CT平扫表现为胆囊增大，长径＞5cm，胆囊壁弥漫性均匀增厚，壁厚＞3mm，胆汁密度可增高，常合并胆囊结石。CT增强胆囊壁均匀强化（图11-8），可呈分层状强化表现：内层黏膜强化明显，外层强化不明显（图11-9）。周围脂肪间隙密度增高，邻近肝实质因反应性充血而出现CT增强动脉期一过性强化。

急性化脓性胆囊炎和坏疽性胆囊炎除具有急性单纯性胆囊炎的CT表现外，还出现胆囊穿孔、出血、积脓、邻近肝内脓肿和胆汁性腹膜炎等CT表现（图11-10、图11-11）。

【典型病例】

病例1　男，44岁，右上腹痛3天（图11-8）。

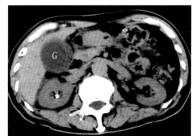 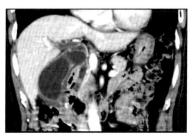

　　CT平扫　　　　　　　　　　　　CT增强　　　　　　　　　　　　CT增强冠状位

CT平扫示胆囊（G）明显增大，胆囊壁弥漫性均匀增厚，CT增强后胆囊壁均匀强化

**图11-8　急性单纯性胆囊炎**

病例2　男，27岁，右上腹疼痛2天（图11-9）。

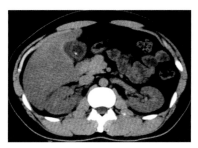 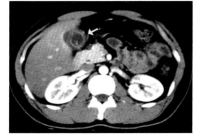 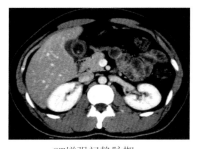

　　CT平扫　　　　　　　　　　CT增强动脉期　　　　　　　　　CT增强门静脉期

CT平扫示胆囊稍大，囊壁均匀性增厚，囊腔内见点状高密度结石；CT增强胆囊壁呈分层状强化（↑），邻近肝实质反应性充血而于CT增强动脉期一过性强化

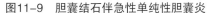

**图11-9　胆囊结石伴急性单纯性胆囊炎**

病例3　男，27岁，右上腹疼痛2天（图11-10）。

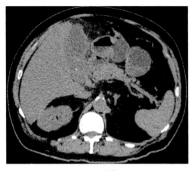
A. CT平扫

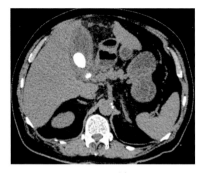
B. CT平扫

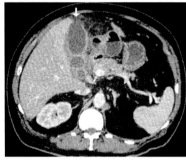
C. 与图A同一层面的CT增强

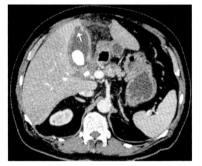
D. 与图B同一层面的CT增强

CT平扫（图A、图B）示胆囊明显增大，囊壁均匀性增厚，胆囊腔内见2个类圆形高密度结石；CT增强（图C、图D）胆囊壁呈分层状强化，胆囊底部穿孔（↑）表现为胆囊壁不连续，脂肪间隙密度增高

**图11-10　胆囊结石伴急性胆囊炎、胆囊穿孔**

病例4　男，75岁，上腹痛10天（图11-11）。

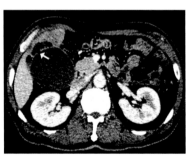

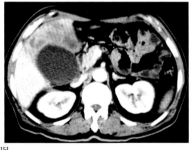

CT增强

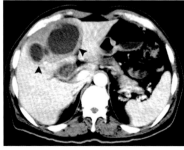
CT增强

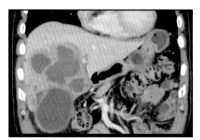
CT增强冠状位

CT增强示胆囊明显增大，胆囊壁连续性局部中断（↑），胆囊周围脂肪间隙少量积液，邻近肝实质内见多个脓肿（▲）

**图11-11　急性胆囊炎并胆囊穿孔、肝脓肿**

【临床影像诊断要点】

1. 临床表现以右上腹疼痛为主，局部胆囊区压痛。

2. CT平扫表现为胆囊增大，胆囊壁弥漫性均匀增厚，CT增强胆囊壁明显强化，常合并胆囊结石。

# 第四节 慢性胆囊炎

【概论】 慢性胆囊炎（chronic cholecystitis）为急性胆囊炎反复发作迁延所致或开始即为慢性炎性过程，95%以上患者合并有胆囊结石，偶尔出现胆囊壁广泛钙化（称为瓷样胆囊）（图11-12）。

X线平片检查常无异常表现，少数情况下显示胆囊壁钙化、胆囊结石和胆囊积气。

CT平扫表现为胆囊体积缩小，胆囊壁弥漫性均匀增厚，壁厚>3mm，可伴有胆囊壁钙化，常合并胆囊结石；CT增强胆囊壁较明显强化（图11-13、图11-14）。需要注意的是，CT检查前应禁食空腹，避免餐后胆囊收缩对胆囊大小评价的影响。

【典型病例】

病例1 男，55岁，反复腹痛1年（图11-12）。

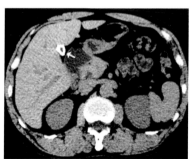
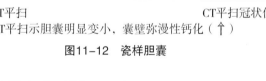

CT平扫　　　　　　　　　　CT平扫冠状位
CT平扫示胆囊明显变小，囊壁弥漫性钙化（↑）

**图11-12 瓷样胆囊**

病例2 男，58岁，反复右上腹痛1年（图11-13）。

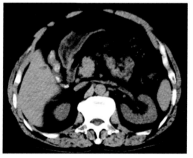
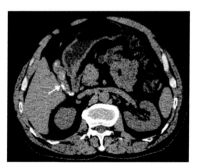

CT平扫　　　　　　　　　　CT平扫薄层

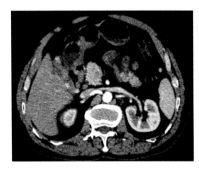 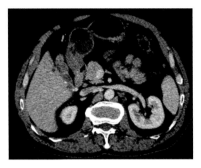

CT增强动脉期薄层　　　　　　　　　　CT增强门静脉期薄层

CT平扫示胆囊较小，胆囊壁增厚，囊腔内多发斑点状高密度结石（↑）；CT增强胆囊壁不均匀强化

**图11-13　胆囊多发结石并慢性胆囊炎**

病例3　女，26岁，反复右上腹痛5个月（图11-14）。

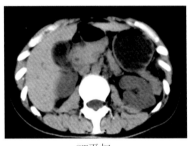 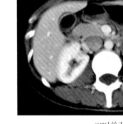 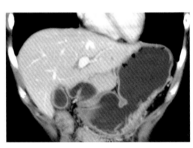

CT平扫　　　　　　　　　　　CT增强　　　　　　　　　　CT增强冠状位

CT平扫示胆囊较小，胆囊壁均匀增厚；CT增强胆囊壁呈分层强化

**图11-14　慢性胆囊炎**

【临床影像诊断要点】

1. 临床表现通常无特异性，慢性胆囊炎急性发作时与急性胆囊炎的临床表现相同。
2. CT表现为胆囊缩小，胆囊壁弥漫性增厚，常合并胆囊结石或胆囊壁钙化。

# 第五节　胆囊息肉

【概论】　胆囊息肉（polyps of gallbladder）可分为炎性息肉和胆固醇性息肉，其特征性表现为胆囊黏膜上的小结节状突起，CT表现为自胆囊壁向腔内隆起的息肉状结节，可单发（图11-15）或多发（图11-16），边界清楚，邻近胆囊壁多无增厚。炎性息肉因含有较多毛细血管而在CT增强上较明显强化。

【典型病例】

病例1　男，42岁，体检发现胆囊病变1个月（图11-15）。

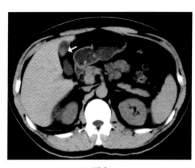 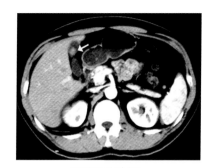 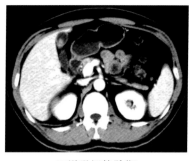

CT平扫　　　　　　　　CT增强动脉期　　　　　　　CT增强门静脉期

　　CT平扫示胆囊体部内突向腔内的结节状软组织密度影（↑），大小为9mm×20mm，CT值约27HU；CT增强示胆囊内结节明显强化，动脉期CT值约84HU

**图11-15　胆囊单发息肉**

　　病例2　男，69岁，反复右上腹痛6个月（图11-16）。

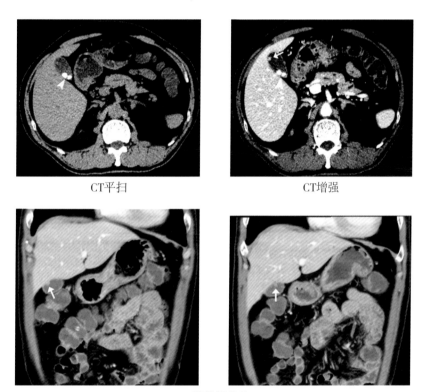

CT平扫　　　　　　　　　　　　　　CT增强

CT增强冠状位

　　CT平扫示胆囊底和体部囊壁多个息肉状、结节状软组织密度影（↑）突入囊腔，边界清楚，CT增强后明显强化。胆囊内亦见多发类圆形高密度结石（△）

**图11-16　胆囊多发息肉伴胆囊结石**

【临床影像诊断要点】

1. 患者常无相应临床表现，常在超声体检时被发现。

2. CT平扫表现为胆囊壁光滑，由黏膜面向胆囊腔内突起的单发或多发小结节，CT增强后有不同程度的强化。

# 第六节　胆囊腺肌增生症

【概论】　胆囊腺肌增生症（adenomatous hyperplasia of gallbladder）是一种胆囊黏膜层和肌层增生，正常黏膜上皮的罗-阿窦增多扩大并穿入肌层形成"壁内憩室"样改变。此病可累及胆囊的部分或全部。

CT平扫表现为胆囊轮廓清晰，胆囊壁局部或弥漫性明显增厚，CT增强后明显强化，胆囊腔明显变小，增厚的囊壁内见多发斑点状低密度囊腔影（此影对应于壁内憩室）且增强后不强化（图11-17）。

【典型病例】

病例　男，46岁，上腹部胀痛不适20天，伴身目黄染（图11-17）。

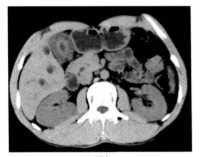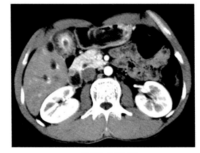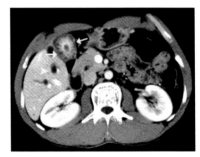

　　CT平扫　　　　　　　　　　　CT增强动脉期　　　　　　　　　　CT增强门静脉期

CT平扫示胆囊壁明显增厚，壁内见多个小囊腔围绕胆囊腔分布；CT增强胆囊黏膜明显强化，胆囊壁内小囊腔未强化（↑）。肝内胆管扩张（△），管腔内未见结石

**图11-17　胆囊腺肌增生症伴有Ⅴ型先天性胆管扩张**

【临床影像诊断要点】

1. 患者常无相应临床表现。

2. CT平扫表现为胆囊壁局限性和弥漫性增厚，边缘清晰，CT增强胆囊壁内见多发不强化的斑点状囊腔影。

# 第七节　胆　囊　憩　室

【概论】　胆囊憩室（gallbladder diverticulum）是胆囊壁局部向腔外突出的囊袋状结构，以胆囊底多见，常为单发，多与慢性胆囊炎和胆囊内压增高有关。

X线胆囊造影检查是诊断胆囊憩室最佳的检查方法，表现为与胆囊腔相通的腔外囊袋状突出影，边缘光滑（图11-18）。

【典型病例】

病例　女，41岁，右上腹部疼痛伴有发热2周（图11-18）。

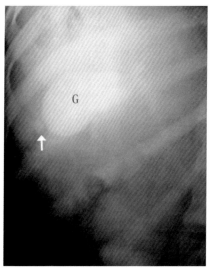

口服法胆囊X线造影

胆囊（G）底部见一向囊腔外突出的类圆形囊袋状影（↑），边缘光滑，大小约10mm×15mm

**图11-18 胆囊底单发憩室**

**【临床影像诊断要点】**

1. 临床可表现为右上腹部疼痛。

2. 胆囊X线造影表现为与胆囊腔相通的腔外囊袋状突出影。

# 第八节 胆 囊 癌

**【概论】** 胆囊癌（gallbladder cancer）发病高峰在50岁以后，其中腺癌约占90%，少数为鳞癌，多数合并有胆囊结石。

CT平扫表现为胆囊壁局限或弥漫性不规则增厚，并可向腔内或腔外生长形成软组织肿块，CT增强后较明显强化。胆囊腔变小或消失，并常侵犯邻近肝脏（图11-19、图11-20）。

**【典型病例】**

病例1 男，67岁，右上腹痛伴黄疸4个月（图11-19）。

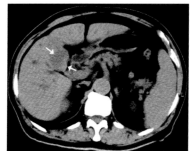 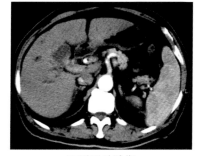 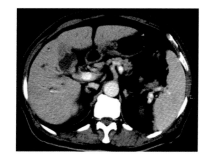

<table>
<tr><td>CT平扫</td><td>CT增强动脉期</td><td>CT增强门静脉期</td></tr>
</table>

CT平扫示胆囊增大，胆囊壁不规则明显增厚（↑），CT增强后明显强化，与肝实质分界不清

**图11-19 胆囊癌**

病例2　女，48岁，体检发现胆囊内病变3天（图11-20）。

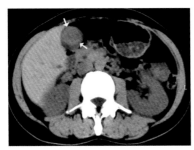 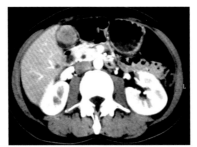 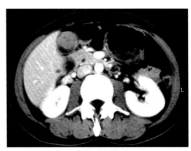

CT平扫　　　　　　　　　　　CT增强动脉期　　　　　　　　　　CT增强门静脉期

CT平扫示胆囊底壁增厚，局部形成较大软组织肿块（↑），CT增强后明显而不均匀强化，胆囊腔明显变小，肿块与肝实质分界尚清

图11-20　胆囊癌

【临床影像诊断要点】

1. 患者常表现为右上腹间歇性或持续性隐痛。

2. CT平扫表现为胆囊壁不规则增厚或局部软组织肿块形成，CT增强后较明显强化。

（孙美丽）

# 第十二章
# 胆管疾病放射诊断

## 第一节　胆管放射学检查方法及正常表现

### 一、胆管放射学检查方法

1. X线平片　正常胆管系统在腹部平片不能显影。平片可观察胆管有无积气，但对胆管系统疾病诊断价值不大。

2. X线直接胆管造影　在X线透视下将水溶性碘对比剂直接注入胆管使其显影。

（1）术后经引流管（T管）造影：用于了解胆管是否通畅，有无狭窄、梗阻、残余结石或胆瘘等。

（2）经皮经肝穿刺胆管造影（PTC）：显示胆管系统，主要用于鉴别梗阻性黄疸的原因和梗阻部位。

（3）内镜下逆行胆胰管造影（ERCP）：显示胆管和胰管，用于协助诊断胰管和胆管疾病。

3. CT　包括平扫和增强扫描，要尽量选择低剂量CT扫描以减少X线辐射损伤。CT检查有助于胆管系统疾病的诊断，观察胆管内病变（结石、息肉、蛔虫）、胆管壁病变（炎症、肿瘤）和胆管周围毗邻结构情况，亦可用于梗阻性黄疸的诊断与鉴别诊断。

### 二、胆管正常放射学表现

1. 正常X线造影表现　胆管边缘光滑整齐，呈管状分支，自上而下分为肝内胆管、左右肝管、肝总管和胆总管（图12-1至图12-3）。胆总管又可分为十二指肠上段、十二指肠后段、胰腺段和十二指肠壁内段（亦即壶腹部）。成人胆总管长6～8cm，宽4～8mm。

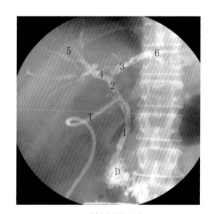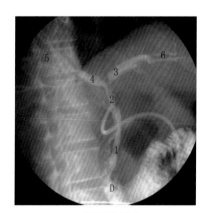

T管造影正位　　　　　　　　　　　　　T管造影斜位

1-胆总管；2-肝总管；3-左肝管；4-右肝管；5-肝右叶肝内胆管；6-肝左叶肝内胆管；T-T管；D-十二指肠

**图12-1　胆总管切开取石及胆囊切除术后T管造影胆管正常表现**

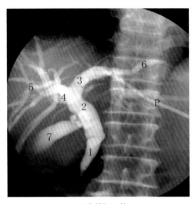

PTC造影正位                    PTC造影斜位
1-胆总管；2-肝总管；3-左肝管；4-右肝管；5-肝右叶肝内胆管；6-肝左叶肝内胆管；7-胆囊；P-PTC管

**图12-2　PTC造影胆管表现**

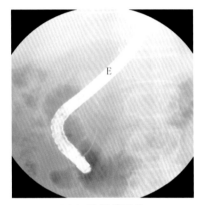

ERCP造影前正位                ERCP造影正位
1-胆总管；2-肝总管；3-左肝管；4-右肝管；5-肝右叶肝内胆管；6-肝左叶肝内胆管；7-胆囊；E-内窥镜

**图12-3　ERCP造影胆管表现**

2. 正常CT表现　CT检查正常肝内胆管不显影，肝内胆管只要显示即为胆管扩张。肝外胆管在其横断面上呈圆形低密度影，在纵状面上呈管状低密度影。一般情况下，肝外胆管壁厚度1~2mm，胆总管管径在8mm以下，肝总管管径在6mm以下。肝外胆管壁CT平扫呈软组织密度影，CT增强均匀轻度强化；胆管内胆汁密度均匀，CT值略高于水，CT增强不强化（图12-4）。

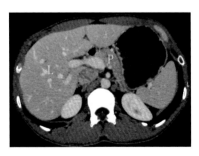
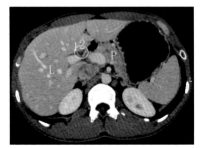

肝内胆管层面CT增强              左右肝管汇合层面CT增强

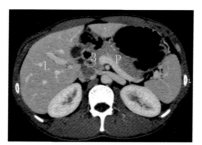

胆总管上段层面CT增强　　　　　　　　胆总管下段层面CT增强

1-右肝管；2-左肝管；3-胆总管；P-胰腺；L-肝脏

**图12-4　胆管自上而下不同层面的CT增强正常表现**

# 第二节　先天性胆管扩张症

【概论】　先天性胆管扩张症（congenital dilatation of bile duct）又称先天性胆管囊肿（congenital choledochal cyst），是小儿常见的一种先天性胆管扩张畸形，按发生部位、病变形态和数目不同而分为5种类型：Ⅰ型为囊状或梭形胆总管囊肿，最为常见（图12-5）；Ⅱ型为胆总管憩室（图12-6）；Ⅲ型为十二指肠壁内段囊状扩张；Ⅳ型为胆管多发囊肿（图12-7）；Ⅴ型为肝内胆管囊肿，即Caroli病（图12-8）。

胆管X线造影包括PTC或ERCP检查，其诊断价值很大，可直接显示胆管囊肿的位置、大小、形态和数目，有助于协助临床分型，指导治疗方案的选择。

CT检查亦可对本病作出诊断，胆管囊肿CT平扫表现为边界清楚的液性密度灶，内部密度均匀，囊壁薄，CT增强后不强化，囊肿与正常胆管相通。胆管囊肿内可伴发结石。

【典型病例】

病例1　女，4岁，反复腹痛2年（图12-5）。

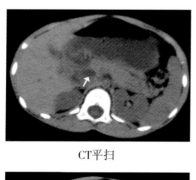

CT平扫　　　　　　　　　　　　CT增强动脉期

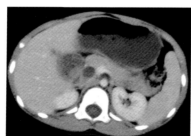

CT增强门静脉期　　　　　　　　CT增强门静脉期冠状位

CT平扫示胆总管上段梭形扩张（↑），最大管径约20mm，边缘清楚，在胰头区逐渐变细，CT增强后未见异常强化，肝总管及肝内胆管无扩张

**图12-5　先天性胆管扩张症Ⅰ型**

病例2　男，38岁，反复发热腹痛1年（图12-6）。

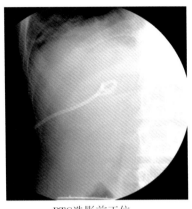 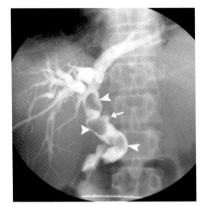 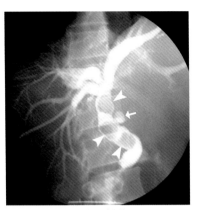

PTC造影前正位　　　　　　　PTC造影正位　　　　　　　PTC造影斜位

PTC造影示胆总管上段左侧一类圆形囊状憩室样结构影（↑），管壁光滑。胆总管内多发结石所致的充盈缺损（△），肝内外胆管梗阻性扩张

**图12-6　先天性胆管扩张症Ⅱ型伴胆总管多发结石**

病例3　女，1岁，黄疸入院（图12-7）。

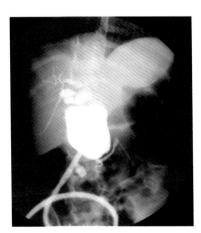 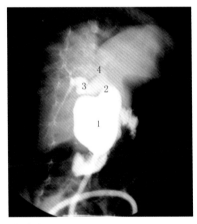

经胆总管引流管X线碘水造影

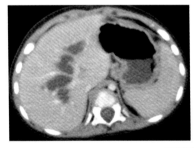 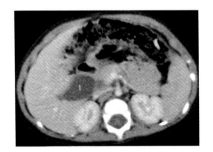

CT增强门静脉期

经胆总管引流管X线碘水造影示胆总管（1）、肝总管（2）、左右肝管（3、4）及其肝内近端分支明显扩张，管腔内呈液体样低密度影，尤以胆总管局限性扩张为著，肝内胆管远端分支未见扩张

**图12-7　先天性胆管扩张症Ⅳ型**

病例4　男，45岁，上腹部胀痛不适2个月伴身目黄染（图12-8）。

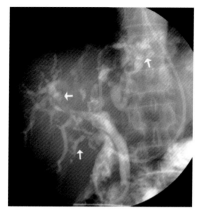
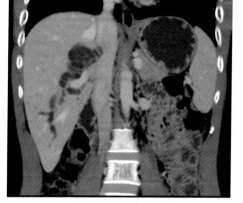

经鼻胆管X线碘水造影　　　　　　　　　　　CT增强门静脉期冠状位

　　经鼻胆管注入碘水X线造影示肝外胆管未见狭窄或扩张，肝内胆管多发囊状、梭形扩张（↑），较大者管径达10mm，管壁光整。CT增强示肝内沿胆管分布多发大小不等的圆形囊腔，并与胆管相通，囊内为水样密度，CT增强后未见强化

**图12-8　先天性胆管扩张症V型**

## 【临床影像诊断要点】

　　1. 患者常有黄疸、腹痛和腹部包块等临床表现。

　　2. 胆管X线造影或CT检查可协助临床诊断本病，PTC检查可直接显示胆管囊肿的位置、大小、形态和数目；CT特征性的表现为与正常胆管相通的囊状液体密度灶。

# 第三节　胆　石　症

## 一、Mirizzi综合征

　　【概论】　Mirizzi综合征（Mirizzi syndrome）指胆囊管结石及其水肿的胆囊管壁压迫并行的肝总管，引起邻近肝总管管腔狭窄出现胆管梗阻的临床症状。

　　CT检查既可清晰地显示胆囊管内的结石，又同时显示邻近受压变窄的肝总管及其以上水平的胆管梗阻性扩张，胆总管管腔无扩张（图12-9）。

　　【典型病例】

　　病例　女，41岁，右上腹疼痛伴恶心、呕吐1周（图12-9）。

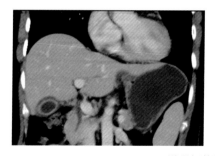
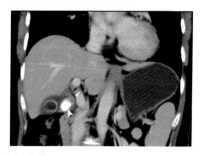

CT增强门静脉期冠状位

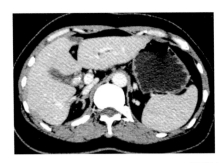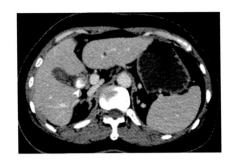

CT增强门静脉期薄层

CT增强示胆囊管内类圆形高密度结石（△），胆囊管及胆囊壁增厚，邻近肝总管管腔受压变窄（↑），左右肝管及肝内胆管轻度扩张

图12-9　Mirizzi综合征

【临床影像诊断要点】

1. 患者出现右上腹痛和黄疸的临床症状。

2. CT检查可同时对胆囊管内的结石和肝总管以上水平的胆管梗阻性扩张进行显示，据此不难对本病作出诊断。

## 二、胆总管结石

【概论】　胆总管结石（calculus of common bile duct）可来源于胆囊结石、肝内胆管结石或直接形成于胆总管内，常滞留于胆总管下段。少数较大的胆总管结石排入十二指肠而引起胆石性肠梗阻。

T管、PTC或ERCP造影表现为胆总管内形态较规则的充盈缺损影，近端管腔梗阻性扩张（图12-10至图12-12）。

CT平扫表现为胆总管内等或高密度影，近端胆管伴有扩张，CT增强显示增厚的胆管壁有强化（图12-12、图12-13）。

【典型病例】

病例1　男，48岁，上腹部疼痛不适伴身目黄染3个月（图12-10）。

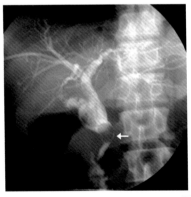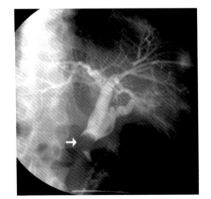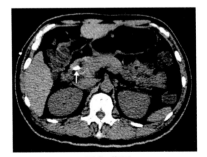

PTC造影　　　　　　　　　　　　　　　　　　　　　　　CT平扫薄层

PTC造影示胆总管下段类圆形充盈缺损（↑），边缘光滑；CT平扫示胆总管下段管腔内类圆形高密度影（↑），边界清楚

图12-10　胆总管下段结石

病例2　女，22岁，胆囊结石切除术后1年反复右上腹痛（图12-11）。

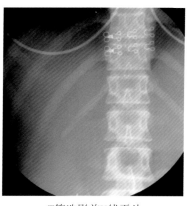 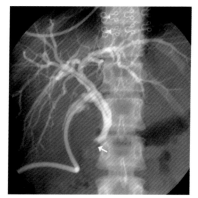 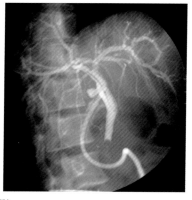

T管造影前X线平片 　　　　　　　　　　　　　　　　　　　T管造影

T管造影前X线平片未见胆管阳性结石。T管造影示胆总管下端类圆形充盈缺损（↑），边缘光滑

**图12-11　胆总管下端结石**

病例3　男，76岁，上腹部疼痛不适伴身目黄染6个月（图12-12）。

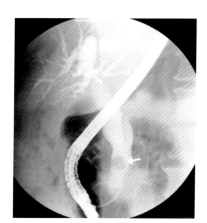 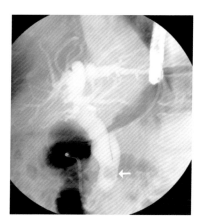

ERCP造影

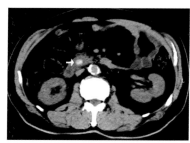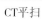 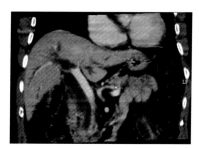

CT平扫 　　　　　　　　　　　　　　　　CT增强门静脉期冠状位

　　ERCP造影示胆总管下段充盈缺损（↑），边缘光滑；CT平扫示胆总管下段管腔内类圆形高密度影（↑），边界清楚，CT增强后未见强化，肝内外胆管明显扩张

**图12-12　胆总管下段结石**

病例4　男，51岁，消瘦数月（图12-13）。

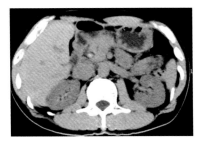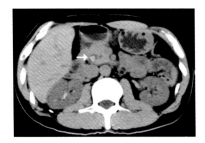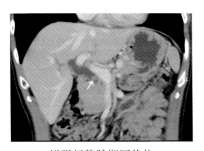

CT平扫            CT增强门静脉期冠状位

CT平扫示胆总管下段管腔内2个小圆形略高密度影（↑），边界光滑，CT增强后未见强化，肝内外胆管梗阻性扩张

**图12-13　胆总管下段结石（2个）**

【临床影像诊断要点】

1. 患者有右上腹疼痛不适，可伴有发热或黄疸症状。

2. PTC或ERCP表现为形态较规则的充盈缺损，近端胆管伴有管腔扩张。

3. CT平扫表现为胆总管内等或高密度影，CT增强后无强化，近端胆管伴有管腔扩张。

## 三、肝内胆管结石

【概论】　肝内胆管结石（intrahepatic cholangiolithiasis）指左右肝管汇合区及其近端肝内胆管分支的结石（图12-14、图12-15），大多数为胆红素钙结石。

PTC或ERCP表现为肝内胆管内形态较规则的充盈缺损，边界清楚，肝内胆管管腔梗阻性扩张。

CT平扫表现为肝内胆管内等或高密度影，近端胆管管腔扩张。合并胆管感染时，胆管壁增厚且CT增强后有强化，相应肝叶可伴有萎缩。

【典型病例】

病例1　女，50岁，上腹部不适伴身目黄染6个月（图12-14）。

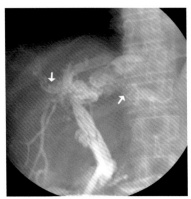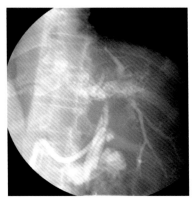

T管造影

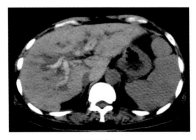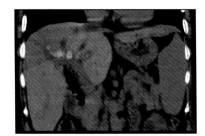

CT平扫            CT平扫冠状位

经T管注入碘水X线造影示肝内胆管管腔不规则扩张，内见多发充盈缺损（↑）。CT平扫示肝内胆管扩张，管腔内见高密度结石

**图12-14　肝内胆管多发结石**

病例2　男，30岁，肝内胆管结石5年（图12-15）。

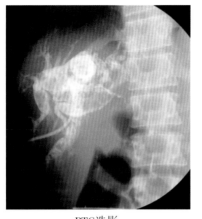
PTC造影

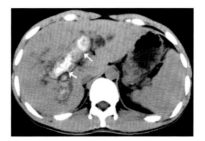
CT平扫

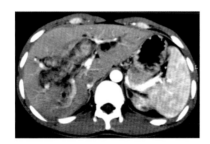
CT增强动脉期

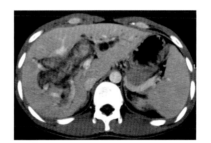
CT增强门静脉期

　　经PTC管注入碘水X线造影示左右肝管及其分支内多发充盈缺损，肝内胆管扩张，肝总管及胆总管未见显影。CT平扫示肝内胆管扩张，内见多发大小不等的高密度结石（↑）；CT增强示胆管壁增厚且不均匀明显强化

**图12-15　肝内胆管多发结石并胆管炎**

【临床影像诊断要点】

1. 患者有右上腹疼痛不适，可伴有发热或黄疸症状。
2. PTC或ERCP表现为肝内胆管内形态较规则的充盈缺损，近端胆管管腔扩张。
3. CT平扫表现为肝内胆管内等或高密度结石影，CT增强后无强化，近端胆管管腔扩张。

# 第四节　胆管积气

【概论】　肝胆疾病术后、产气菌感染或壶腹部括约肌松弛等原因均可引起肝内外胆管积气，胆管管腔可正常或增宽，在X线平片表现为管状透亮影（图12-16），CT表现为胆管内气体影（图12-17）。

【典型病例】

　　病例1　女，61岁，下腹痛1天，4个月前曾行左半肝切除+胆总管囊肿切除+胆肠吻合术（图12-16）。

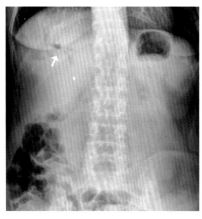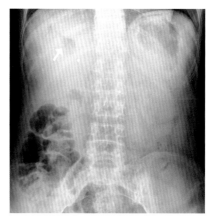

腹部立位X线平片　　　　　　　　　腹部卧位X线平片
腹部X线平片示肝区树枝状分布的气体透亮影（↑）

**图12-16　肝内胆管积气**

病例2　男，35岁，十二指肠癌术后化疗后2周（图12-17）。

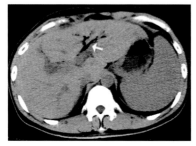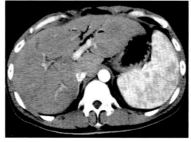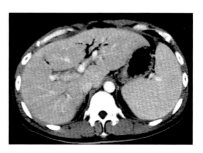

CT平扫　　　　　　　　CT增强动脉期　　　　　　　　CT增强门静脉期
CT平扫示肝内胆管内气体样极低密度影（↑），CT增强后未见强化

**图12-17　肝内胆管积气**

【临床影像诊断要点】

1. 患者多无临床症状。
2. 腹部X线平片表现为胆管区管状气体透亮影，肝内胆管积气呈现树状分布的外观。
3. CT平扫即可显示胆管内气体样极低密度影，可伴有胆管扩张。

# 第五节　急性梗阻性化脓性胆管炎

【概论】　急性梗阻性化脓性胆管炎（acute obstructive suppurative cholangitis）是指在胆管梗阻的基础上继发急性细菌性感染，而引起胆管梗阻的主要原因是胆管结石。临床典型表现为Charcot三联征，包括右上腹疼痛、发热寒战和黄疸。

PTC或ERCP表现为胆管狭窄及其近端胆管扩张，胆管壁僵硬，肝内胆管树呈枯树枝样改变（图12-18）。胆管梗阻由胆管结石引起时，则在胆管内可见结石形成的充盈缺损。

CT表现为肝内、外胆管内等或高密度结石影，近端胆管管腔有扩张，胆管壁增厚且增强后有强化（图12-19）。肝内胆管炎可于肝内形成肝脓肿。

【典型病例】

病例1　女，71岁，上腹部疼痛、黄疸伴发热1周（图12-18）。

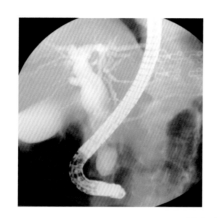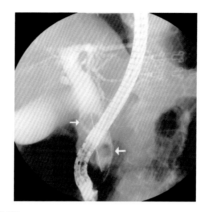

ERCP造影

ERCP造影示胆总管内多发结石所致的充盈缺损（↑），胆管梗阻性扩张，肝内胆管粗细不均匀，管壁不光滑

**图12-18　急性梗阻性化脓性胆管炎**

病例2　女，43岁，上腹部疼痛伴身目黄染、发热3天（图12-19）。

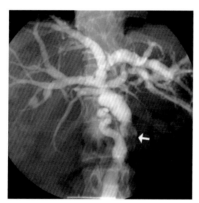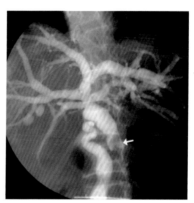

PTC造影

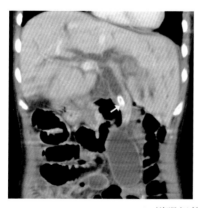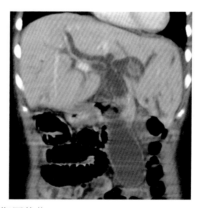

CT增强门静脉期冠状位

经PTC管注入碘水X线造影示肝内、外胆管及其主要分支普遍性扩张，管壁稍僵硬且不光滑。胆总管下段见一类圆形结石所致的充盈缺损（↑），对比剂向下通过受阻。CT增强示肝内外胆管、胆囊、胆总管明显扩张，胆总管上段管腔内见一类圆形高密度结石（↑），胆管壁不规则增厚且不光滑

**图12-19　急性梗阻性化脓性胆管炎**

【临床影像诊断要点】

1. 临床多有典型的Charcot三联征。

2. X线造影或CT检查均可显示胆管狭窄及其近端胆管扩张，以及引起胆管狭窄的胆管结石。CT可直接显示胆管炎引起的胆管壁增厚。

# 第六节　胆　管　癌

【概论】　胆管癌（cholangiocarcinoma）是指发生于肝外胆管的恶性肿瘤，可发生于肝外胆管的任何节段（图12-20），以肝门部胆管好发。临床上常见于中老年人，表现为进行性梗阻性黄疸和上腹痛。

肝门部胆管癌指的是发生于左右肝管及其汇合部和肝总管上段2cm以内的肿瘤，常分为四型：Ⅰ型肿瘤位于肝总管但未累及左右肝管分叉部（图12-21）；Ⅱ型肿瘤累及肝总管和左右肝管分叉部；Ⅲ型肿瘤位于肝总管的同时累及左肝管或右肝管（图12-22）；Ⅳ型肿瘤同时累及肝总管和左右肝管（图12-23）。

PTC或ERCP造影表现为胆管狭窄或截断，近端胆管扩张，肝内胆管树呈软藤状扩张，胆管内可见不规则的充盈缺损。PTC或ERCP造影可清晰显示胆管癌累及的部位，利于肝门部胆管癌的准确分型。

CT表现为胆管截然的狭窄和狭窄近端的胆管扩张，胆管壁不规则增厚并可形成软组织肿块，CT增强后较明显强化。

【典型病例】

病例1　男，72岁，右上腹痛伴黄疸6个月（图12-20）。

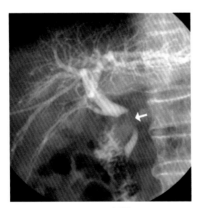 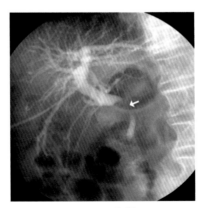

A. PTC造影　　　　　　　　B. PTC造影

266

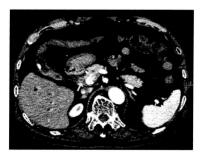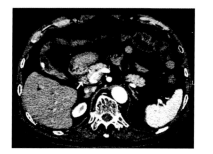

第十二章 胆管疾病放射诊断

C. CT增强薄层　　　　　　　　　　D. CT增强薄层

经PTC管注入碘水X线造影（图A、图B）示肝内外胆管显影，胆总管上段呈偏心性管腔狭窄，管壁僵硬（↑），狭窄段以上胆管扩张。CT增强薄层图像（图C、图D）示胆总管上段局部管腔狭窄（↑），管壁增厚且明显强化

**图12-20　胆总管癌**

病例2　男，58岁，右上腹痛伴黄疸3个月（图12-21）。

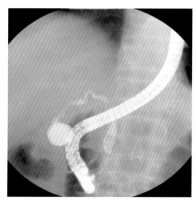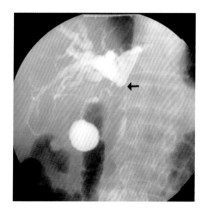

A. ERCP造影　　　　　　　　　　B. ERCP造影

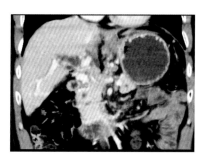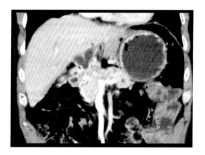

C. CT增强门静脉期冠状位　　　　　D. CT增强门静脉期冠状位

ERCP造影（图A、图B）示肝总管上端紧邻左右肝管分叉部下方管腔明显狭窄（↑），管壁僵硬，狭窄段以上胆管明显扩张。CT增强（图C、图D）示胆总管上段局部管腔狭窄，管壁增厚且明显强化

**图12-21　肝门部胆管癌Ⅰ型**

病例3　男，63岁，无痛性黄疸进行性加重1个月（图12-22）。

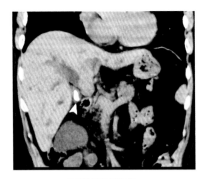 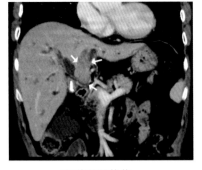

CT平扫冠状位　　　　　　　　　　　　　CT增强冠状位

CT平扫示左肝管-胆总管上段管腔内见软组织肿块充填（↑），累及长度约45mm，CT增强肿块较均匀强化。胆囊管内见条状高密度结石（△）

**图12-22　肝门部胆管癌Ⅲ型**

病例4　男，73岁，身目黄染2周（图12-23）。

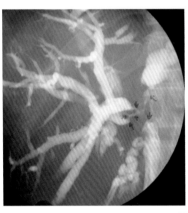 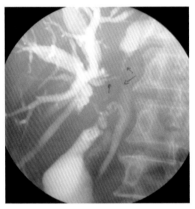

PTC造影

经PTC管注入碘水X线造影示右肝管、肝总管上段及左肝管管腔明显不规则狭窄呈线状（↑），管壁僵硬，对比剂通过受阻

**图12-23　肝门部胆管癌Ⅳ型**

【临床影像诊断要点】

1. 临床具有上腹疼痛和进行性梗阻性黄疸表现。

2. PTC检查可直接显示胆管癌浸润引起的胆管狭窄、梗阻或肿瘤突入胆管内所致的充盈缺损，并对肝门部胆管癌进行准确分型。

3. CT平扫表现为胆管截然的狭窄和狭窄近端的胆管扩张，胆管壁不规则增厚并可形成软组织肿块，CT增强后有强化。

（于华龙）

# 第十三章
# 胰腺疾病放射诊断

## 第一节　胰腺放射学检查方法及正常表现

### 一、胰腺放射学检查方法

1. X线平片　X线平片上胰腺与其周围组织缺乏天然对比，且受结肠内容物的遮盖影响而难以显示胰腺轮廓。X线检查对胰腺疾病诊断价值不大，有时可显示胰腺钙化或胰管结石。

2. 上消化道钡餐X线造影　各种原因的胰腺增大均可引起胃十二指肠位置和形态的改变，借此间接显示胰腺疾病，但难以对胰腺病变的性质准确定位和定性。

3. 经内窥镜逆行胆胰管造影（ERCP）　其方法是将十二指肠镜经十二指肠乳头开口部插入胆总管或胰管内，在X线透视下注入阳性对比剂（主要为水溶性碘剂）显示胆胰管，可协助慢性胰腺炎、胰管结石、胰头癌和壶腹癌的诊断。

4. CT　直接显示胰腺大小、形态、结构和密度，以及胰腺周围结构的情况，作为胰腺病变诊断的首选检查方法。检查前口服2.5%等渗甘露醇或2%水溶性碘剂500mL充盈胃和十二指肠肠腔，勾画出胰腺轮廓，临床通常先行CT扫描（即平扫）后再静脉注射碘对比剂扫描（即增强扫描）。

### 二、胰腺正常放射学表现

1. 胰管ERCP正常表现　胰管于胰头钩突部与胆总管汇合后共同开口于十二指肠乳头，胰管从胰头斜行向左上方胰尾走行，管径逐渐变细，边缘光滑整齐，最大管径为2~4mm（图13-1）。

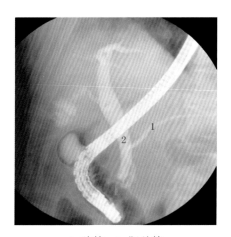

1-胰管；2-胆总管

图13-1　胰管ERCP的正常表现

2. 正常CT表现 横轴面CT上,胰腺位于腹膜后腔隙,呈略凸向腹侧的条带状软组织密度影,边界清楚,分为胰头、胰颈、胰体和胰尾。CT平扫胰腺实质密度均匀,CT值略低于脾(图13-2),CT增强密度均匀性增高(图13-3)。胰腺发生脂肪浸润或生理性萎缩时,密度不均匀。

胰腺前方为胃后壁,胃和胰腺之间为小网膜囊的潜在腔隙。胰腺后方为脾静脉,脾静脉沿胰腺后缘走行。胰管位于胰腺前半部,管径正常为2~4mm,在厚层CT上通常不能被显示。冠状位CT检查示胰腺位于脾动脉下方,胰腺右侧端被包绕于十二指肠圈内,左侧端贴近脾门,胰腺自胰头至胰尾逐渐变细。

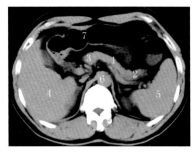

胰腺体尾部层面CT平扫

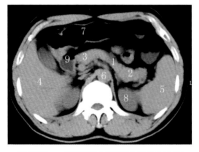

胰腺头、颈和体尾部层面CT平扫

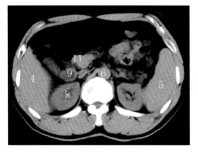

胰头层面CT平扫

1-胰体;2-胰尾;3-胰头;4-肝脏;5-脾脏;6-主动脉;7-胃;8-肾脏;9-十二指肠;10-胆囊;11-胰头钩突

图13-2 胰腺自上而下不同层面CT平扫正常表现

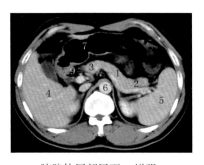

胰腺体尾部层面CT增强

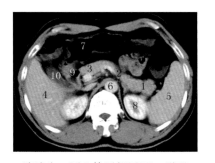

胰腺头、颈和体尾部层面CT增强

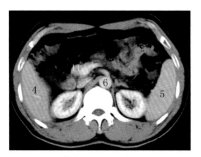

胰头层面CT增强

1-胰体;2-胰尾;3-胰头;4-肝脏;5-脾脏;6-主动脉;7-胃;8-肾脏;9-十二指肠;10-胆囊;11-胰头钩突

图13-3 胰腺自上而下不同层面CT增强正常表现

# 第二节 环状胰腺

【概论】 环状胰腺（annular pancreas）是胚胎发育期腹侧胰芽和背侧胰芽联合异常而将十二指肠降部完全或不完全环绕的先天性疾病。环状胰腺大多位于十二指肠乳头上方，压迫十二指肠管腔而引起高位完全或不完全性肠梗阻，常见于小儿，临床以患儿频繁呕吐就诊。

腹部正立位X线平片可显示"双泡征"，即充气的胃泡和梗阻扩张的近端十二指肠腔（图13-4）。

X线钡餐造影表现为十二指肠降段狭窄，钡剂通过受阻，狭窄近端肠管扩张，胃腔扩大（图13-5）。

CT显示十二指肠降段管腔狭窄，周围环绕软组织密度影，肠腔周围软组织密度影与胰头相延续且两者在CT平扫及增强上密度相同（图13-6）。

【典型病例】

病例1 男，1天，腹胀半天（图13-4）。

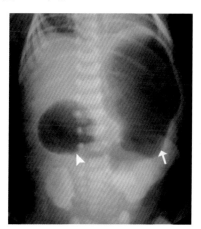

腹部正立位X线平片
腹部正立位X线平片示充气的胃泡（↑）和梗阻扩张的近端十二指肠腔（△）构成"双泡征"

图13-4 环状胰腺

病例2 男，2岁，出生后即出现腹胀呕吐（图13-5）。

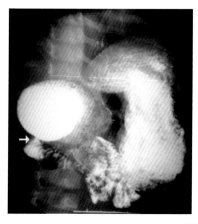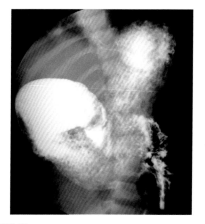

X线钡餐造影
X线钡餐造影示胃及十二指肠球部扩张，十二指肠降段管腔呈向心性狭窄（↑），内径约3mm，钡剂通过欠佳，十二指肠降段以下肠管管腔通畅

图13-5 环状胰腺

病例3 女，37岁，反复高血压1年，内科治疗效果欠佳（图13-6）。

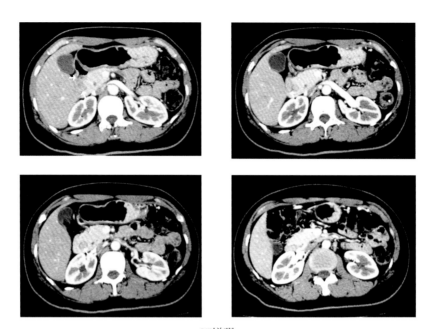

CT增强

CT增强示胰头部胰腺实质完全包绕十二指肠降段（↑），局部肠腔轻度狭窄。此患者患有左侧肾上腺腺瘤

**图13-6 环状胰腺**

【临床影像诊断要点】

1. 患者具有高位完全或不完全性小肠梗阻的临床症状。
2. X线钡餐造影表现为十二指肠降段狭窄，钡剂通过受阻。
3. CT表现为与胰头相连续的围绕十二指肠降段的软组织密度影，相应十二指肠管腔狭窄。

# 第三节 胰腺外伤

【概论】 胰腺外伤（pancreatic trauma）是腹部受到外伤后引起胰腺和胰周的密度和形态的异常改变，包括胰腺挫裂伤和胰腺破裂，其放射学表现有所不同。

胰腺挫裂伤CT平扫示胰腺挫伤所致片状低密度区，CT增强可有不同程度强化，胰腺实质内可伴有裂伤所致的少量高密度出血影（图13-7）。胰腺破裂CT表现为胰腺形态不规则，密度不均匀，外缘不连续，胰腺内或（和）周围见高密度出血影，可伴有胰导管的断裂。

值得注意的是，当胰腺出现外伤时，我们应仔细观察腹部其他脏器以排除同时并发的多脏器损伤（图13-8）。

【典型病例】

病例1 男，35岁，腹部撞击外伤后上腹疼痛15天，血清淀粉酶升高（图13-7）。

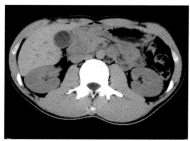
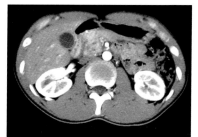
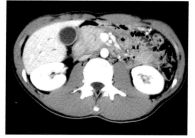

CT平扫　　　　　　　　　　　CT增强动脉期　　　　　　　　　CT增强门静脉期

CT平扫示胰腺增大，密度不均匀；CT增强动脉期和门静脉期胰头部不均匀强化，胰头周围脂肪模糊

**图13-7　胰腺挫裂伤**

病例2　男，26岁，4h前车祸致全身多处疼痛，全腹压痛及反跳痛（图13-8）。

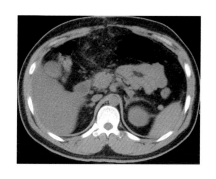
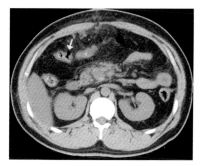
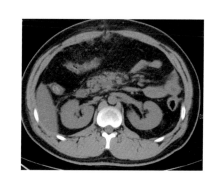

CT平扫

CT平扫示胰腺密度不均匀，胰头部形态不规则；腹膜脂肪密度片状增高，内见多发气体密度影。右上腹局部小肠壁中断（↑），周围见小气泡影。前腹壁皮下脂肪间隙模糊（此病例图片由广东医学院附属深圳市西乡人民医院放射科黄泽弟医生提供）

**图13-8　胰腺挫裂伤伴小肠破裂**

【临床影像诊断要点】

1. 患者外伤后出现上腹部疼痛症状，上腹部外伤史是诊断胰腺损伤的前提条件。
2. CT主要表现为胰腺形态、密度和胰周脂肪密度的异常改变。

# 第四节　急性胰腺炎

【概论】　急性胰腺炎（acute pancreatitis）多是由胆管结石、感染、过度饮酒或暴饮暴食引起的胰腺胰液自身消化性炎症，可分为单纯水肿型胰腺炎和出血坏死型胰腺炎两种。

腹部X线平片表现无特异性，常表现为胰腺区附近的十二指肠和结肠反射性淤张积气，左侧胸腔少量积液。急性期患者一般不做X线造影检查。CT检查对急性胰腺炎的诊断价值较大，常作为首选的影像学检查方法，有助于了解胰腺炎的范围和程度。

单纯水肿型胰腺炎CT表现为胰腺弥漫性增大，密度减低，胰腺周围炎性渗出引起胰腺轮廓不清，肾前筋膜增厚（图13-9、图13-10）。出血坏死型胰腺炎除具有单纯水肿型胰腺炎的上述CT表现外，同时还有胰腺内坏死所致的低密度影和出血所致的高密度影（图13-11）。

值得指出的是：①约20%的单纯水肿型胰腺炎患者在CT上无异常表现，此时诊断主要依赖临床表

现和实验室检查；②胰液和炎性渗出物可浸润脂肪组织，但不推移或破坏邻近血管，据此可协助区别胰腺癌；③合并细菌感染时，病变区内可见气体影，CT增强后环状强化，中央低密度区无强化，提示脓肿形成（图13-12）。

【典型病例】

病例1　男，60岁，上腹部疼痛3天，血清淀粉酶升高（图13-9）。

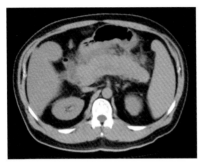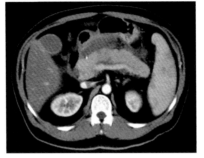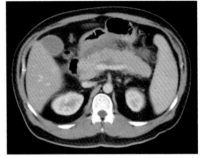

CT平扫　　　　　　　　　　　CT增强动脉期　　　　　　　　　　CT增强门静脉期

CT平扫示胰腺体积弥漫性明显增大，边界模糊，腺体实质密度降低且不均匀，胰周脂肪间隙不清并见积液；CT增强动脉期胰腺实质强化程度稍减低，门静脉期胰腺密度较均匀

图13-9　急性单纯水肿型胰腺炎

病例2　男，58岁，腹痛伴恶心呕吐15h，发热3h，血清淀粉酶明显升高（图13-10）。

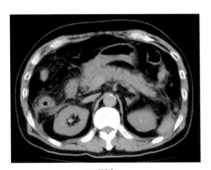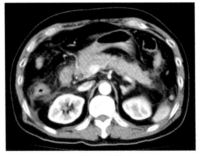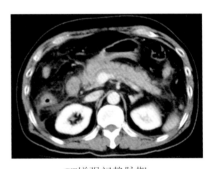

CT平扫　　　　　　　　　　　CT增强动脉期　　　　　　　　　　CT增强门静脉期

CT平扫示胰腺体积稍增大，腺体实质密度基本均匀，胰周脂肪间隙不清；CT增强胰腺实质较均匀强化，未见坏死区。胰腺周围、脾门区、双侧肾旁前间隙见较多渗出性高密度影

图13-10　急性单纯水肿型胰腺炎

病例3　与病例2为同一患者，临床治疗后15天复查CT（图13-11）。

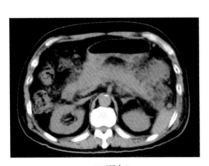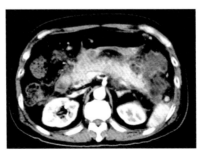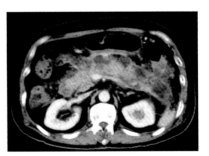

CT平扫　　　　　　　　　　　CT增强动脉期　　　　　　　　　　CT增强门静脉期

CT平扫示胰腺增大，密度稍减低，胰周脂肪间隙不清且见大量液样密度影，左肾前筋膜增厚。CT增强胰腺实质不均匀强化，内见多发无强化的低密度灶，尤以门静脉期显示明显。与临床治疗前的CT片相比，胰腺炎性渗出范围较前增大，胰腺肿胀较前明显，胰腺内出现多发坏死灶

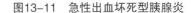

图13-11　急性出血坏死型胰腺炎

病例4　与病例2、3为同一患者，临床治疗后30天复查CT（图13-12）。

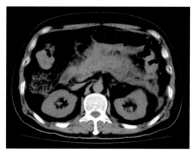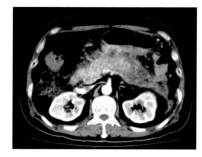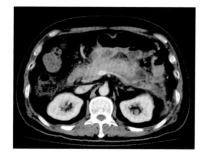

CT平扫　　　　　　　　　CT增强动脉期　　　　　　　　CT增强门静脉期

CT平扫示胰腺增大，密度不均匀，胰尾部见少许气体影，胰周脂肪间隙不清，左肾前筋膜增厚。CT增强动脉期胰腺实质不均匀强化，内见多发无强化的低密度灶；门静脉期胰腺实质内和胰腺周围见多发环状强化，中央无强化。与临床治疗15天后复查的CT片相比，胰腺炎合并细菌感染，形成脓肿

**图13-12　急性坏死型胰腺炎合并脓肿形成**

【临床影像诊断要点】

1. 患者具有中上腹部疼痛并向背部放射的症状，血淀粉酶和尿淀粉酶升高具有重要的诊断价值。

2. 胰腺弥漫性肿大，密度减低或不均匀，胰腺周围炎性渗出为急性胰腺炎的主要CT表现。

# 第五节　慢性胰腺炎

【概论】　慢性胰腺炎（chronic pancreatitis）多由急性胰腺炎病因长期存在而反复迁延，或胰管梗阻所致的胰腺局部或弥漫性慢性炎症。胰腺内或周围积液被纤维组织包裹后形成假性囊肿。

腹部X线平片可显示胰腺实质的钙化或胰管内结石，表现为沿胰腺走行分布的数量不一的致密影。ERCP可显示胰管及其分支扭曲变形、管腔扩大或管腔扩张与狭窄交替存在呈串珠状。

慢性胰腺炎典型CT表现为胰腺萎缩变小，胰管有不同程度的扩张，25%患者出现胰腺实质钙化或胰管内结石（图13-13、图13-14），30%患者伴有胰腺内或胰腺周围的假性囊肿（图13-15）。合并细菌感染时可形成胰腺内或周围脓肿，CT增强脓肿壁环状强化，中央脓腔无强化（图13-16）。

【典型病例】

病例1　女，58岁，上腹痛3个月，伴间歇性发热（图13-13）。

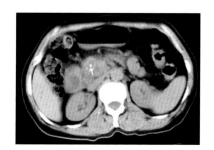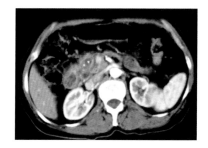

A．CT平扫　　　　　　　　　B．与图A同一层面的CT增强动脉期

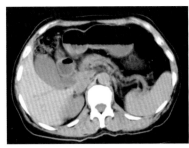 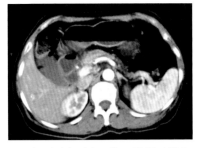

C. CT平扫      D. 与图C同一层面的CT增强动脉期

CT平扫示胰腺尾部萎缩，胰头略肿大，周围脂肪间隙模糊。胰管扩张，内见多个斑点状高密度结石影（↑）。CT增强动脉期胰腺强化不均匀

图13-13 慢性胰腺炎伴胰管结石

病例2 女，15岁，反复上腹痛10年，加重伴呕吐6天（图13-14）。

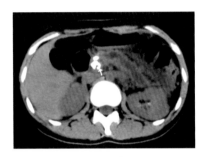 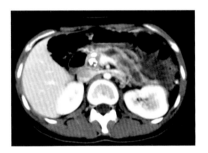

A. CT平扫      B. 与图A同一层面的CT增强门静脉期

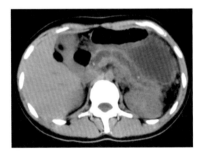 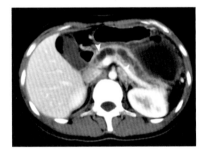

C. CT平扫      D. 与图C同一层面的CT增强门静脉期

CT平扫示胰腺外形轮廓不规则，左侧肾前筋膜前方脂肪密度增高。胰管扩张，内见多发大小不等高密度结石影（↑）；CT增强胰腺实质不均匀强化，胰管扩张显示更加清晰（△）

图13-14 慢性胰腺炎急性发作

病例3 女，23岁，1年前曾患有胰腺炎，超声发现胰腺囊性包块（图13-15）。

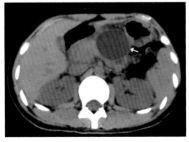 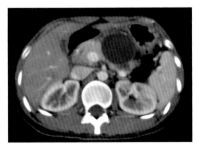

CT平扫      CT增强动脉期

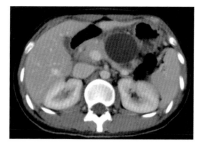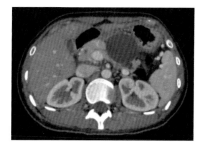

CT增强门静脉期　　　　　　　　　　CT增强动脉期薄层

CT平扫示胰体部假性囊肿呈圆形液体样低密度影，边缘光滑（↑）；CT增强动脉期和门静脉期病变呈薄壁环形强化；薄层CT增强示类圆形囊状病灶与胰尾部扩张的胰管相通，周围脂肪间隙模糊

图13-15　慢性胰腺炎伴假性囊肿

病例4　男，43岁，发热10天，伴乏力、纳差和呕吐，3个月前有急性胰腺炎病史（图13-16）。

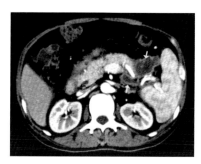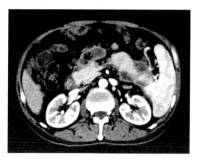

CT增强动脉期

CT增强示胰腺尾部体积稍增大，局部腺体实质强化密度不均匀，胰周脂肪间隙不清。胰周见多发不规则环形强化区（↑），中央呈液体样密度影

图13-16　慢性胰腺炎并胰周脓肿

【临床影像诊断要点】

1. 患者具有中上腹部疼痛并向背部放射的症状，尤其饮酒或饱食后诱发或加重腹痛。

2. 胰腺萎缩变小，胰管扩张，胰腺实质钙化或胰管结石，以及胰腺内假性囊肿为CT诊断慢性胰腺炎的可靠征象。

<h1 style="text-align:center">第六节　胰　腺　囊　肿</h1>

【概论】　胰腺囊肿（pancreatic cyst）是由多种原因引起的胰腺内良性囊性病变，根据囊肿壁有无内衬上皮层而分为真性囊肿和假性囊肿；根据胰腺囊肿的发生时间不同又可分为先天性囊肿（如导管先天发育异常所致）和后天继发性囊肿（如胰管阻塞或胰腺炎等）（图13-17）。假性囊肿多为炎性渗出液或胰液被周围反应性纤维组织包裹而成，缺乏上皮细胞覆衬（图13-18）。

CT是诊断胰腺囊肿有效的检查方法，但依靠CT表现难以对真性囊肿与假性囊肿作出鉴别诊断。胰腺囊肿CT平扫表现为胰腺内单发或多发的囊性低密度影，边界清楚，囊腔内CT值接近于水样密度，囊内无分隔或壁结节，囊壁光滑；CT增强囊壁较薄且强化不明显，囊腔无强化。

【典型病例】

病例1　男，47岁，十二指肠间质瘤化疗后6个月（图13-17）。

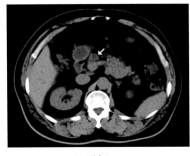

CT平扫

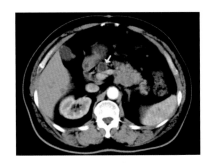

CT增强动脉期

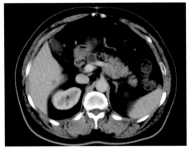

CT增强门静脉期

CT平扫示胰颈类圆形囊性低密度区（↑），内部密度均匀，边界清楚；CT增强动脉期和门静脉期病灶呈环形薄壁强化，囊腔未见强化。胰管未见扩张，胰周脂肪间隙清晰

图13-17　胰腺潴留囊肿

病例2　女，61岁，1年前曾患胰腺炎，腹部不适5个月（图13-18）。

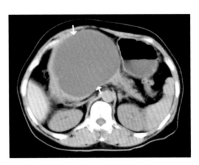

CT平扫

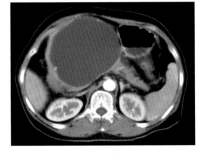

CT增强动脉期

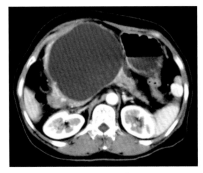

CT增强门静脉期

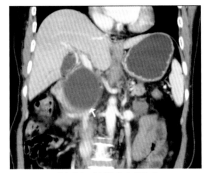

CT增强门静脉期冠状位

CT平扫示胰头颈体部类圆形囊性低密度区（↑），内部密度均匀，边界清楚，壁薄均匀；CT增强动脉期和门静脉期病变呈环形薄壁强化，囊腔未见强化。胰管轻度扩张，胰周脂肪间隙模糊

图13-18　慢性胰腺炎并假性囊肿

【临床影像诊断要点】

1. 胰腺真性囊肿患者多无阳性临床表现，假性囊肿患者则多有相应胰腺原发病变的临床病史。

2. 胰腺囊肿的CT平扫表现为胰腺内单个或多个类圆形囊性病灶，囊腔内为液体密度影填充，边界清楚；CT增强囊腔无强化。

# 第七节　自身免疫性胰腺炎

【概论】　自身免疫性胰腺炎（autoimmune pancreatitis）是由人体自身免疫介导的IgG相关的慢性胰腺炎，其病理特征为胰腺肿大和胰管不规则狭窄，常见于中老年人，可合并其他部位的免疫相关性疾病，应用类固醇激素治疗有效。

CT平扫表现为胰腺弥漫性或局限性增大，CT增强动脉期强化程度较弱，但延迟扫描可进一步强化。胰管可见弥漫性不规则狭窄。CT上胰周因炎性渗出或纤维化而出现包膜样低密度环呈"胶囊样"改变，CT增强无强化，与强化的胰腺实质对比更清晰，此征象具有诊断提示意义（图13-19、图13-20）。

【典型病例】

病例1　女，46岁，糖尿病史10年，浮肿腹胀腹痛2个月（图13-19）。

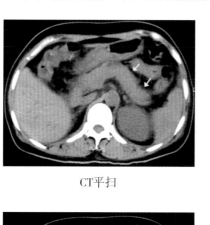

CT平扫　　　　　　　　　　　　CT增强动脉期

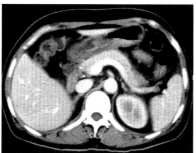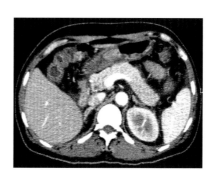

CT增强门静脉期　　　　　　　　　CT增强动脉期薄层

CT平扫示胰腺外缘低密度影包绕，呈"胶囊样"改变（↑），CT增强后未见强化。胰腺实质强化较低，胰周血管行走及位置正常，胰管无扩张

**图13-19　自身免疫性胰腺炎**

病例2　男，47岁，腹痛消瘦3个月（图13-20）。

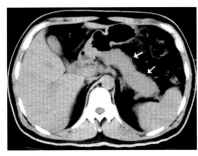
CT平扫

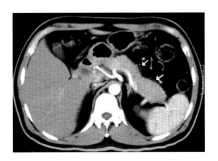
CT增强动脉期

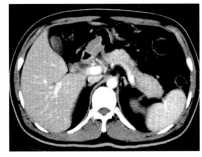
CT增强门静脉期

CT平扫示胰腺体积增大，胰周外缘低密度影包绕呈"胶囊样"改变（↑），CT增强后未见强化。CT增强动脉期胰腺实质强化稍不均匀，密度较正常胰腺强化低；门静脉期胰腺实质进一步强化，密度增加

**图13-20　自身免疫性胰腺炎**

【临床影像诊断要点】

1. 患者血清自身抗体阳性或IgG水平升高。

2. 胰腺弥漫性或局部肿大，CT增强胰腺延迟强化，胰管弥漫性不规则狭窄，胰周包膜样低密度环为CT较为特异性的诊断征象。

# 第八节　胰　腺　癌

【概论】　胰腺癌（pancreatic carcinoma）是起源于胰腺外分泌腺的导管或腺泡的恶性肿瘤，约占胰腺恶性肿瘤的95%，约2/3患者发生于胰头部，肿瘤血供不丰富。

上消化道钡餐X线检查可显示胰头癌引起的十二指肠圈扩大，十二指肠降段内侧壁毛糙呈锯齿状，黏膜皱襞破坏，肠蠕动减弱或消失。胰腺癌CT平扫表现为胰腺局部增大，呈肿块状隆起或分叶状增大，肿瘤密度常近似于正常胰腺密度，CT增强肿瘤强化不明显而低于正常胰腺实质强化程度（图13-21）。

胰腺癌侵犯周围结构时出现相应CT征象：①胰头癌侵犯、压迫胆总管时，近端胆管梗阻性扩张（图13-22）；②胰腺癌阻塞远端胰管而出现胰管扩张；③胰腺癌向周围脂肪浸润时，表现为周围脂肪层消失，邻近血管受累可被推移、包埋和侵犯（图13-23）；④肝门部或腹膜后转移性淋巴结肿大。

值得提出的是，CT平扫检查难以发现体积较小的胰腺癌，鉴于胰腺癌为乏血供肿瘤，常需要借助CT增强后肿瘤与胰腺实质的密度对比变化来显示。

【典型病例】

病例1　男，59岁，上腹部疼痛1年，血清CA19-9明显升高（图13-21）。

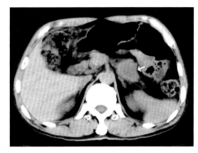 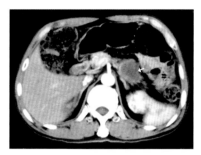 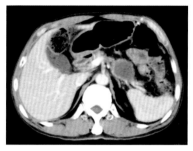

CT平扫　　　　　　　　　　CT增强动脉期　　　　　　　　　CT增强门静脉期

CT平扫示胰腺体尾交界区类椭圆形略低于胰腺实质的软组织肿块（↑），形态不规则；CT增强动脉期和门静脉期肿块轻度强化，密度低于正常胰腺实质

**图13-21　胰腺癌**

病例2　女，67岁，身目黄疸5个月（图13-22）。

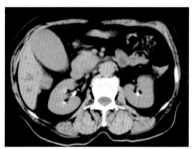 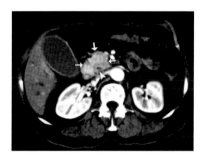

CT平扫　　　　　　　　　　　　CT增强动脉期

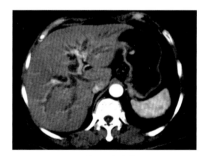 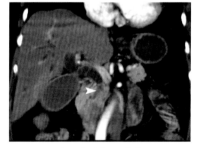

CT增强动脉期　　　　　　　　　CT增强动脉期冠状位

CT增强动脉期胰头区软组织肿块强化程度低于周围正常胰腺（↑），强化密度不均匀，CT平扫呈等密度，大小约30mm×20mm。肿块包绕胆总管下端，管壁增厚强化，管腔突然明显狭窄（△）。肝内、外胆管普遍性扩张，呈"软藤征"

**图13-22　胰腺癌**

病例3　男，68岁，腹痛消瘦1个月（图13-23）。

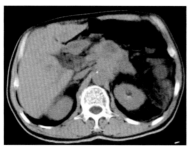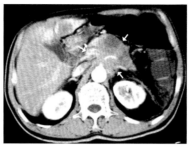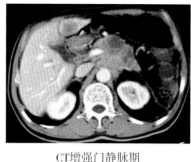

CT平扫　　　　　　　　　CT增强动脉期　　　　　　　　　CT增强门静脉期

CT平扫示胰体部明显肿大，边界不清，密度不均匀，内可见斑片状更低密度影；CT增强动脉期和门静脉期肿块轻度强化（↑），密度明显低于正常胰腺密度。肠系膜上动脉受包绕，管腔变窄。肝左外叶见一类圆形转移瘤灶

图13-23　胰腺癌

【临床影像诊断要点】

1. 临床表现为腹部疼痛或上腹部包块，胰头癌常出现进行性阻塞性黄疸症状。

2. 胰腺癌CT平扫表现为胰腺内等或略低密度影，CT增强动脉期和门静脉期肿瘤强化程度均低于胰腺正常实质。

# 第九节　胰腺囊腺瘤和囊腺癌

【概论】　胰腺囊腺瘤（pancreatic cystadenoma）根据瘤内成分不同而分为浆液性囊腺瘤和黏液性囊腺瘤，两者好发于胰体和胰尾部，影像学表现常难以区别。

胰腺囊腺瘤CT平扫表现为单囊或多囊状肿块，边界清楚，囊内见纤维组织间隔，CT增强后囊内间隔和囊壁强化，囊腔无强化（图13-24、图13-25）。多囊状浆液性囊腺瘤的囊较小，直径多＜2cm，囊大小基本一致，恶变机会小。多囊状黏液性囊腺瘤的囊较大，直径常＞2cm，囊大小不等，恶变机会大。

胰腺囊腺癌（pancreatic cystadenocarcinoma）多为黏液性囊腺癌，与黏液性囊腺瘤区别在于病理上肿瘤细胞分化程度不同，两者影像学表现相似，常难以区别。若CT上肿瘤边界不清，囊壁厚薄不均匀，囊内间隔较厚且不规则，出现周围组织结构浸润破坏时则提示囊腺癌的诊断（图13-26）。

【典型病例】

病例1　女，48岁，体检发现胰腺肿物（图13-24）。

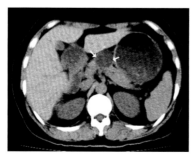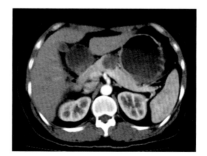

CT平扫　　　　　　　　　CT增强动脉期

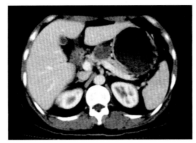

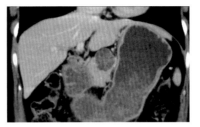

CT增强门静脉期　　　　　　　　　　CT增强门静脉期冠状位

CT平扫示胰颈和胰体处椭圆形囊实性不均匀低密度灶（↑），CT增强动脉期轻度不均匀强化，门静脉期强化密度不均匀。增强各期病变边界较清晰，密度均较周围正常胰腺低，内部见条状分隔影

**图13-24　胰腺黏液性囊腺瘤**

病例2　男，58岁，上腹部不适3个月（图13-25）。

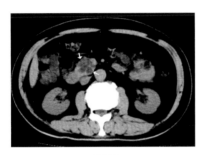
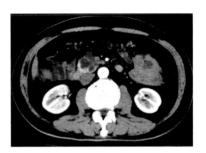

CT平扫　　　　　　　　　　　　　　CT增强动脉期

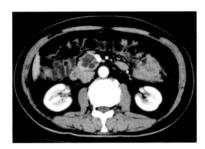
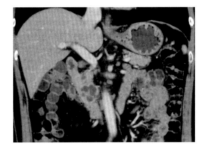

CT增强门静脉期　　　　　　　　　　CT增强门静脉期冠状位

CT平扫示胰头区花环状低密度肿块（↑），内见分隔，最大径约30mm×33mm，边界较清楚；CT增强动脉期和门静脉期病变不均匀强化，分隔亦见强化

**图13-25　胰腺黏液性囊腺瘤**

病例3　男，44岁，身目黄染10天（图13-26）。

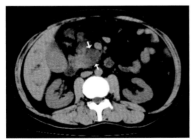
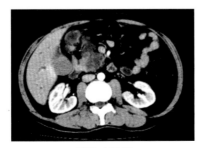
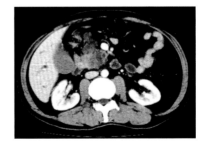

CT平扫　　　　　　　　CT增强动脉期　　　　　　　　CT增强门静脉期

CT平扫示胰头区形态不规则肿块（↑），大小约40mm×37mm，密度不均匀，内见多发斑片状低密度区；CT增强动脉期和门静脉期肿块不均匀强化，强化程度均低于同期肝实质，边界不清楚。肝内胆管轻度扩张

**图13-26　胰腺黏液性囊腺癌**

【临床影像诊断要点】

1. 患者具有上腹部疼痛不适症状，临床表现无特异性。

2. CT平扫表现为胰腺体尾部单囊或多囊状病灶，边界清楚，囊内见软组织间隔，CT增强囊内间隔和囊壁强化，囊腔无强化。

3. 胰腺囊腺瘤与黏液性囊腺癌CT表现相似，依靠CT检查常难以区别。

# 第十节　胰腺内分泌肿瘤

【概论】　胰腺内分泌肿瘤（endocrine tumors of pancreas）又称胰岛细胞瘤，是起源于胰岛内分泌细胞的富血供肿瘤，有良恶性肿瘤之分，按有无分泌特定的激素而分为功能性和无功能性两类肿瘤。功能性内分泌肿瘤患者出现特异性的内分泌功能紊乱症状，肿瘤体积较小时就易被临床早期发现。胰岛素瘤分泌过多胰岛素而引起反复发作的低血糖症状（图13-27、图13-28）；胃泌素瘤分泌过多胃泌素而引起消化道顽固性溃疡和出血；胰高血糖素瘤分泌过多胰高血糖素而引起血糖升高和糖尿病。

胰腺内分泌细胞良性肿瘤CT平扫表现为胰腺内等或略低密度影，CT增强动脉期肿瘤强化明显，高于胰腺实质；胰腺实质期肿瘤呈等或稍高密度。

【典型病例】

病例1　女，37岁，反复意识障碍5年（图13-27）。

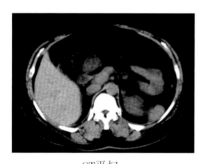
CT平扫

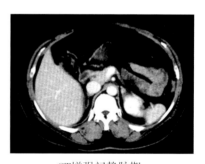
CT增强动脉期

CT增强门静脉期

CT增强动脉期于胰头钩突部小结节状明显强化灶（↑），直径约为10mm，CT平扫及门静脉期病灶呈等密度而未能显示

图13-27　胰岛素瘤

病例2　男，30岁，反复头昏、意识模糊，血糖减低7年（图13-28）。

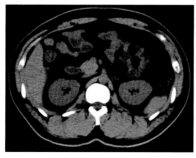
CT平扫

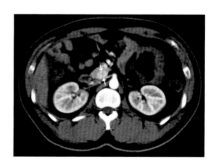
CT增强动脉期

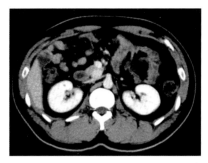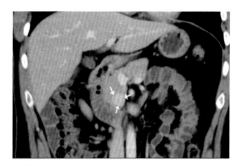

CT增强门静脉期

　　CT增强动脉期于胰头钩突部结节状明显强化灶（↑），大小约22mm×12mm，CT平扫病灶呈等密度而未能显示，门静脉期仍较明显强化

**图13-28　胰岛素瘤**

【临床影像诊断要点】

　　1. 胰腺功能性内分泌肿瘤患者出现特异性的内分泌功能紊乱症状，相应血清内分泌激素水平升高。

　　2. 胰腺内分泌肿瘤，无论是功能性还是无功能性肿瘤，CT增强动脉期肿瘤均明显强化，这与肿瘤富含血供的病理特点相一致，具有诊断提示意义。

　　3. 临床需结合具体内分泌功能紊乱症状来区别为何种具体的胰岛细胞瘤。

（鞠志国）

# 第十四章
# 脾脏疾病放射诊断

## 第一节　脾脏放射学检查方法及正常表现

### 一、脾脏放射学检查方法

1. X线平片　X线平片对脾脏疾病的诊断价值不大。优质腹部卧位X线平片可观察脾脏轮廓，显示脾脏肿大或钙化，但常受结肠脾曲肠内容物的遮盖影响而显示不清。

2. CT　包括CT平扫和增强检查，用于脾脏病变的诊断与鉴别诊断。

### 二、脾脏正常放射学表现

1. 正常X线表现　脾脏位于左上腹第9～11后肋区，上缘与膈面紧贴，长轴与第10后肋走行一致，边缘光滑整齐，呈新月形软组织密度影（图14-1、图14-2）。成人脾脏下极一般不超过左肋弓下缘。

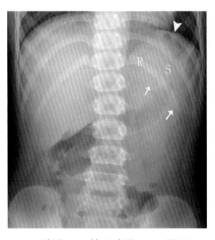

S-脾脏；R-第12肋骨；△-膈面

图14-1　腹部卧位正位X线平片上儿童
（男，10岁）脾脏正常表现

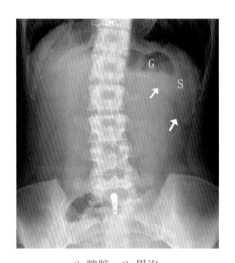

S-脾脏；G-胃泡

图14-2　腹部卧位正位X线平片上成人
（女，35岁）脾脏正常表现

2. 正常CT表现　CT平扫示脾脏呈均匀软组织密度影，密度稍低于肝脏，CT增强早期对比剂在脾脏血窦内分布不均匀呈花斑样外观，晚期强化密度均匀一致（图14-3）。脾脏位于左侧季肋区，上方紧邻膈，内邻胃底，外邻胸壁，脾脏外缘与后肋走行一致呈新月形。脾脏中部层面内缘稍凹陷处即为脾门（图14-4）。成人脾脏厚度约4cm，前后长径不超过5个肋单元（1个肋单元指横轴位CT图像上

1个肋骨断面的长度或肋间隙的宽度）。

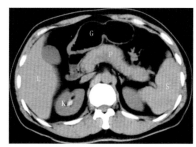
CT平扫

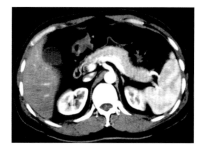
CT增强动脉期

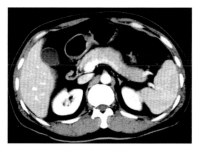
CT增强门静脉期

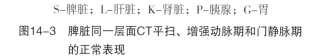
S-脾脏；L-肝脏；K-肾脏；P-胰腺；G-胃

图14-3　脾脏同一层面CT平扫、增强动脉期和门静脉期
　　　　的正常表现

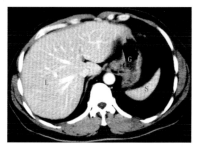
脾最上部层面CT增强

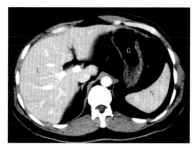
脾上部层面CT增强

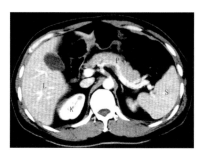
脾门层面CT增强

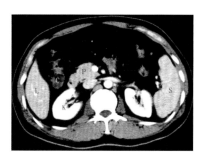
脾下部层面CT增强

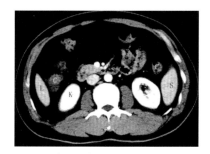
脾最下部层面CT增强

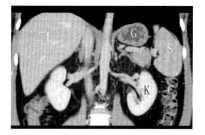
CT增强冠状位

S-脾脏；L-肝脏；C-结肠；G-胃；P-胰腺；K-肾脏

图14-4　脾脏自上而下不同层面CT增强门静脉期的正常表现

# 第二节　副　　脾

【概论】　副脾（accessory spleen）是脾脏发育过程中未融合的一小部分异位脾组织，仍由脾动脉供血而不同于外伤引起的异位脾组织种植。副脾常单发，多位于脾门区，少数出现于胰尾周围、肾上腺区等腹腔和腹膜后区域（图14-5、图14-6）。副脾本身虽无临床意义，但临床工作中应注意避免误认为病变。

CT表现为脾旁的软组织结节影，边界清楚，其CT平扫密度类似于脾脏，动态CT增强的强化形式与脾脏一致，强化程度与脾脏同步。

【典型病例】

病例1　男，36岁，高血压查因（图14-5）。

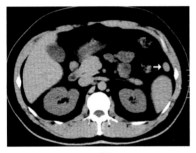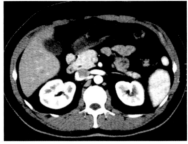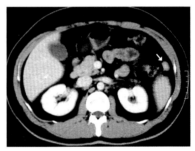

CT平扫　　　　　　　　　　　CT增强动脉期　　　　　　　　　　CT增强门静脉期

脾脏前方见一圆形结节影（↑），大小约20mm×13mm，边界光滑，CT平扫和增强后密度和形式类同脾实质

**图14-5　腹腔内副脾**

病例2　男，30岁，腹痛2天（图14-6）。

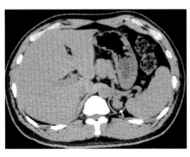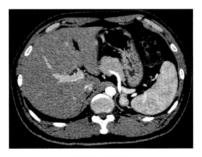

CT平扫　　　　　　　　　　　　　　　CT增强动脉期

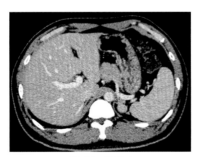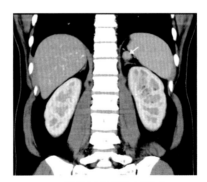

CT增强门静脉期　　　　　　　　　　CT增强门静脉期冠状位

左肾上腺区类圆形结节影（↑），大小约16mm×13mm，边缘光滑，CT平扫及增强后密度和形式类同脾实质

**图14-6　肾上腺区副脾**

**【临床影像诊断要点】**

1. 临床无任何症状或体征，常被偶然发现。
2. CT平扫表现为脾旁的软组织结节影，边界清楚，CT增强的强化表现与脾脏一致。

# 第三节 多　　脾

**【概论】**　　多脾（polysplenia）是脾脏先天性发育异常，脾窝区由2个以上大小相近的脾结节代替正常脾。多脾可单独发生，临床常无症状；亦可合并心血管发育异常及内脏异位而称之为多脾综合征（polysplenia syndrome）（图14-7至图14-9）。

多脾CT表现为脾区多个软组织结节影，边界清楚，其平扫密度类似于脾脏，动态增强扫描的强化形式与脾脏一致，强化程度与脾脏同步。

**【典型病例】**

病例1　女，34岁，超声体检发现脾小且脾周多发结节（图14-7）。

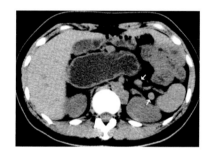 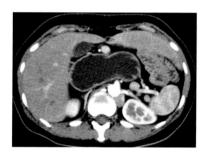 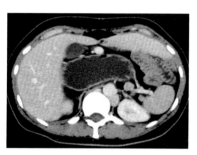

　　　　CT平扫　　　　　　　　　　　　　CT增强动脉期　　　　　　　　　　　CT增强门静脉期

　脾脏小，脾周多个大小不等的类椭圆形结节（↑），CT平扫及增强表现与脾脏一致。肝脏左叶体积增大，越过中线偏左。胃位于中线偏右侧。小肠位于左侧腹腔。下腔静脉位于脊柱左侧

**图14-7　多脾综合征**

病例2　女，21岁，反复气促1个月，患单心房先天性心脏病（图14-8）。

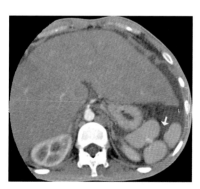 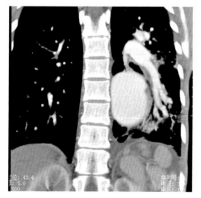 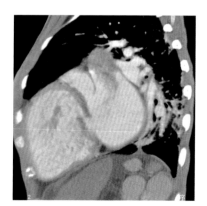

　　CT增强动脉期　　　　　　　　　CT增强动脉期冠状位　　　　　　　　CT增强动脉期矢状位

　脾区多发类圆形结节影（↑），边缘清楚，CT增强表现与正常脾脏类似。心脏位置、形态及心脏大血管连接异常

**图14-8　多脾综合征**

病例3　女，46岁，腹痛不适2天（图14-9）。

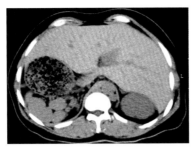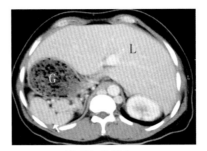

CT平扫　　　　　　　　　　　　　　　CT增强门静脉期

内脏位置转位，胃（G）、脾（↑）位于右上腹，肝脏（L）位于左上腹。脾脏为多脾表现，下腔静脉于第二肝门下方未见显示，奇静脉、半奇静脉和双侧腰升静脉增粗

**图14-9　多脾综合征**

【临床影像诊断要点】

1. 多脾本身无任何临床症状或体征，但多脾综合征常出现心血管发育异常引起的临床表现。

2. CT表现为脾区2个以上的软组织结节影，边界清楚，其CT平扫密度类似于脾脏，动态CT增强的强化表现与脾脏一致。

# 第四节　脾　外　伤

【概论】　脾外伤（splenic trauma）因脾脏受到不同类型和程度的外伤后而引起不同的损伤改变，包括脾挫伤、脾包膜下血肿和脾破裂，其相应放射学表现有所不同。随着病程的进展，脾损伤病变本身发生演变，其放射学表现也随之发生变化。

脾挫伤CT平扫表现为脾内片状低密度区，CT增强后强化不明显，可伴有少量高密度出血影（图14-10）。脾破裂CT平扫表现为脾脏形态不规则，脾内密度不均匀，脾边缘中断不连续，脾周围见出血（图14-11）。脾包膜下血肿CT平扫表现为脾周新月形软组织密度影，急性血肿期呈高密度影，慢性期血肿密度减低，CT增强各期血肿均不强化（图14-12）。

【典型病例】

病例1　男，25岁，车祸伤1天来诊（图14-10）。

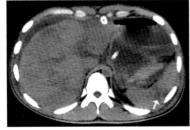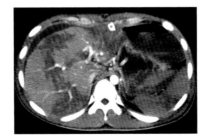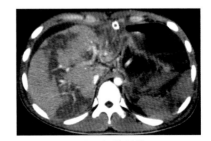

CT平扫　　　　　　　　　CT增强动脉期　　　　　　　　　CT增强门静脉期

CT平扫示脾内片状低密度区（↑），动态增强动脉期和门静脉期均不强化而仍呈低密度影。肝亦见类似片状病灶

**图14-10　脾挫伤合并肝挫裂伤**

病例2　男，73岁，跌倒撞伤左上腹，撞伤后疼痛4天（图14-11）。

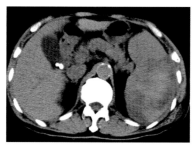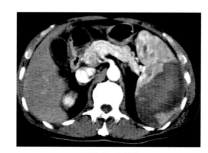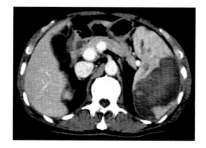

CT平扫　　　　　　　　　CT增强动脉期　　　　　　　　CT增强门静脉期

CT平扫示脾内大片状低密度区，内混杂稍高密度影；CT增强动脉期和门静脉期病变区均未见强化。脾外缘中断不连续，脾周见少许血肿。胆囊内见2粒高密度结石

**图14-11　脾破裂**

病例3　男，34岁，酒后骑车摔倒上腹部疼痛2h（图14-12）。

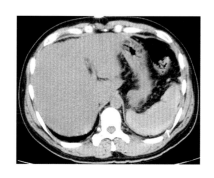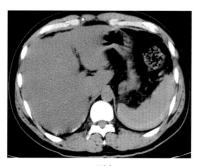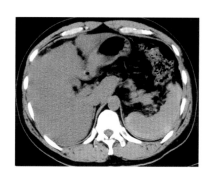

CT平扫

CT平扫示脾包膜下新月形稍高密度影（↑），边界清楚（此病例图片由广东医学院附属深圳市西乡人民医院放射科黄泽弟医生提供）

**图14-12　脾包膜下血肿**

【临床影像诊断要点】

1. 患者左上腹部外伤后出现疼痛，左上腹部外伤史是诊断脾损伤的前提条件。

2. 脾外伤CT表现为脾脏形态和密度的异常，CT检查可准确评价脾脏损伤的程度。

# 第五节　脾　囊　肿

【概论】　脾囊肿（splenic cyst）是脾脏内非肿瘤性良性囊性病变，内含清亮液体，可单发（图14-13）或多发（图14-14）。

CT平扫表现为脾实质内单个或多个类圆形囊性病灶，多为单房，囊腔内填充均匀水样密度影，边缘光滑清楚；CT增强囊腔无强化，囊壁薄而与周围脾实质难以区分。

【典型病例】

病例1　男，23岁，超声体检发现脾内肿物1周（图14-13）。

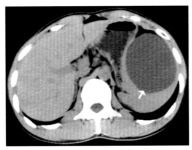 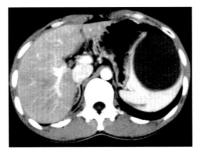 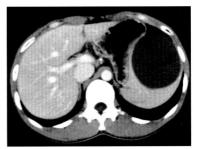

CT平扫　　　　　　　　　　CT增强动脉期　　　　　　　　　CT增强门静脉期

CT平扫示脾内较大的类圆形低密度影（↑），边界清楚，CT值约15HU，CT增强后未见强化

图14-13　脾单发囊肿

病例2　男，57岁，腹痛不适7个月（图14-14）。

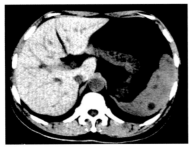 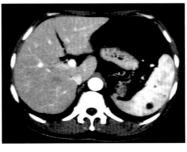 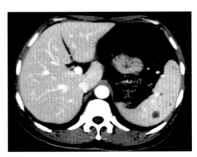

CT平扫　　　　　　　　　　CT增强动脉期　　　　　　　　　CT增强门静脉期

CT平扫示脾脏内多个大小不等的类圆形低密度灶，边界清楚；CT增强动脉期和门静脉期病灶均无强化

图14-14　脾多发囊肿

【临床影像诊断要点】

1. 患者多无阳性临床症状或体征。

2. CT表现类似肝囊肿，表现为脾内边缘光滑的无强化的液体样低密度影。

# 第六节　脾淋巴管瘤

【概论】　脾淋巴管瘤（splenic lymphangioma）是脾内先天性局部发育异常，淋巴管阻塞扩张所致的非肿瘤性乏血供良性囊性病变，内为含蛋白成分的淋巴液可单发或多发。脾囊性淋巴管瘤为最常见的组织学类型，由囊状扩张的淋巴管腔构成，而毛细淋巴管性淋巴管瘤和海绵状淋巴管瘤极少见。

CT平扫表现为脾实质内单房或多房的不规则囊性病灶，边缘光滑清楚，可呈分叶状改变。多房病灶囊内分隔和囊壁较薄，CT增强囊腔不强化，囊壁和囊内分隔可强化（图14-15、图14-16）。区别脾囊肿之处在于脾淋巴管瘤边缘多呈分叶，囊内有分隔，CT增强囊内间隔轻度强化。

【典型病例】

病例1　女，53岁，脾淋巴管瘤5年复查（图14-15）。

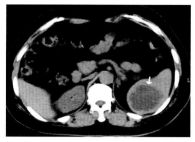
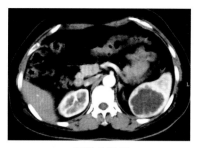

CT平扫　　　　　　　　　　　　　　CT增强动脉期

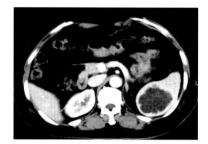
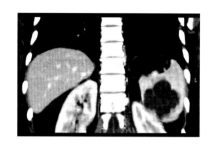

CT增强门静脉期　　　　　　　　　　CT增强动脉期冠状位

　　CT平扫示脾内类圆形低密度病灶（↑），边缘清楚呈分叶状改变，内部密度均匀，CT值约24HU，内见条状分隔；CT增强病灶边缘及内分隔强化

**图14-15　脾淋巴管瘤**

　　病例2　女，26岁，左上腹疼痛2天（图14-16）。

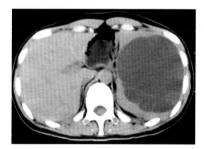
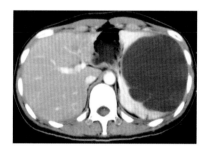
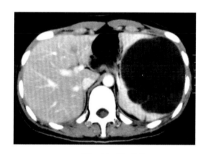

CT平扫　　　　　　　　　　CT增强动脉期　　　　　　　　　　CT增强门静脉期

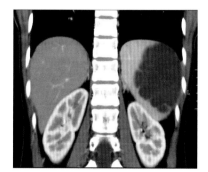
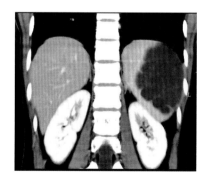

CT增强动脉期冠状位　　　　　　　　CT增强门静脉期冠状位

　　CT平扫示脾脏内巨大囊性病灶，内见分隔，边缘清晰；CT增强病灶内分隔强化，囊性部分未见强化

**图14-16　脾淋巴管瘤**

**【临床影像诊断要点】**

1. 患者多无阳性临床症状或体征，病灶较大时周围结构受压迫而引起左上腹疼痛不适。

**293**

2. CT平扫表现为脾脏内形态不规则的多房或单房的囊液病灶，囊内分隔较细；CT增强囊腔不强化，囊内分隔强化，囊壁菲薄与周围软组织难以区分。

# 第七节 脾脓肿

【概论】 脾脓肿（splenic abscess）是细菌血行感染或局部继发感染所引起的局限性化脓性炎症，可单发或多发。脓肿壁为炎性纤维肉芽组织组成，脓肿腔内为炎性液化坏死混合物构成的脓液，脓肿壁外周可伴有程度不一的炎性反应性水肿。CT检查可用于反映脓肿腔、脓肿壁及其壁外结构情况。

CT表现为脾实质内单个（图14-17）或多个（图14-18）类圆形病灶，中央脓腔呈低密度影，边界不清楚；增强扫描脓腔无强化，脓肿壁厚且环状明显强化，壁外脾实质可见斑片状强化。若脓肿腔内出现气体影，则更支持脓肿的诊断。

【典型病例】

病例1 女，55岁，左下肺脓肿切除术后6个月（图14-17）。

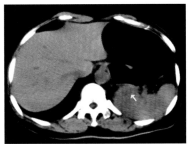

CT平扫　　　　　　　　　　　　CT增强门静脉期
CT平扫示脾内类圆形低密度影（↑），直径约15mm，边缘清晰，CT增强后轻度环形强化

**图14-17 脾单发脓肿**

病例2 男，47岁，淹溺后双肺多发感染2周（图14-18）。

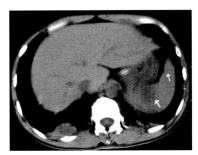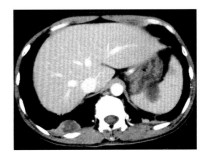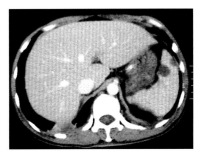

CT平扫　　　　　　　　　　　　CT增强门静脉期
CT平扫示脾内多个类圆形低密度影（↑），CT增强后环形轻度强化

**图14-18 脾多发脓肿**

【临床影像诊断要点】

1. 患者常伴有全身炎症表现。

2. CT可良好地反映脾内脓肿腔、脓肿壁及其脓肿壁外脾实质的改变，借此常不难作出诊断。

# 第八节 脾 梗 死

【概论】 脾梗死（splenic infarction）是由于脾动脉及其分支管腔阻塞而引起相应供血区的脾组织缺血坏死，病灶可单发（图14-19）或多发（图14-20）。

CT平扫表现为尖端指向脾门的楔形或扇形低密度区，边界清楚；CT增强梗死灶不强化，密度明显低于正常强化的脾实质。

【典型病例】

病例1 男，41岁，胃癌术后肝内转移行TACE术后（图14-19）。

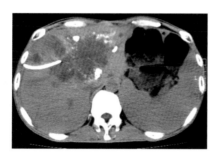

CT平扫

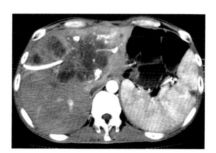

CT增强动脉期

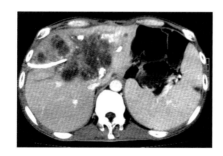

CT增强门静脉期

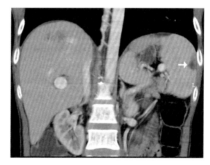

CT增强门静脉期冠状位

CT平扫示脾增大，约9个肋单元。脾包膜下见一小楔形略低密度影（↑），CT增强后强化程度低于邻近正常脾脏。另见肝内转移瘤灶行TACE术后改变

图14-19 脾单发梗死灶

病例2 男，54岁，肝癌介入栓塞治疗后（图14-20）。

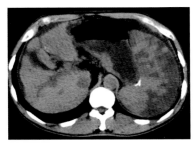

CT平扫

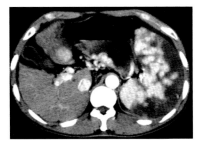

CT增强动脉期

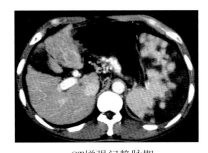

CT增强门静脉期

　　脾体积明显增大，约12个肋单元。CT平扫示脾实质密度不均匀，内见多发片状低密度灶，分布于脾脏边缘区，CT增强后未见强化

**图14-20　脾多发梗死灶**

【临床影像诊断要点】

1. 多数患者无临床表现。

2. CT表现主要在于脾梗死灶形态和增强后不强化的特点，依此不难作出诊断。

# 第九节　脾　大

【概论】　脾大（splenomegaly）是由多种原因引起的脾脏增大，表现为脾的体积和径线增大，根据脾脏的形态特点可采用脾脏的厚度、前后长径和脾脏上下径指标来判定。

　　CT表现为脾体积增大，脾下缘超过肋下缘（图14-21）；脾厚度＞7cm（图14-22）或上下径＞15cm，前后长径超过5个肋单元（图14-23）。

【典型病例】

　　病例1　女，66岁，发热2个月，上腹痛3天（图14-21）。

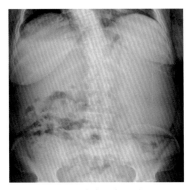

腹部卧位X线平片

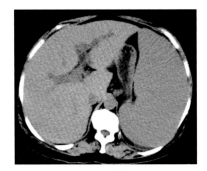

CT平扫

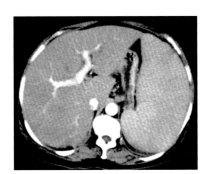

CT增强动脉期

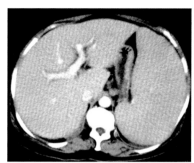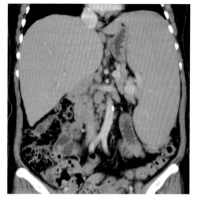

CT增强门静脉期　　　　　　　　CT增强门静脉期冠状位

腹部卧位X线平片及CT示脾脏增大，脾下缘明显超过肋下缘，脾上下径、厚度和前后长径均明显增大

**图14-21　脾大**

病例2　女，41岁，乙型肝炎并肝硬化1年（图14-22）。

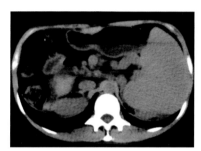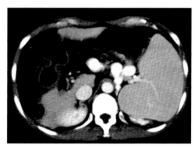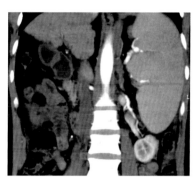

CT平扫　　　　　　　　CT增强门静脉期　　　　　　CT增强门静脉期冠状位

脾脏明显增大，厚度最宽约9cm，达8个肋单元。CT平扫及增强示脾实质密度均匀，未见异常密度灶

**图14-22　脾大**

病例3　女，48岁，上腹痛3天（图14-23）。

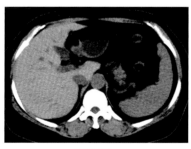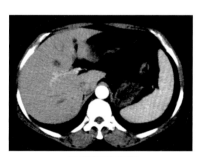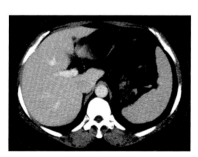

CT平扫　　　　　　　　CT增强动脉期　　　　　　CT增强门静脉期

脾脏前后长径达7个肋单元。CT平扫示脾实质密度均匀，双期CT增强未见异常密度灶

**图14-22　脾大**

**【临床影像诊断要点】**

1. 脾大引起的原因不同，其临床表现亦不相同。

2. CT表现为脾厚度＞7cm或前后长径超过5个肋单元，此为临床评价脾大常采用的两个指标。

# 第十节 脾血管瘤

【概论】 脾血管瘤（splenic hemangioa）以海绵状血管瘤最多见，毛细血管瘤极少见，可单发或多发。

脾海绵状血管瘤影像学表现类似肝海绵状血管瘤：CT平扫表现为脾脏内低密度病灶，边界较清楚，密度较均匀；CT增强早期病灶周边出现明显强化，晚期强化范围逐渐向中央扩大（图14-24），延迟3～5min后扫描病灶常全部强化且密度变为等或略高密度（图14-25）。

【典型病例】

病例1 男，53岁，乙肝3年（图14-24）。

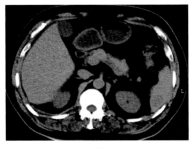
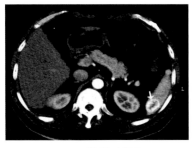
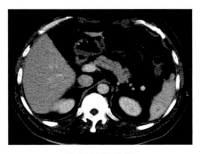

CT平扫　　　　　　　　　　　CT增强动脉期　　　　　　　　　　　CT增强门静脉期

CT平扫示脾下极类圆形略低密度结节影，密度均匀；CT增强动脉期病灶呈花环样明显强化（↑），门静脉期强化范围逐渐向中心填充而呈等密度影

**图14-24 脾海绵状血管瘤**

病例2 男，27岁，B超体检发现脾内病变（图14-25）。

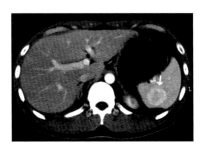
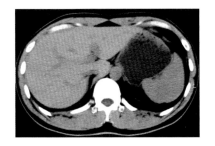

CT增强动脉期　　　　　　　　　　　　　CT平扫

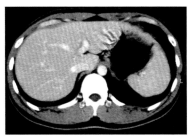
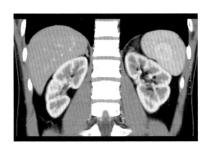

CT增强门静脉期　　　　　　　　　　　CT增强动脉期冠状位

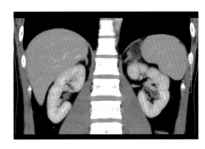
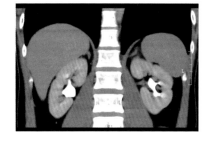

CT增强门静脉期冠状位 　　　　　CT增强延迟期（延迟3min）冠状位

CT增强动脉期示脾内类圆形明显强化结节影（↑），边界清楚；CT平扫及增强门静脉期和延迟期病变密度与周围脾实质密度相似

**图14-25　脾海绵状血管瘤**

【临床影像诊断要点】

1. 多数患者无临床表现，少数因血管瘤破裂出血而引起急腹症。
2. 脾血管瘤CT表现类似肝血管瘤，CT多期增强呈现"快进慢出"的强化特点，此为诊断要点。

# 第十一节　脾恶性淋巴瘤

【概论】　脾恶性淋巴瘤（maglinant lymphoma of spleen）包括非霍奇金淋巴瘤或霍奇金病，常合并脾门区和腹膜后淋巴结肿大或其他器官的淋巴瘤浸润。CT检查是诊断脾恶性淋巴瘤的重要方法。

CT可很好地反映脾恶性淋巴瘤三种大体病理的改变：①弥漫浸润型（图14-26、图14-27）：CT平扫表现为脾肿大，无明显结节或肿块形成，CT增强后不均匀强化；②单发病灶型（图14-28、图14-29）：CT表现为脾内单发结节或肿块，CT平扫呈低密度影，CT增强后轻度强化，明显低于正常脾实质强化程度；③多发病灶型（图14-30）：CT表现为脾内多发结节或肿块，其中每个结节或肿块的CT表现类似单发结节或肿块型淋巴瘤。腹腔或腹膜后淋巴结受累时，CT平扫表现为密度均匀，边界清楚，并可相互融合成较大肿块，CT增强后密度较均匀且强化不明显。

【典型病例】

病例1　男，11岁，腹部包块5天（图14-26）。

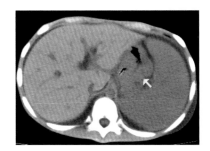
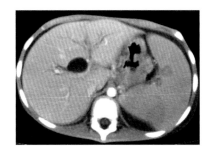
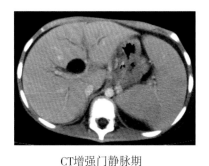

CT平扫　　　　　　　　　CT增强动脉期　　　　　　　　　CT增强门静脉期

脾明显增大，CT平扫示脾实质普遍性密度减低，CT增强后强化程度弥漫性减低。CT平扫示胃壁明显不均匀增厚（↑），CT增强后较均匀轻度强化。肝右叶囊肿

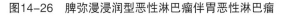

**图14-26　脾弥漫浸润型恶性淋巴瘤伴胃恶性淋巴瘤**

病例2 男，47岁，上腹痛6个月（图14-27）。

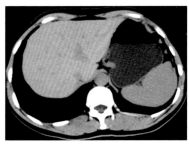
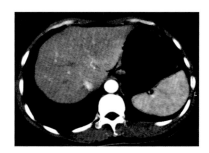

CT平扫                                    CT增强动脉期

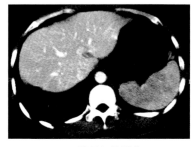
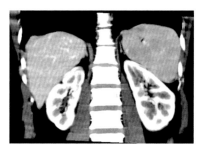

CT增强门静脉期                        CT增强门静脉期冠状位

CT平扫示脾厚度增加，内部密度未见异常；CT增强动脉期脾实质强化程度减低，门静脉期脾实质强化密度仍不均匀，内见弥漫分布的斑片状低密度影

**图14-27　脾弥漫浸润型恶性淋巴瘤**

病例3 女，73岁，超声发现左上腹包块2个月（图14-28）。

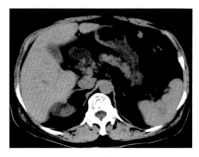
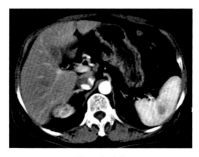
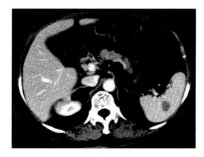

CT平扫                        CT增强动脉期                        CT增强门静脉期

CT平扫示脾内隐约见类圆形略低密度影，直径约18mm；CT增强病灶轻度强化，强化程度低于周围正常脾实质密度

**图14-28　脾单发结节型恶性淋巴瘤**

病例4 男，48岁，上腹胀痛2周（图14-29）。

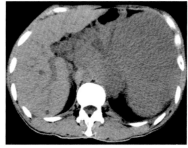
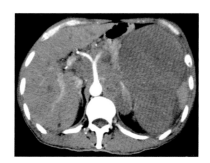

CT平扫                                    CT增强动脉期

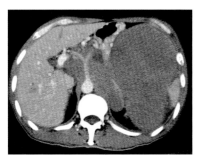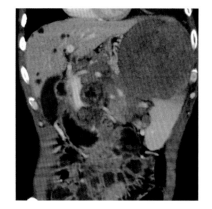

CT增强门静脉期　　　　　　　　　　　　CT增强门静脉期冠状位

CT平扫示脾脏内巨大软组织肿块，密度较均匀，CT增强后较均匀轻度强化。腹主动脉旁多发异常肿大淋巴结，相互融合成不规则团块状，包绕腹主动脉及其分支

图14-29　脾单发肿块型恶性淋巴瘤并腹膜后淋巴结受累

病例5　男，54岁，超声发现脾内病变（图14-30）。

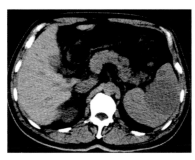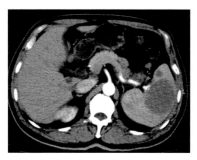

CT平扫　　　　　　　　　　　　　　　　CT增强动脉期

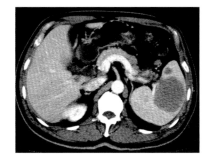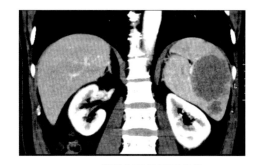

CT增强门静脉期　　　　　　　　　　　　CT增强门静脉期冠状位

CT平扫示脾内多个大小不等的类圆形低密度影，CT增强动脉期未见明显强化，门静脉期轻度强化，边界清楚

图14-30　脾多发恶性淋巴瘤

【临床影像诊断要点】

1. 患者临床症状和体征无特异性表现。

2. 不同大体病理形态的脾恶性淋巴瘤，其CT表现有所不同。脾外同时存在的多发肿大淋巴结均匀轻度强化的CT特点具有辅助诊断脾恶性淋巴瘤的价值。

# 第十二节　脾 转 移 瘤

【概论】　脾转移瘤（metastatic tuomrs of spleen）多是由其他部位恶性肿瘤经血行转移而来，病变可单发（图14-31、图14-32）或多发（图14-33）。

CT平扫表现为脾内单个或多个低密度病灶，边界清楚或不清，内可见更低密度坏死灶；CT增强动脉期和门静脉期转移瘤灶均有强化，但其强化程度低于正常强化脾脏，中央区坏死的病灶呈环形强化。

【典型病例】

病例1　男，55岁，咳嗽、咳痰、咯血3天（图14-31）。

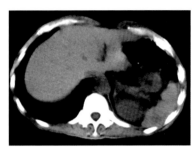 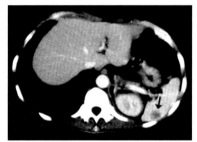

CT平扫　　　　　　　　　　　　　　　　　　CT增强门静脉期

CT平扫示脾下部类圆形稍低密度结节，CT增强呈环状强化（↑）

**图14-31　左肺癌伴脾单发转移瘤**

病例2　男，45岁，肝细胞癌切除术后8个月复发（图14-32）。

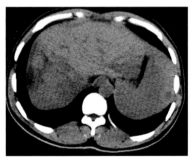 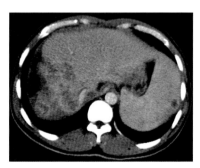

CT平扫　　　　　　　　　　CT增强动脉期　　　　　　　　　　CT增强门静脉期

CT平扫示脾脏内类圆形低密度灶，直径约12mm，CT增强轻度环形强化（↑）。肝脏手术切缘不规则，其内侧见大片状低密度区（M），CT双期增强呈"快进快出"的肝细胞癌强化特点

**图14-32　肝细胞癌伴脾单发转移瘤**

病例3　女，70岁，上腹痛伴皮肤黄染2个月（图14-33）。

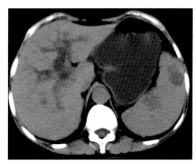
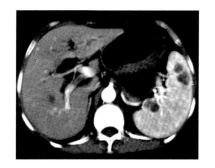

CT平扫                                    CT增强动脉期

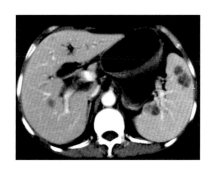
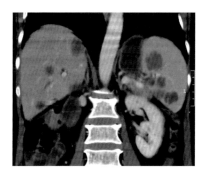

CT增强门静脉期                          CT增强门静脉期冠状位

CT平扫示肝和脾实质内多个大小不等的类圆形低密度灶，边界不清，直径约5~30mm，病灶中心密度更低；CT增强动脉期和门静脉期病灶边缘呈环形强化

**图14-33 壶腹部癌并脾肝多发转移瘤**

**【临床影像诊断要点】**

1. 患者具有原发恶性肿瘤病史，此为诊断本病的关键。

2. CT平扫表现为脾实质内单发或多发的低密度结节，CT增强后不均匀强化。

（王霁朏）

# 第十五章
# 腹主动脉疾病放射诊断

## 第一节　腹主动脉放射学检查方法及正常表现

### 一、腹主动脉放射学检查方法

1. 腹部平片　可显示腹主动脉管壁的钙化。

2. 数字减影血管造影（DSA）　可清楚显示腹主动脉及其分支管腔、侧支循环、动脉夹层和动脉瘤等。

3. CT　可准确显示腹主动脉病变部位、大小、范围、分支血管情况及腔内血栓情况，良好地显示腹主动脉病变与邻近组织或器官的关系。CT血管造影（CTA）为经静脉快速团注高密度对比剂后，靶血管内对比剂浓度达到峰值时进行CT扫描，有利于显示血管病变。多种后处理技术使病变显示更加直观、清晰，如最大密度投影（MIP）、容积再现（VR）、多平面重建（MPR）、曲面重建（CPR）等。

### 二、腹主动脉正常放射学表现

1. 正常DSA表现　DSA显示血管走行、形态正常，管壁光滑，管腔通畅，未见狭窄及扩张（图15-1）。

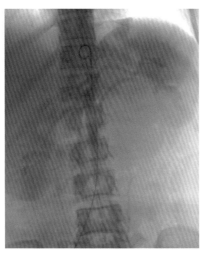

腹主动脉DSA造影

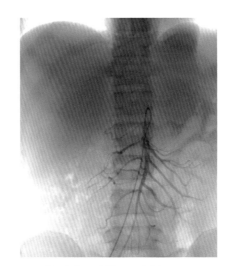

肠系膜上动脉DSA造影

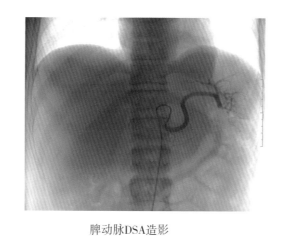

脾动脉DSA造影

**图15-1 腹主动脉及其分支OSA正常表现**

2. 正常CT表现 腹主动脉及其分支在CT平扫时呈低密度影，CT增强血管呈高密度影，在对比剂浓度高的动脉期观察动脉最佳（图15-2）。

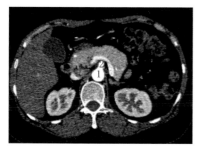

腹腔干CTA

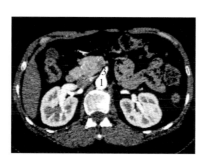

肠系膜上动脉CTA

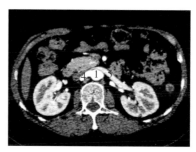

肾动脉CTA

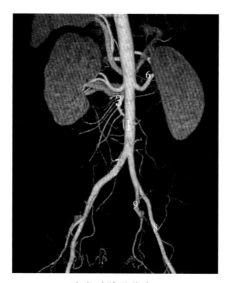

腹主动脉及分支VR

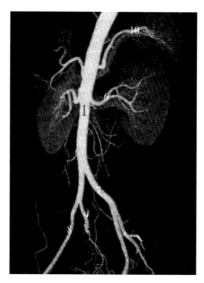

腹主动脉及分支MIP

1-腹主动脉；2-腹腔干；3-肠系膜上动脉；4-右肾动脉；5-左肾静脉；6-肾动脉；7-髂总动脉；8-髂外动脉；9-髂内动脉；10-脾动脉

**图15-2 腹主动脉及其分支CTA正常表现**

# 第二节　腹主动脉瘤

【概论】　腹主动脉瘤（abdominal aortic aneurysm）为腹主动脉局部病理性扩张，是最常见的动脉瘤。动脉粥样硬化为最常见的病因，其他因素包括创伤、感染、结缔组织发育异常等。根据瘤体部位与肾动脉的位置关系，腹主动脉瘤可分为肾动脉水平以上的腹主动脉瘤（图15-3）、肾动脉水平以下的腹主动脉瘤（图15-4）和肾动脉水平上下均受累的腹主动脉瘤。腹主动脉瘤常与胸主动脉瘤相延续（图15-5）或同时独立存在（图15-6）。

腹部X线平片可显示动脉壁钙化，有时可见瘤体呈软组织肿块影。腹主动脉X线造影清楚显示动脉瘤的部位、大小及其分支动脉情况。

CT表现为腹主动脉扩张膨大，直径＞3cm，或超过病变近侧腹主动脉管径1/3以上。CT可准确显示瘤体部位、大小、形态及其分支动脉受累情况，指导支架移植物的选择，同时显示载瘤动脉壁的钙化和附壁血栓，判断有无破裂出血或并发感染。腹主动脉瘤腔内隔绝术后CT随访复查可观察瘤体体积变化和支架移植物情况，以及有无内漏。内漏即动脉瘤体覆膜支架移植隔绝后，瘤壁和移植物间继续有血液流动。

【典型病例】

病例1　女，47岁，反复吞咽困难2年，加重5天（图15-3）。

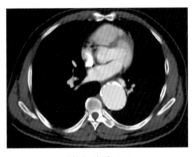

胸主动脉CTA

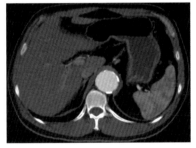

腹主动脉CTA

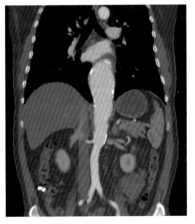

主动脉CTA冠状位重组

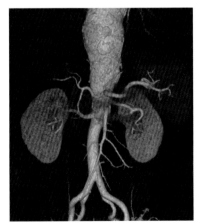

腹主动脉VR

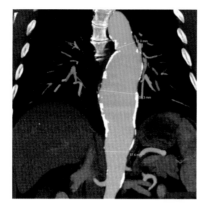 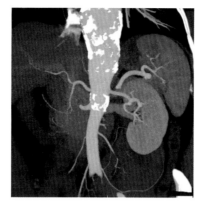

主动脉MIP　　　　　　　　　　　　　　　　腹主动脉MIP

CTA及三维后处理图像示降主动脉及腹主动脉上段管壁多发散在斑片状、斑点状钙化斑，胸腹主动脉管腔梭形瘤样膨大，向下累及至右肾动脉起始部，腔内未见附壁血栓

**图15-3　腹主动脉瘤（肾动脉水平以上）**

病例2　男，59岁，外院体检发现腹主动脉瘤3天（图15-4）。

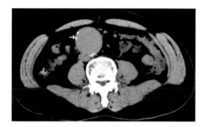 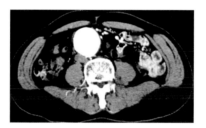 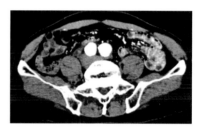

腹主动脉CT平扫　　　　　　　　腹主动脉CTA　　　　　　　双侧髂总动脉CTA

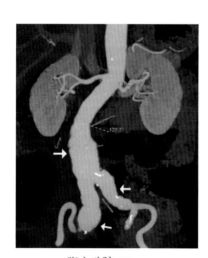 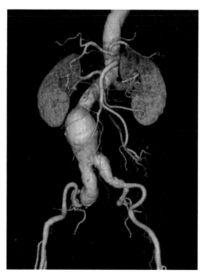

腹主动脉MIP　　　　　　　　　　　　　　腹主动脉VR

CT平扫示腹主动脉壁钙化（↑）。CTA示肾动脉水平以下的腹主动脉下段一双侧髂总动脉呈梭形扩张（↑），扩张段腹主动脉内径约50mm，右侧髂总动脉内径约28mm，左侧髂总动脉内径约23mm

**图15-4　腹主动脉瘤（肾动脉水平以下）**

病例3　男，50岁，胸痛3天（图15-5）。

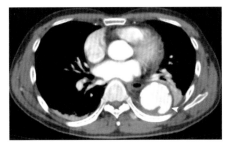

A. 胸主动脉CTA

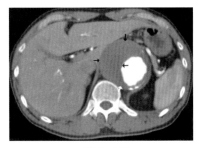

B. 腹主动脉CTA

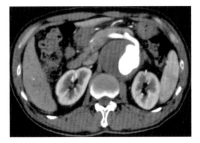

C. 腹主动脉CTA

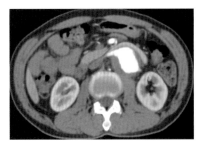

D. 腹主动脉CTA

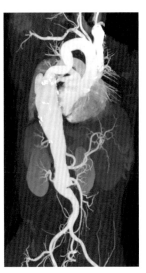

E. 主动脉MIP

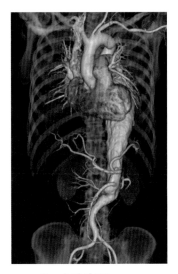

F. 主动脉VR

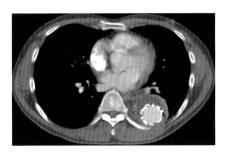

G. 胸主动脉CTA

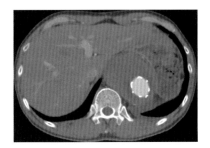

H. 腹主动脉CT

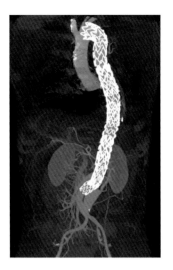
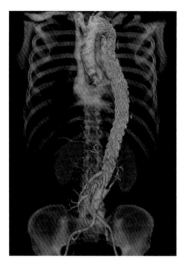
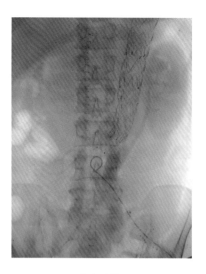

| I. 主动脉MIP | J. 主动脉VR | K. 腹主动脉DSA |

治疗前CTA（图A至图F）示主动脉走行迂曲，胸腹主动脉壁广泛钙化，胸主动脉及腹主动脉梭形扩张，可见较厚的低密度附壁血栓（↑）。左下肺静脉水平降主动脉左后壁内膜撕脱，局部形成憩室样溃疡（△）。腔内支架术后3个月复查CTA（图G至图J）和DSA（图K）示胸腹主动脉腔内管状支架放置，支架内管腔通畅，未见对比剂漏，支架周围见血栓。原胸主动脉左后壁憩室样溃疡消失

**图15-5　胸腹主动脉瘤行瘤腔内隔绝术前、后**

病例4　男，73岁，下腹部隐痛3个月（图15-6）。

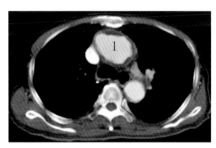
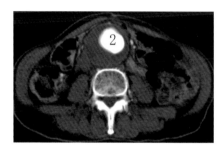

| 升主动脉CTA | 腹主动脉CTA |

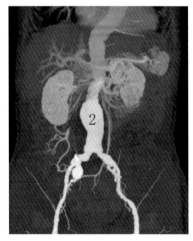
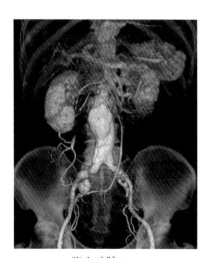

| 主动脉MIP | 腹主动脉VR |

CTA示升主动脉呈瘤样扩张（1），最宽处约为60mm，周围见附壁血栓。肾动脉水平以下的腹主动脉呈瘤样扩张（2），向下累及腹主动脉分叉处，最宽处约为60mm，周围见较明显附壁血栓。双侧髂总动脉及右侧髂内动脉亦见局限性呈瘤样扩张

**图15-6　腹主动脉瘤（肾动脉水平以下）伴升主动脉瘤**

309

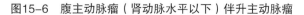

【临床影像诊断要点】

1. 临床多见于老年人，多数患者无症状，少数患者有腹痛或腹部可触及搏动性肿块。

2. CT的诊断标准是腹主动脉扩张膨大，直径＞3cm，或超过病变近侧腹主动脉管径1/3以上。

3. 腹主动脉瘤常合并胸主动脉瘤，可按瘤体与肾动脉的相对位置关系进行分类。

# 第三节　腹主动脉夹层

【概论】　　主动脉夹层（aortic dissection）指主动脉内膜撕裂，血液从裂口进入主动脉中膜，使中膜分离并沿主动脉长轴方向扩展，造成主动脉真、假腔分离的一种病理改变。高血压、动脉粥样硬化为最常见的病因。主动脉夹层的DeBakey分型：Ⅰ型（图15-7）：裂口在升主动脉，多位于主动脉瓣上5cm以内，远端扩展至主动脉弓、胸腹主动脉，甚至达髂总动脉；Ⅱ型（图15-8）：裂口同Ⅰ型，但夹层血肿局限于升主动脉；Ⅲ型（图15-9）：裂口位于降主动脉上端，大致位于左锁骨下动脉开口处远侧2～5cm内的主动脉峡部，可累及胸主动脉（Ⅲa）和腹主动脉（Ⅲb）。累及腹主动脉的主动脉夹层包括Ⅰ型和Ⅲ型。

X线平片有时可见主动脉增宽、外形改变，主动脉内膜钙化斑内移，纵隔增宽。DSA检查中对比剂通过破口喷射，外溢至假腔。真、假腔之间见线条状负影的内膜片和血栓形成的充盈缺损，亦可见对比剂通过再破口回流入真腔。

CT平扫示主动脉增粗，钙化内膜片内移；CT增强尤其是CTA可显示真、假两个腔，通常真腔较小而假腔较大，假腔内可有附壁血栓形成。CT可清楚显示（再）破口位置、内脏动脉的受累、有无破裂或渗血等情况（图15-9）。此外，CT还常用于腔内隔绝术后随访，判断有无内漏以及支架移植物情况（图15-10）。

【典型病例】

病例1　男，68岁，双下肢乏力伴胸痛12h（图15-7）。

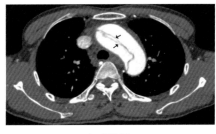

主动脉弓CTA

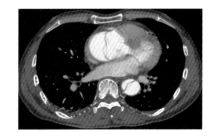

升主动脉CTA

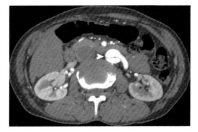

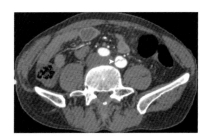

腹主动脉CTA

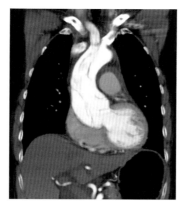

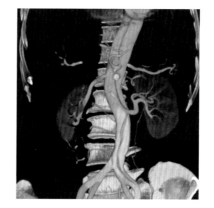

升主动脉CTA冠状位重组　　　　　　　　主动脉VR

CTA示主动脉自冠状动脉窦上方至左侧髂总动脉-髂内外动脉近端均见广泛内膜片撕脱及破口形成，主动脉腔内游离内膜片分隔成三腔（↑）或真假两腔（△），腹腔干、肠系膜上动脉、肠系膜下动脉、双肾动脉起自假腔，左肾灌注较对侧略低

图15-7　主动脉夹层（DeBakey I型）

病例2　男，72岁，发现左腹股沟包块2个月，术前心脏彩超提示主动脉夹层（图15-8）。

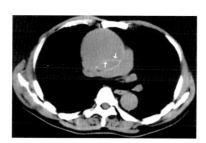

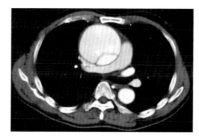

升主动脉CT平扫　　　　　　　　　　　升主动脉CTA

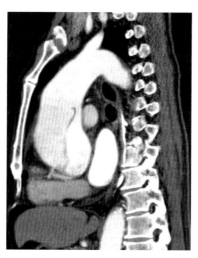

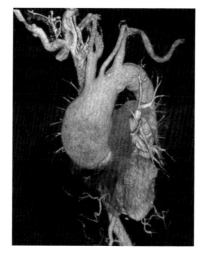

升主动脉CTA矢状位重组　　　　　　　　升主动脉VR

CT平扫示升主动脉管腔扩张，钙化斑内移（↑）；CTA示升主动脉管腔内线状透亮的内膜片影（△）将管腔分为真假两腔。真腔较小，位于右后方；假腔较大，位于左前方，其内未见血栓形成

图15-8　主动脉夹层（DeBakey II型）

病例3　女，69岁，胸痛12h（图15-9）。

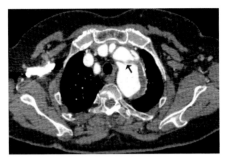

A．主动脉弓CTA

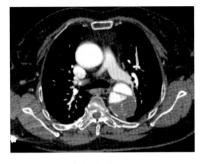

B．降主动脉CTA

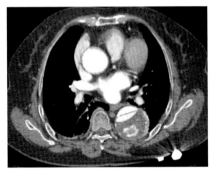

C．降主动脉CTA

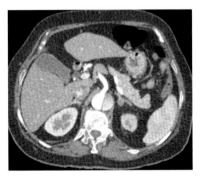

D．腹腔干CTA

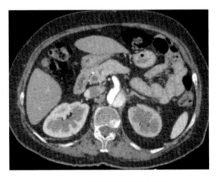

E．肠系膜上动脉CTA

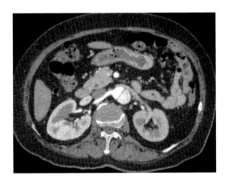

F．右肾动脉CTA

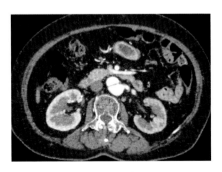

G．左肾动脉CTA

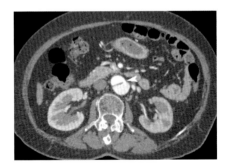

H．肾动脉CTA

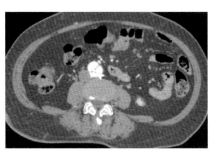
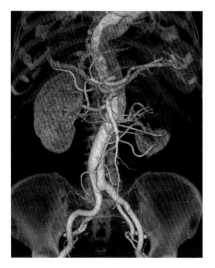

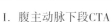

| I. 腹主动脉下段CTA | J. 腹主动脉VR |
|---|---|

CTA示胸腹主动脉至左侧髂总动脉血管腔内撕裂的低密度内膜片，可见真假腔之间的破口（图A↑）和真假腔之间的再破口（图H、图I △），破口径1～4mm。图D至图F分别示腹腔干、肠系膜上动脉、右侧肾动脉起源于真腔，显影良好，图G示左侧肾动脉起源于假腔，左肾实质强化较对侧稍弱

**图15-9　主动脉夹层（DeBakey Ⅲ型）**

病例4　男，57岁，主动脉夹层术后1周（图15-10）。

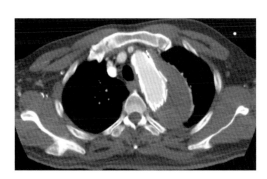
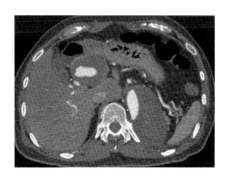

| 主动脉弓CTA | 腹主动脉上段CTA |
|---|---|

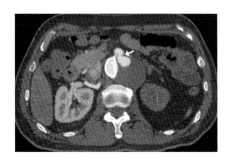
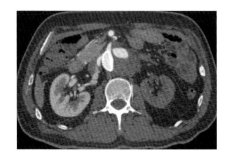

| 肠系膜上动脉CTA | 右肾动脉CTA |
|---|---|

CTA示主动脉弓血管腔内见高密度支架影，支架内腔通畅。主动脉弓-胸主动脉-腹主动脉假腔内血栓形成。腹腔干-肠系膜上动脉开口水平假腔内见对比剂充盈，为内漏（图C↑）；支架远段封闭左肾动脉开口，左肾无血流灌注；右肾动脉和肠系膜上动脉起自真腔

**图15-10　主动脉夹层行腔内支架隔绝术后**

【临床影像诊断要点】

1. 约90%患者有突发的胸背部持续性撕裂样或刀割样疼痛的临床症状。

2. 真假腔的形成和内膜片的内移是CT诊断主动脉夹层的特异性征象。

3. CTA可清楚地显示主动脉夹层的DeBakey分型。

# 第四节 脾动脉瘤

【概论】 脾动脉瘤（aneurysm of splenic artery）在内脏动脉瘤中最常见，多见于女性。动脉粥样硬化和门静脉高压为其常见的两大原因。

X线平片诊断价值有限，极少数情况下可显示瘤壁钙化。DSA可明确诊断，显示动脉瘤的部位、大小、有无破裂等。

CTA可清楚显示脾动脉瘤的位置、形态、大小与周围结构的关系（图15-11至图15-13）。另外，CT亦常用于脾动脉瘤治疗后的随访观察。

【典型病例】

病例1 男，64岁，左上腹隐痛5年（图15-11）。

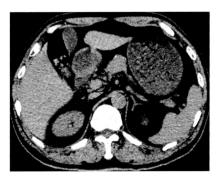

CT平扫

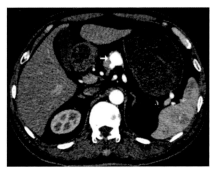

CT增强动脉期

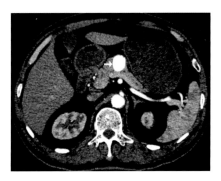

CT增强动脉期

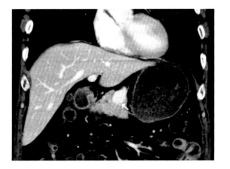

CT增强冠状位重组

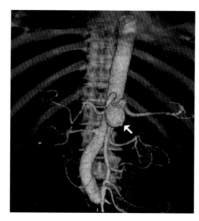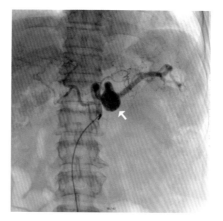

主动脉VR 脾动脉DSA

CT平扫示脾动脉局部瘤样扩张，大小23mm×23mm，CT增强后明显强化（↑），与同层主动脉密度相仿。CTA及DSA清晰显示脾动脉局限性管腔扩张（↑）

图15-11 脾动脉瘤

病例2 男，37岁，反复牙龈出血9年，呕血、黑便1年，再发20天（图15-12）。

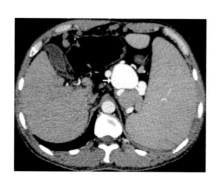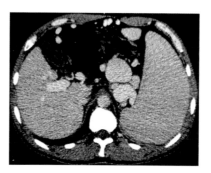

A. CT增强动脉期 B. CT增强门静脉期

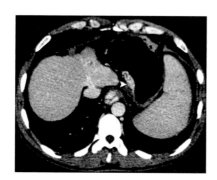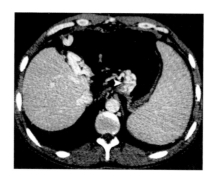

C. CT增强门静脉期 D. CT增强门静脉期

CT增强动脉期（图A）示脾动脉局部呈瘤样扩张（↑），最大横径约42mm。CT增强门静脉期（图B至图D）示胃底、食管下段静脉及脾静脉增粗迂曲呈结节状（△）

图15-12 脾动脉瘤伴门静脉高压

病例3　女，66岁，腹泻1个月余，加重伴发热3天（图15-13）。

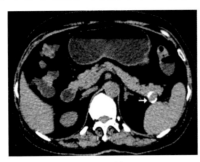

A. CT平扫

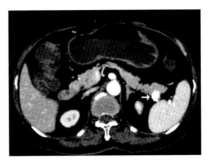

B. CT增强动脉期

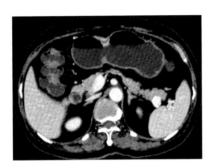

C. CT增强门静脉期

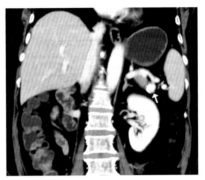

D. CT增强冠状位重组

CT平扫（图A）示脾门旁类圆形软组织密度影，边缘见弧形钙化（↑）。CT增强（图B至图D）示病灶与脾动脉相连续，各期强化程度与脾动脉一致

**图15-13　脾动脉瘤**

**【临床影像诊断要点】**

1. 多数患者无症状，少数患者有左上腹不适。

2. 脾动脉管腔局部扩张是CT诊断脾动脉瘤的直接征象。

# 第五节　肝动脉瘤

**【概论】**　肝动脉瘤（aneurysm of hepatic artery）的发生率在内脏动脉瘤中仅次于脾动脉瘤。80%的肝动脉瘤位于肝外，20%位于肝内。动脉粥样硬化是最常见的原因，其他原因包括损伤、感染及非感染性血管炎。肝内动脉瘤常由损伤引起，如外伤或介入手术创伤。

肝动脉瘤的DSA与CT表现为类似脾动脉瘤（图15-14、图15-15）。

**【典型病例】**

病例1　男，72岁，体检发现结肠癌20余天（图15-14）。

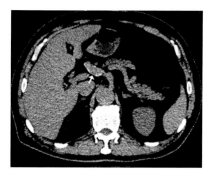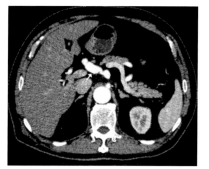

CT平扫　　　　　　　　　　　CT增强动脉期
CT平扫示肝动脉壁弧状钙化（↑），肝动脉局部呈梭形瘤样扩张

**图15-14　肝动脉瘤**

病例2　男，24岁，外院发现肝动脉瘤（图15-15）。

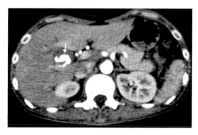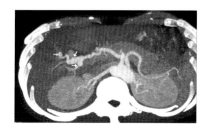

A．CT增强动脉期　　　　　　　　B．MIP

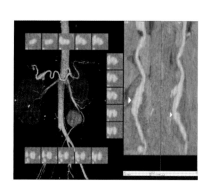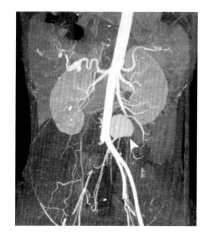

C．肝动脉CPR　　　　　　　　　D．MIP

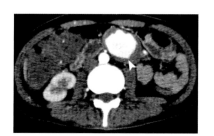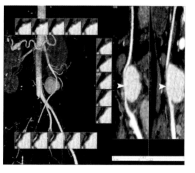

E．CT增强动脉期　　　　　　　F．肠系膜上动脉CPR

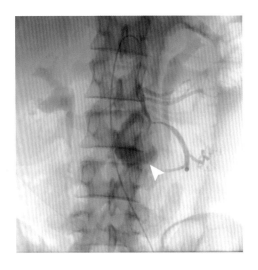

G. 肠系膜上动脉DSA

CT增强动脉期及MIP和CPR图示肝动脉多发管腔瘤样扩张（图A至图D ↑）和肠系膜上动脉明显瘤样扩张及附壁血栓（图D至图F △）。肠系膜上动脉DSA造影示肠系膜上动脉巨大动脉瘤和载瘤动脉（图G）

**图15-15　肝动脉多发动脉瘤伴肠系膜上动脉瘤**

【临床影像诊断要点】

1. 多数患者无症状，少数患者有右上腹疼痛。
2. 肝动脉局部扩张是CT和DSA诊断肝动脉瘤的直接征象。

# 第六节　肾动脉瘤

【概论】　肾动脉瘤（aneurysm of renal artery）发生于肾动脉主干或其第一级分支处者占60%，主要病因为动脉粥样硬化及中层坏死，其次为损伤和先天发育异常，肾动脉狭窄后扩张引起者亦不少见。

肾动脉瘤CT和DSA表现为肾动脉局部管腔扩张，类似肝脾动脉瘤（图15-16、图15-17）。

【典型病例】

病例1　女，36岁，体检发现左肾动脉瘤1天（图15-16）。

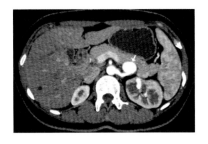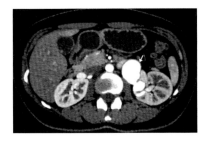

CT增强动脉期

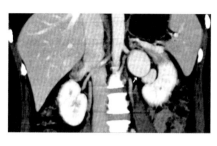
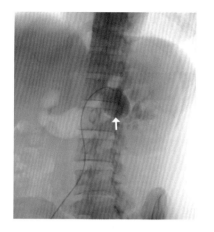

CT增强冠状位重组      左肾动脉DSA

CT增强及DSA示左肾动脉入肾门前管腔局部呈球形明显扩张，最宽处管径约37mm（↑）

**图15-16　肾动脉瘤**

病例2　男，30岁，外院发现右肾结节数天，2年前曾行肾穿刺活检（图15-17）。

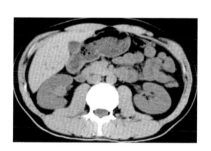
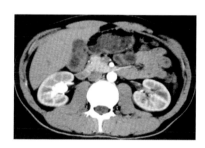

A. CT平扫      B. CT增强动脉期

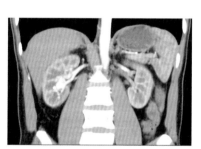
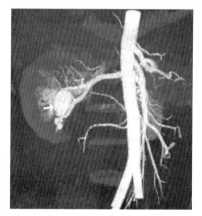

C. CT增强冠状位重组      D. MIP

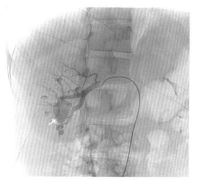
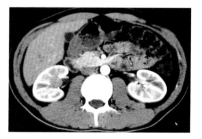

E. 右肾动脉DSA      F. CT增强动脉期

CT平扫（图A）示右侧肾门区类圆形稍高密度结节影（↑），大小约20mm×15mm，边界清楚；CT增强及DSA（图B至图E）示结节明显均匀强化，密度接近同层腹主动脉，并与肾动脉相连。病灶周围亦见多发扩张血管影。右肾动脉瘤钢圈栓塞术后CT增强（图F）示瘤体未显影，左肾灌注未见异常

**图15-17　肾动脉瘤**

【临床影像诊断要点】

1. 多数患者无症状，少数患者有上腹痛或腰背痛。
2. 肾动脉局部扩大是CT增强和DSA诊断肾动脉瘤的直接征象。

# 第七节　多发性大动脉炎

【概论】　多发性大动脉炎（Takayasu's arteritis）是一种累及主动脉及其主要大分支、肺动脉的慢性非特异性炎性疾病，以日本、中国、印度等亚洲国家发病率最高。多数学者认为该病为自身免疫性疾病，好发于青少年，尤其是女性，以头臂动脉、颈总动脉及锁骨下动脉受累最常见，大多累及2支或2支以上动脉分支，受累血管管壁增厚，管腔狭窄或闭塞，引起器官缺血的临床表现。

CT表现为病变呈节段性分布，受累血管管壁明显增厚，管腔狭窄，活动期动脉壁强化明显（图15-18、图15-19）。管腔狭窄多为向心性环形狭窄，管壁可有钙化，不伴有动脉粥样硬化病变，髂动脉及下肢动脉多正常。

【典型病例】

病例1　男，9岁，因右上肢外伤入院，查体示高血压（图15-18）。

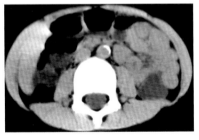

A．CT平扫

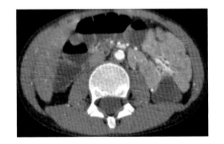

B．CT增强动脉期

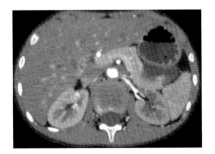

C．CT增强动脉期

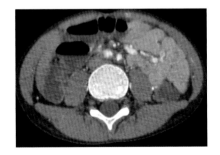

D．CT增强动脉期

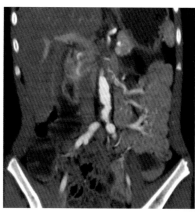
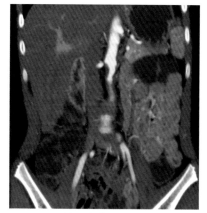

E．CT增强动脉期冠状位重组　　　　　F．CT增强动脉期冠状位重组

CT平扫（图A）示腹主动脉管壁散在弧形钙化；CT增强动脉期（图B至图F）示腹主动脉自肾门以下至髂总动脉管腔缩小，管壁不均匀增厚，最厚达3.8mm

图15-18　多发性大动脉炎

病例2　男，40岁，发现血压升高1年余（图15-19）。

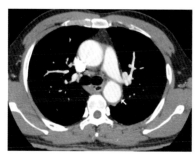
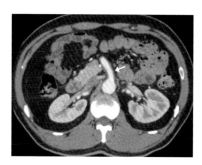

A．CT增强动脉期　　　　　　　　B．CT增强动脉期

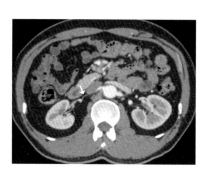
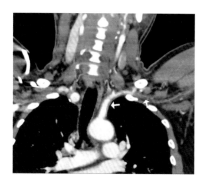

C．CT增强动脉期　　　　　　　　D．CT增强冠状位重组

胸主动脉（图A）及其肠系膜上动脉（图B）、右肾动脉（图C）及左锁骨下动脉（图D）管壁不同程度增厚（↑），左侧锁骨下动脉远段闭塞，右肾动脉近段显著狭窄

图15-19　多发性大动脉炎

【临床影像诊断要点】

1. 临床以青少年女性好发，因血管受累部位不同而出现相应器官缺血的不同临床表现。病变活动期可有全身不适、发热、体重下降等症状。

2. 多支大动脉管壁增厚以及管腔变窄或闭塞是CT诊断大动脉炎的直接征象。

321

（杨建勇）

# 第十六章

# 下腔静脉疾病放射诊断

## 第一节　下腔静脉放射学检查方法及正常表现

### 一、下腔静脉放射学检查方法

1. DSA　下腔静脉造影可清楚显示下腔静脉阻塞部位及侧支循环情况，区分部分或完全阻塞。

2. CT　无创、准确地显示下腔静脉及其属支的阻塞位置、范围，清楚显示血管阻塞后引起的下腔静脉周围脏器大小、形态及密度等变化，也用于术后疗效评价及定期随访。

### 二、下腔静脉正常放射学表现

1. 正常CT表现　下腔静脉及其属支CT平扫呈低密度影，CT增强后血管呈高密度，CT增强动脉期下腔静脉不显影或显影不均匀，门静脉期下腔静脉密度进一步增高，平衡期下腔静脉及其属支显影均匀、清晰（图16-1）。下腔静脉周围毗邻结构因层面不同而不同（图16-2）。临床将下腔静脉分为三段：下段为肾静脉汇入处以下部分；中段为介于肾静脉与肝静脉汇入处之间的部分；上段为肝静脉汇入处以上部分。

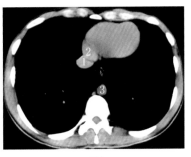
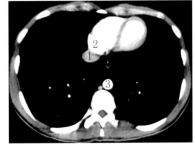

CT平扫　　　　　　　　　　　　　CT增强动脉期

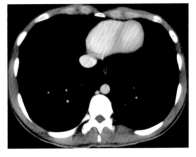
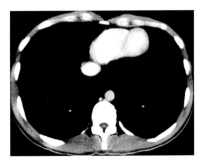

CT增强门静脉期　　　　　　　　　　CT增强平衡期

1-下腔静脉；2-右心房；3-胸主动脉

图16-1　下腔静脉同一层面CT平扫和增强各期的正常表现

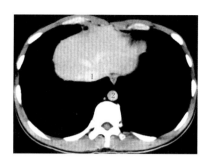
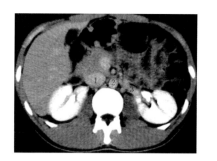

第二肝门层面　　　　　　　　　左肾静脉层面

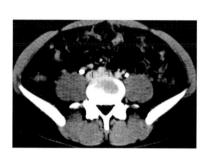
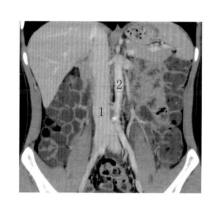

髂总静脉层面　　　　　　　　　下腔静脉CT增强冠状位重组

1-下腔静脉；2-主动脉；3-左肾静脉；4-髂总静脉

图16-2　自上而下不同层面的下腔静脉CT增强平衡期正常表现

2. 正常DSA表现　DSA显示血管走行、形态正常，管壁光滑，管腔通畅，未见狭窄及扩张（图16-3）。

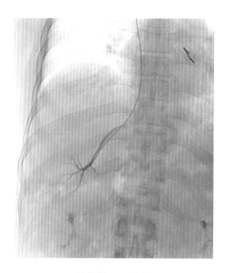
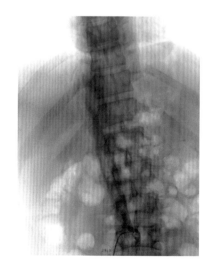

肝静脉DSA造影　　　　　　　　下腔静脉DSA造影

图16-3　肝静脉、下腔静脉DSA正常表现

# 第二节　下腔静脉综合征

【概论】　　下腔静脉综合征（inferior vena cava syndrome）是下腔静脉受邻近病变侵犯、压迫或下腔静脉内血栓等引起下腔静脉部分或完全性阻塞，下腔静脉血液回流发生障碍而出现的一系列临床症候群。

下腔静脉阻塞的临床表现取决于多种因素：阻塞的原因、部位和程度，侧支循环是否充足等。下腔静脉下段阻塞时的症状和体征局限于下肢，包括下肢水肿、下肢浅静脉曲张、皮肤溃疡或胸腹壁静脉曲张等。下腔静脉中段阻塞可有腰痛、胃肠道症状或肾功能损害。下腔静脉上段阻塞表现为布加综合征。

DSA下腔静脉造影可清楚显示狭窄或阻塞部位，区分完全性还是部分性阻塞，及侧支循环情况。CT可准确显示下腔静脉及其属支的阻塞部位和范围，清楚显示周围脏器情况，显示引起狭窄的原发病变。CT平扫下腔静脉血栓常呈等或稍高密度影，瘤栓呈低或中等密度影，CT增强血栓不强化而瘤栓可有不同程度强化（图16-4、图16-5）。

【典型病例】
病例1　女，54岁，双下肢肿胀5年，加重3个月（图16-4）。

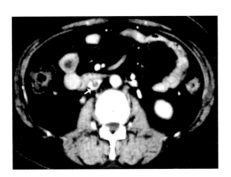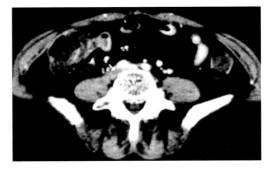

CT增强

CT增强示下腔静脉下段及右髂总静脉内见血栓形成充盈缺损（↑），未见明确强化

**图16-4　下腔静脉血栓伴下腔静脉综合征**

病例2　男，6岁，肾母细胞瘤化疗后1周，右下肢浮肿3天（图16-5）。

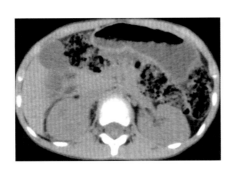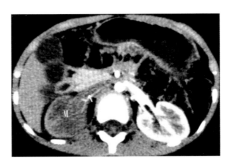

CT平扫　　　　　　　　　　　　　　CT增强动脉期

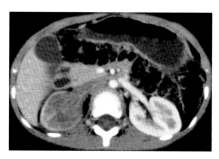

CT增强门静脉期

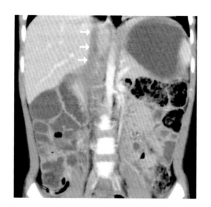

CT增强冠状位重组

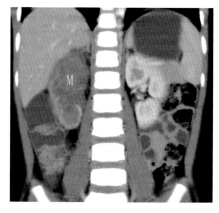

CT增强冠状位重组

CT平扫示右肾不规则形低密度肿块（M），边界不清、CT增强后不均匀轻度强化，肾盂肾盏及肾门结构破坏，右肾静脉及下腔静脉内见充盈缺损（↑），CT增强后轻度强化

图16-5 肾母细胞瘤伴下腔静脉癌栓并下腔静脉综合征

【临床影像诊断要点】

1. 下腔静脉阻塞的临床表现主要取决于阻塞的原因、部位和程度，以及侧支循环是否充足。

2. DSA和CT可清楚显示下腔静脉狭窄或阻塞的部位和程度，CT还可协助判断其原因。

# 第三节　Budd-Chiari 综合征

【概论】　Budd-Chiari综合征为肝段下腔静脉或（和）肝静脉狭窄或闭塞导致肝静脉回流障碍的一系列临床综合征，主要表现为肝后型门静脉高压和下腔静脉高压表现，常见肝肿大、肝硬化、进行性肝功能损害和大量腹水。

我国Budd-Chiari综合征患者最主要的病因为先天性因素所致的下腔静脉近心端或肝静脉入下腔静脉入口处完全性或者不全性隔膜引起的阻塞；欧美国家多由下腔静脉或肝静脉血栓形成引起。

下腔静脉或肝静脉DSA显示下腔静脉或肝静脉闭塞或狭窄的长度和程度，以及侧支循环的情况，可直接测量压力并同时进行介入性治疗。下腔静脉隔膜不完全阻塞时DSA表现为少量对比剂经隔膜孔呈柱状喷射（图16-6）。

CT增强可直接显示下腔静脉隔膜或狭窄、血栓征象（图16-7、图16-8）。急性期肝脏增大，CT平扫肝脏密度减低，可见腹腔积液。CT增强尾状叶强化增加或正常，外周强化不均匀明显减低。亚急性期及慢性期肝脏尾状叶增大明显，外周可有萎缩，亚急性期CT增强早期肝外周不均匀强化，强化程

325

度高于尾状叶，延迟强化全肝趋于均匀。晚期CT增强肝尾状叶与外周部分的强化差异减小，可见较多肝内外侧支循环、肝硬化。

【典型病例】

病例1　女，48岁，上腹痛10余年（图16-6）。

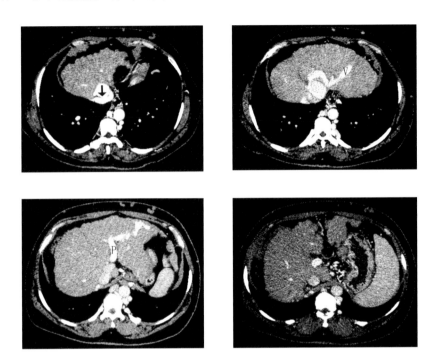

CT增强门静脉期

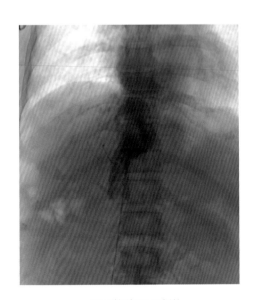

下腔静脉DSA造影

CT增强示下腔静脉肝段见低密度条状隔膜影（↑），肝中、肝右静脉近端见低密度血栓。肝左静脉粗大迂曲（V），与门脉左支（P）交通。食管下段-胃底、脾门见多发迂曲增粗静脉。奇静脉、半奇静脉、腰静脉管径增粗、迂曲，前腹壁见多发增粗静脉。肝脏体积减小，表面呈波浪状，肝左叶相对增大，肝裂增宽。DSA示下腔静脉肝段隔膜

图16-6　Budd-Chiari综合征伴肝硬化

病例2　男，16岁，超声提示Budd-Chiari综合征（图16-7）。

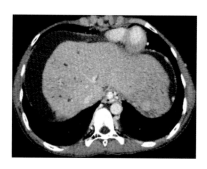

A．CT增强门静脉期

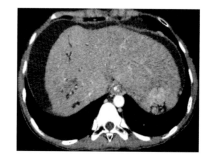

B．CT增强动脉期

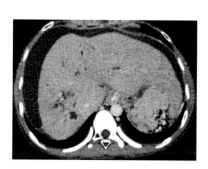

C．CT增强门静脉期

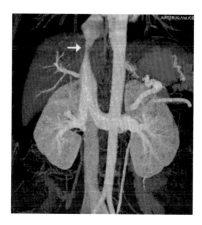

D．MIP

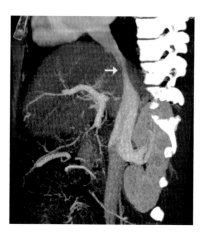

E．MIP

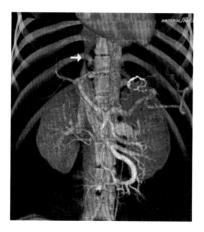

F．VR

CT增强示肝左叶体积增大，肝内胆管轻度扩张。下腔静脉肝段节段性变窄（图D至图F ↑）；肝左静脉显示尚可，肝中静脉变细，肝右静脉未见显影。脾脏缺如，脾静脉明显增粗，食管下段、胃底见增多迂曲增粗血管影。肝周见液性密度影

**图16-7　Budd-Chiari综合征**

病例3　女，36岁，脾亢进查因（图16-8）。

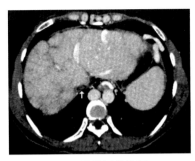

A．CT增强门静脉期

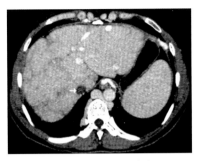

B．CT增强门静脉期

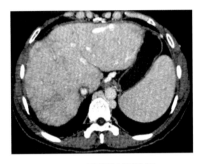

C．CT增强门静脉期

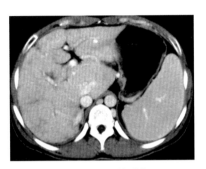

D．CT增强门静脉期

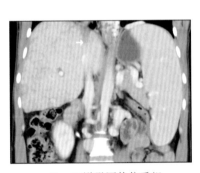

E．CT增强冠状位重组

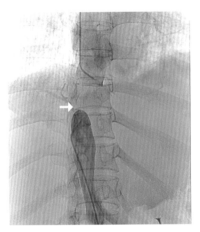

F．下腔静脉DSA造影

CT增强（图A至图E）示肝段下腔静脉腔内充盈缺损，管腔闭塞（↑），肝左、中静脉显示良好，肝右静脉近段显示不清。前腹壁、腹主动脉周围、食管下段、胃底及脾门见多发曲张血管影。肝脏增大，肝叶比例失调，尾状叶明显增大，肝脏边缘略呈波浪状改变。脾脏肿大。DSA（图F）示肝段下腔静脉闭塞（↑），对比剂不能通过

图16-8　Budd-Chiari综合征伴肝硬化

【临床影像诊断要点】

1. 临床表现为腹痛、腹水和肝脾肿大三联征。

2. DSA和CT增强可直接显示下腔静脉或肝静脉闭塞或狭窄的部位以及侧支循环的开放情况，做出明确诊断。

（彭永军）

# 第十七章
# 门静脉疾病放射诊断

## 第一节　门静脉放射学检查方法及正常表现

### 一、门静脉放射学检查方法

1. 上消化道钡餐X线造影　用于评价门静脉高压时食管胃底静脉曲张的有无及程度。

2. DSA　间接或直接门静脉造影可观察门静脉系统血流方向、门静脉系统病变部位、程度和曲张静脉的侧支通路，并可测定门静脉压力。

3. CT　观察肝脏、脾脏大小、密度及病变程度，测量门静脉主干、分支（包括左、右分支及肝内远端分支）及属支（包括脾静脉和肠系膜上静脉）的管径，观察有无门静脉血栓、门静脉海绵样变和腹水，判断侧支循环开放情况。

### 二、门静脉正常放射学表现

1. 正常CT表现　肝动脉和门静脉于肝门处进入肝脏并分支到肝各段。CT平扫呈树枝状低密度影，CT增强血管呈高密度影，增强动脉期门静脉、分支及属支可不均匀强化，门静脉期或平衡期门静脉显影均匀（图17-1）。CT所显示的门静脉周围结构毗邻依层面不同而不同（图17-2）。

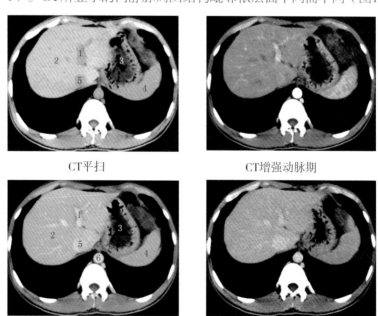

CT平扫　　　　　　　　　　　　CT增强动脉期

CT增强门静脉期　　　　　　　　CT增强平衡期

1-门静脉左支矢状部；2-肝脏；3-胃；4-脾脏；5-下腔静脉；6-主动脉

**图17-1　门静脉左支矢状部的CT平扫及增强各期的正常表现**

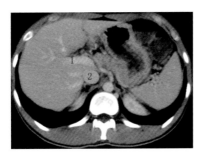

门静脉右支层面

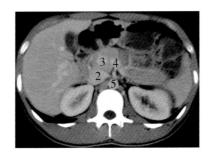

门静脉主干及脾静脉层面

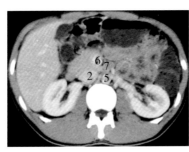

肠系膜上静脉层面

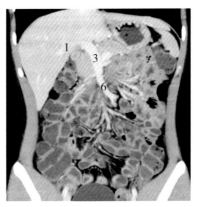

门静脉主干冠状层面

1-门静脉右支；2-下腔静脉；3-门静脉主干；4-脾静脉；5-主动脉；6-肠系膜上静脉层面；7-肠系膜上动脉

**图17-2　不同层面门静脉及其属支、分支的CT增强门静脉期正常表现**

2. 正常DSA造影表现　DSA显示门静脉及其属支和分支走行、形态正常，管壁光滑，管腔通畅，未见狭窄及扩张（图17-3）。

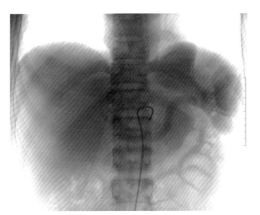

图17-3　门静脉DSA造影

# 第二节　门静脉高压症

【概论】　门静脉高压症（portal hypertension）指门静脉血流阻力或血流量增加，导致门静脉压力增高，血液循环异常而发生的一系列临床表现，主要包括肝脾肿大、肝功能损害、脾功能亢进、腹水和食管、胃底静脉曲张、呕血、便血等。按阻碍门静脉血流部位的不同，门静脉高压症分为肝前型（图17-4）、肝内型（图17-5）和肝后型。肝前型由门静脉或其属支阻塞引起，如手术、外伤、腹腔感染、血栓形成、肿瘤及先天畸形等。肝内型多为肝硬化所引起。肝后型则由肝静脉或下腔静脉阻塞所致，如由Budd-Chiari综合征、心力衰竭、缩窄性心包炎等引起。我国门静脉高压症患者以肝硬化引起为主。

门静脉高压的代偿通路主要有以下4个开放的侧支循环：①胃底食管下段侧支循环：经胃冠状静脉、胃短静脉、胃后静脉等，与胃底、贲门部和食管下段和上腔静脉的奇静脉、半奇静脉相通；②直肠下端肛管侧支循环：门静脉经肠系膜下静脉、直肠上静脉，与直肠下静脉、肛管静脉相通，流入下腔静脉；③前腹壁侧支循环：经脐旁静脉与腹壁上、下静脉吻合形成侧支，分别流入上、下腔静脉，形成"海蛇头"样改变；④腹膜后侧支循环：肠系膜上、下静脉在后腹壁的许多小属支，与腰静脉、肋间后静脉、膈下静脉、肾静脉的小属支相吻合，流入上、下腔静脉，形成Retzus静脉丛。

门静脉DSA可显示门静脉及其属支扩张，开放侧支静脉、对比剂返流至侧支静脉。

CT增强表现为门静脉主干及主要属支增粗、迂曲，可伴有侧支循环开放、血栓形成、脾脏增大或腹腔积液的征象。CT可观察肝脏灌注异常和肝硬化情况。

【典型病例】

病例1　男，54岁，肝功能损害查因（图17-4）。

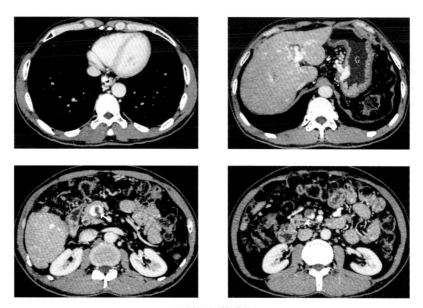

CT增强门静脉期

CT增强示门静脉主干（↑）及肠系膜上静脉（△）内见不规则充盈缺损影。食管下段（E）、胃底静脉（G）迂曲增粗呈结节状、团块状

图17-4　门静脉血栓伴门静脉高压症

病例2　男，71岁，血尿1年，腹胀伴双下肢浮肿6天（图17-5）。

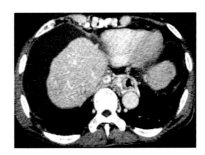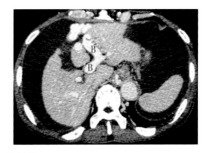

CT增强门静脉期

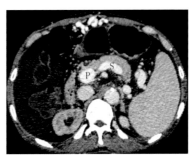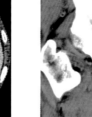

CT增强门静脉期　　　　　　　　　　CT增强冠状位重组

　　CT增强示肝脏体积缩小，肝裂增宽，肝表面不光滑，脾肿大。腹腔内大量积液。门静脉主干（P）及其左右支
（B）、脾静脉（S）增粗迂曲。脾门区、食管下段、前腹壁及直肠肛管周围见迂曲增粗的侧支血管影

**图17-5　肝硬化伴门静脉高压症**

【临床影像诊断要点】

　　1. 门静脉高压症的共同临床表现是脾肿大、呕血、腹水、肝功能损害。

　　2. CT增强表现为门静脉主干及主要属支增粗、迂曲，可伴有侧支循环开放、血栓形成、脾脏增大或腹腔积液等征象，并依据门静脉血流阻塞部位进行门静脉高压症的分型。

# 第三节　门静脉血栓

【概论】　　门静脉血栓（portal vein thrombosis）常继发于：①肝硬化或肝外压迫造成门静脉充血或血液瘀滞；②腹腔内炎症，如胰腺炎、化脓性阑尾炎；③血液系统疾病所致的高凝状态；④腹部外伤或手术创伤；⑤肿瘤直接压迫血管。

　　与同层面主动脉相比，门静脉主干及其属支和分支内血栓CT平扫常呈等或稍高密度影，陈旧血栓密度高于新鲜血栓，慢性血栓内可出现钙化。CT增强血栓多呈偏心性无强化的充盈缺损，血栓游离缘较光滑，受累血管腔无扩张，管壁多连续光滑（图17-6、图17-7）。肠系膜上静脉血栓常引起小肠壁水肿、增厚，CT增强后可呈分层状强化表现（图17-8）。

【典型病例】

　　病例1　女，43岁，升结肠癌术后3个月（图17-6）。

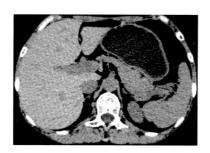

A. CT平扫

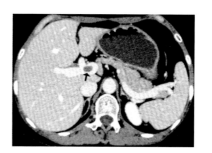

B. 与图17-6A同一层面的CT增强门静脉期

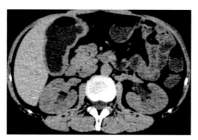

C. CT平扫

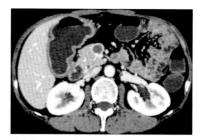

D. 与图17-6C同一层面的CT增强门静脉期

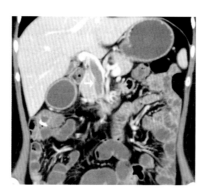

E. CT增强冠状位重组

CT增强示门静脉主干（图B、图E）和肠系膜上静脉（图D）管腔内充盈缺损（↑），CT平扫呈等密度影（图A、图C）

**图17-6 门静脉主干及肠系膜上静脉血栓**

病例2 男，39岁，全身黄染1月余（图17-7）。

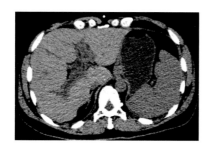

A. CT平扫

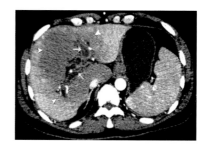

B. CT增强动脉期

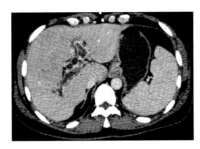

C. 与图A、图B同一层面的CT增强门静脉期

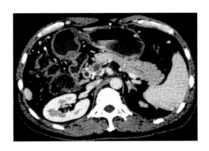

D. CT增强门静脉期

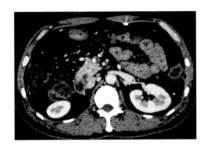

E. CT增强门静脉期

CT增强示门静脉左右支（图B、图C）、门静脉主干（图D）和肠系膜上静脉近段（图E）管腔内均见充盈缺损（↑），CT平扫（图A）呈稍低密度影，增强后充盈缺损未见强化。CT增强动脉期（图B）示肝灌注异常，呈片状低密度影（△）

**图17-7 门静脉及其属支和分支血栓**

病例3 男，50岁，上腹痛2天（图17-8）。

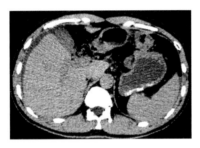

A. CT平扫

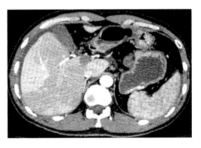

B. CT增强动脉期

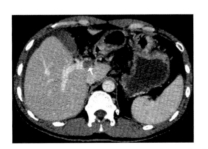

C. 与图A、图B同一层面的CT增强门静脉期

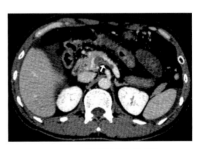

D. CT增强门静脉期

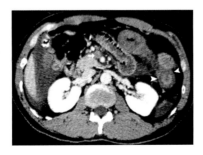

E. CT增强门静脉期

CT增强示门静脉主干（图B、图C）、脾静脉近段（图D）及肠系膜上静脉（图E）管腔内充盈缺损（↑），CT平扫（图A）呈稍高密度影，增强后未见强化。CT增强（图E）示小肠管壁明显水肿，肠壁分层强化（△）。肝脾周围少量积液

**图17-8 门静脉及其属支血栓**

【临床影像诊断要点】

1. 门静脉主干血栓患者可有肝硬化、门静脉高压的临床症状。肠系膜静脉血栓患者可有腹痛、腹泻和肠梗阻等症状。

2. 门静脉及其分支或属支管腔内无强化的充盈缺损是CT诊断门静脉血栓的直接征象。

# 第四节　门静脉癌栓

【概论】　门静脉癌栓（portal vein tumoral thrombus）多继发于原发性肝癌，由肝内肿瘤灶直接侵犯门静脉或肝内肿瘤细胞随灌注血流的逆流进入门静脉所致。放射学检查可清晰显示门静脉瘤栓的大小、形态、数量、部位、浸润程度以及伴发的门静脉海绵样变。

与主动脉密度相比，CT平扫门静脉癌栓呈低或等密度影，CT增强门静脉期呈结节状、条状或不规则状充盈缺损，充盈缺损本身有强化（图17-9、图17-10）。受累的门静脉腔常扩张，管壁多不光滑。

【典型病例】

病例1　男，61岁，上腹痛1个月（图17-9）。

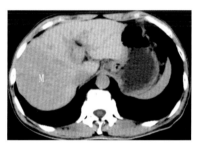

A. CT平扫

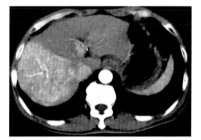

B. CT增强动脉期

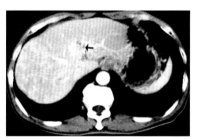

C. 与图A、图B同一层面的CT增强门静脉期

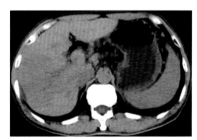

D. CT平扫

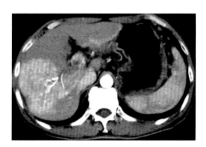

E. CT增强动脉期

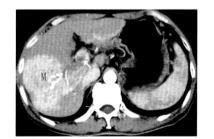

F. 与图D、图E同一层面的CT增强门静脉期

CT平扫示肝右叶巨大低密度肿块（M），边界不清，CT双期增强呈肝细胞癌的"快进快出"的强化特点。CT增强示门静脉主干及左支（图B、图C）、右支（图E、图F）管腔内充盈缺损（↑），CT平扫（图A、图D）呈等密度影，CT增强动脉期可见小动脉进入其充盈缺损区内

图17-9　肝细胞癌伴门静脉癌栓

病例2  男，64岁，上腹饱胀不适2月余（图17-10）。

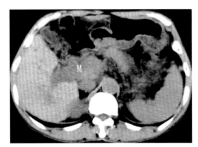

A. CT平扫

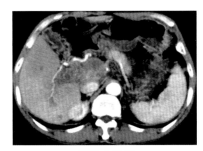

B. CT增强动脉期

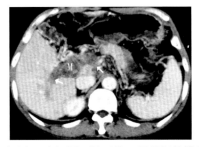

C. 与图A、图B同一层面的CT增强门静脉期

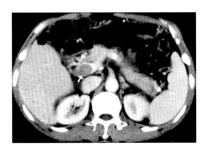

D. CT增强门静脉期

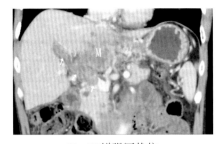

E. CT增强冠状位

CT平扫示肝S1不规则形低密度影（M），CT增强动脉期轻度不均匀强化，稍高于邻近肝实质密度，门静脉期强化程度减低。门静脉主干及右支内见充盈缺损（↑），CT增强后有强化。肝门、脾门、胃底及胆囊周围见增多迂曲的血管影

图17-10  肝细胞癌并门静脉癌栓和门静脉海绵样变

【临床影像诊断要点】

1. 患者多表现为肝癌的临床症状和体征。
2. 门静脉腔内充盈缺损且增强后有强化是CT诊断门静脉癌栓的直接征象。

# 第五节  门静脉海绵样变

【概论】  门静脉海绵样变（cavernous transformation of portal vein）是由肝外门静脉梗阻引起的肝门部多发侧支血管形成，为门静脉血流受阻后的代偿机制，胆囊周围静脉丛、胃周血管以及部分再通的门静脉构成了门静脉海绵样变的侧支血管。儿童患者的病因多为先天发育异常（图17-11），成人患者的主要病因是肝硬化、胰腺炎或门静脉血（癌）栓形成（图17-12）。

门静脉DSA可清楚显示门静脉、脾静脉及其周围侧支循环情况，同时可测量门静脉压力、血流方向及分流情况。CT增强可显示门静脉梗阻的位置、范围、程度以及侧支血管开放情况，同时显示引起门静脉梗阻的原因。

门静脉海绵样变CT表现为门静脉正常结构消失，代之以多发扩张、迂曲的血管影，呈海绵状、蜂窝状表现。

**【典型病例】**

病例1　男，7岁，生长发育迟缓，腹胀数月（图17-11）。

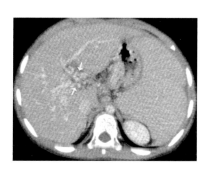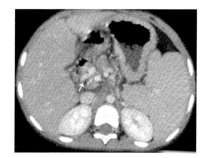

CT增强门静脉期

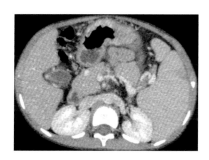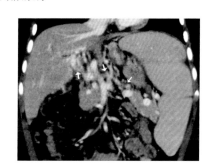

CT增强门静脉期　　　　　　　　　　　　　CT增强冠状位

CT增强示门静脉肝门部及左右支未见显示，肝门部、胆囊及胃底周围见迂曲增多的血管影（↑）。肝实质未见异常，脾脏明显增大

**图17-11　门静脉先天发育异常伴门静脉海绵样变**

病例2　男，37岁，上腹痛1月余（图17-12）。

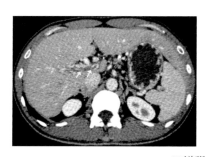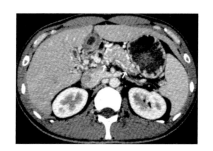

CT增强门静脉期

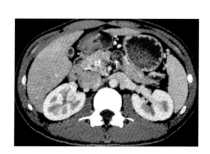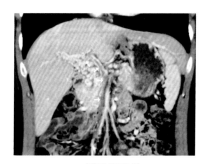

CT增强门静脉期　　　　　　　　　　　　　CT增强冠状位

CT增强示门静脉主干及其右支、脾静脉、肠系膜上静脉均见充盈缺损（↑），增强后未见明确强化。肝门、脾门及胃底周围见多发迂曲扩张的血管影

**图17-12　门静脉血栓伴门静脉海绵样变**

【临床影像诊断要点】

1. 临床主要表现为门静脉高压的症状和体征，如消化道出血、腹腔积液、脾大等，但肝功能多正常。

2. 门静脉海绵样变CT表现为门静脉正常结构消失，代之以多发扩张、迂曲的血管影，呈特征性的海绵状或蜂窝状表现。

（杨建勇）

［1］杨智云，许达生．五官及颈面部肿瘤临床CT诊断［M］．广州：广东世界图书出版公司，2004．

［2］郭启勇．实用放射学：3版［M］．北京：人民卫生出版社，2011．

［3］蒋米尔，张培华．临床血管外科学：3版［M］．北京：科学出版社，2011．

［4］白人驹．医学影像诊断学：2版［M］．北京：人民卫生出版社，2005．

［5］孟悛非．医学影像学［M］．北京：高等教育出版社，2004．

［6］郑可国，许达生，李子平．肝细胞癌临床CT诊断［M］．广州：广东世界图书出版公司，2003．

［7］梁长虹．肝脏疾病CT诊断［M］．北京：人民卫生出版社，2009．

［8］章士正．消化系统影像诊断与临床［M］．北京：人民军医出版社，2008．

［9］金龙．消化系统疾病影像诊断图谱［M］．南京：江苏科学技术出版社，2002．

［10］胡永升．现代乳腺影像诊断学［M］．北京：科学出版社，2001．

［11］吕明德，杨建勇．腹部外科影像诊断与介入治疗学［M］．北京：人民卫生出版社，2003．

［12］顾雅佳，周康荣，陈彤箴，等．乳腺癌的X线表现及病理基础［J］．中华放射学杂志，2003，37：439-444．

［13］张小玲，刘明娟，李洁．美国放射学院（ACR）乳腺影像报告和数据系统（BI-RADS）简介及实例分析［J］．影像诊断与介入放射学，2011，19：261-266．

［14］赵玉梅，郎荣刚，韩鹏．乳腺叶状肿瘤的X线表现及病理对照分析［J］．实用放射学杂志，2009，25：550-553．

［15］张晓鹏，唐磊．早期胃癌的影像诊断［J］．中国实用外科杂志，2007，27：907-911．

［16］花蓓蓓，张雪林．原发性胃肠道恶性淋巴瘤的CT诊断［J］．临床放射学杂志，2008，27：201-203．

［17］秦新裕，刘凤林．重视残胃癌的诊断和治疗［J］．中国实用外科杂志，2009，29：798-799．

［18］郑金龙，韩萍，柳曦，等．下腔静脉病变的螺旋CT诊断［J］．临床放射学杂志，2006，25：838-842．

［19］邹英华，金龙，吕永兴．儿童门静脉海绵样变的血管造影诊断及其临床意义［J］．中华放射学杂志，2000，34：692．

［20］寿毅，程红岩，陈栋，等．门静脉血栓与癌栓的CT鉴别诊断［J］．肝胆外科杂志，2002，10：257-260．

［21］Pisano E D，Cole E B，Major S，et al．Radiologists' preferences for digital mammographic display［J］．Radiology，2000，216：820-830．

［22］Qanadli S D，Sissakian J F，Rocha P，et al．Takayasu's arteritis：spiral CT angiography findings［J］．Circulation，2000，101：345-347．

［23］Buckley O，Rybicki F J，Gerson D S，et al．Imaging features of intramural hematoma of the aorta［J］．Int J Cardiovasc Imaging，2010，26：65-76．

［24］Park G M，Ahn J M，Kim D H，et al．Distal aortic intramural hematoma：clinical importance of focal contrast enhancement on CT images［J］．Radiology，2011，259：100-108．

［25］Camera L，Mainenti P P，Di Giacomo A，et al．Triphasic helical CT in Budd-Chiari syndrome：patterns of enhancement in acute，subacute and chronic disease ［J］. Clin Radiol，2006，61：331-337.

［26］Vilgrain V，Condat B，Bureau C，et al. Atrophy-hypertrophy complex in patients with cavernous transformation of the portal vein：CT evaluation ［J］. Radiology，2006，241：149-155.

［27］Qi X，Han G，Yin Z，et al. Cavernous vessels around a patent portal trunk in the liver hilum ［J］. Abdom Imaging，2012，37：422-430.